PARIS. — IMP. SIMON RAÇON ET COMP., RUE D'ERFURTH.

DES

MATERNITÉS

ÉTUDE SUR LES MATERNITÉS

ET LES

INSTITUTIONS CHARITABLES D'ACCOUCHEMENT A DOMICILE

DANS LES PRINCIPAUX ÉTATS DE L'EUROPE

— France, Autriche, Prusse, Russie, Angleterre, Belgique, Danemark, Hollande, États allemands —

PAR

LE Dʳ LÉON LE FORT

PROFESSEUR AGRÉGÉ A LA FACULTÉ DE MÉDECINE

CHIRURGIEN DES HOPITAUX, MEMBRE DE LA SOCIÉTÉ IMPÉRIALE DE CHIRURGIE

> L'hygiène hospitalière ne se réduit pas à des questions de bâtiments à orienter ou à espacer, de fenêtres à ouvrir, de mètres superficiels de terrain ou de mètres cubes d'air à distribuer à chaque malade; c'est la science qui, par l'étude approfondie des causes qui font naître et s'étendre les maladies nosocomiales, apprend à les prévenir ou à les arrêter dans leur développement.
> (Page 124.)

PARIS

VICTOR MASSON ET FILS

PLACE DE L'ÉCOLE-DE-MÉDECINE

1866

A

SON ALTESSE IMPÉRIALE

MADAME LA GRANDE-DUCHESSE

HÉLÈNE PAWLOWNA

MADAME,

La science ne reconnaît pas les frontières politiques et place au-dessus de toutes les autres supériorités celle que donnent les services rendus à l'humanité.

En cessant de devenir un rapport officiel, pour rester une œuvre toute personnelle, ce travail sur les Maternités devait être dédié à la digne émule de Miss Nightingale; à celle qui dirige personnellement et soutient de sa fortune la Maternité d'où est parti le signal des réformes; à celle dont la haute intelligence et le grand cœur ont contribué directement à donner l'impulsion aux progrès de l'hygiène hospitalière; à celle qui, en créant, en 1854, l'ordre hospitalier des Sœurs de l'Exaltation de la Croix, ordre dans lequel se confondent pour la première fois, catholiques, protestants et orthodoxes, a su remettre en lumière le véritable but du christianisme, et montrer le terrain sur lequel doivent au dix-neuvième siècle se réunir toutes les confessions chrétiennes : celui de la charité, de la bienfaisance et du dévouement envers ceux qui souffrent.

C'était donc à Votre Altesse Impériale que devait être adressée la dédicace de ce travail, puisse-t-elle l'agréer comme l'hommage d'une respectueuse admiration.

Léon LE FORT.

Il est des œuvres qui n'ont pas besoin de préface, soit parce que le nom seul
de leur auteur suffit pour indiquer l'esprit dans lequel elles sont conçues ; soit
parce que le livre lui-même suffit à montrer, sans incertitude possible, les intentions de l'écrivain, quelque inconnu qu'il puisse être à ses lecteurs.

Telles ne sont pas les conditions dans lesquelles je me trouve et je crois utile
de faire connaitre, ou de rappeler, les circonstances qui m'ont conduit à entre-
prendre et à publier ce travail; je crois surtout indispensable de ne laisser aucun
doute sur les intentions qui l'ont dicté.

En 1858, le désir d'étudier quelques points de la chirurgie anglaise, et surtout
la question des résections articulaires, m'engagea à retourner en Angleterre
et à suivre pendant six mois la pratique des hôpitaux de Londres. Plusieurs
faits m'y frappèrent vivement et je fus surtout étonné d'y observer fréquemment
des guérisons qu'on eût à peine osé espérer dans nos hôpitaux de Paris. Amené par
la rédaction d'un mémoire, sur les résections du genou, à étudier la statistique des
amputations de cuisse dans les hôpitaux d'Angleterre, il me suffit d'en comparer
les résultats avec ceux fournis, pour les hôpitaux de Paris, par la célèbre statistique de mon regretté maître, M. Malgaigne, pour constater, dans la mortalité consécutive à ces amputations, une grande différence, tout à l'avantage

a

de l'Angleterre, et, en 1859 j'attirai sur ce point, encore nouveau, l'attention de la Société de chirurgie. Ce que j'avais constaté pour les amputations de la cuisse, M. Topinard l'établit, l'année suivante, pour toutes les amputations, dans son très-remarquable travail sur la chirurgie anglaise.

Cette différence dans les résultats ne pouvait tenir seulement à une différence dans la pratique chirurgicale; je voulus en rechercher les causes et je retournai en 1860 visiter cette fois les principaux hôpitaux de l'Angleterre, de l'Écosse, de l'Irlande, de la Hollande et de la Belgique; la campagne de 1859, à laquelle j'avais pris volontairement part comme médecin militaire temporaire, m'avait permis de visiter les hôpitaux de l'Italie et même ceux des provinces vénitiennes, grâce à la mission qui m'échut un jour de remettre à Vérone à l'armée autrichienne un grand nombre de ses blessés, prisonniers de notre armée et soignés par nous dans les hôpitaux de Milan et de Brescia.

M'attachant donc à l'étude de l'hygiène hospitalière, il me fut aisé de constater que les conditions hygiéniques générales étaient de beaucoup mieux observées dans les hôpitaux anglais que dans les nôtres : extrême propreté, absence d'encombrement, large aération, chauffage par des cheminées ouvertes, petits hôpitaux substitués en général à nos grandes agglomérations de malades, etc. De retour à Paris, je rassemblais sur ce sujet des matériaux pour un travail spécial, lorsque M. Gosselin, chargé par l'Académie de médecine du rapport sur mon second mémoire ayant trait aux résections de la hanche, désirant montrer que l'insalubrité de nos hôpitaux justifiait, pour ce qui regarde ces opérations, la réserve des chirurgiens français, m'engagea à faire en Angleterre une nouvelle enquête sur la fréquence de l'érysipèle et de l'infection purulente. Une nouvelle visite aux hôpitaux de Londres, d'Édimbourg et de Glasgow me prouva que ces complications ordinaires de nos opérations sont beaucoup plus rares en Angleterre qu'à Paris.

Le rapport de M. Gosselin, en amenant à la tribune M. Davenne, ancien directeur général des hôpitaux, provoqua la vive réplique de M. Malgaigne : la discussion sur l'hygiène hospitalière était ouverte à l'Académie de médecine. Dès le début de la discussion je résumai dans un court travail intitulé : *Note sur l'hygiène hospitalière en France et en Angleterre*, les points les plus importants de l'étude à laquelle je m'étais livré. Je montrai, par les résultats statistiques obtenus, l'infériorité de nos hôpitaux; je cherchai à montrer qu'il était néces-

saire d'entrer dans la voie des réformes ; j'exposai franchement et librement ce
qui était mon opinion ; je blâmai l'état des choses, sans faire remonter jusqu'à
l'administration la responsabilité d'une organisation contre laquelle, depuis Tenon et Bailly, aucun médecin, que je sache, n'avait réclamé ; agir autrement eût
été commettre une injustice. L'administration crut cependant devoir, sinon se
défendre, du moins faire contrôler les idées émises dans la discussion et dans mon
modeste travail. MM. Blondel, inspecteur administratif de nos hôpitaux, et Ser,
ingénieur de l'administration, reçurent la mission d'aller visiter les hôpitaux de
Londres et, quoique leur enquête n'ait duré que quelques jours, elle nous valut
la publication d'un rapport administratif très-consciencieux, fort intéressant et
remarquable surtout par son impartialité.

Les choses en étaient là, lorsqu'au mois de février 1864, M. Husson, directeur
général de l'administration des hôpitaux, me pria de me charger de visiter,
au nom de cette administration, les principaux établissements hospitaliers
de l'Allemagne et de la Russie, pour y rechercher les améliorations applicables aux nôtres. En me choisissant pour remplir cette mission, M. Husson
montrait à tous, ce que je savais déjà, qu'il voulait sincèrement la vérité, puisqu'il confiait à l'impartialité de celui qui ne prouvait son dévouement à l'administration qu'en lui signalant ses imperfections, la rédaction d'un rapport
sur l'état des hôpitaux étrangers comparés aux nôtres. Fier de cette preuve de
confiante estime, j'étais heureux de l'occasion qui m'était offerte de continuer,
en les étendant, mes recherches sur l'hygiène hospitalière ; accepter cette mission était presque un devoir, malgré les inconvénients qu'avaient alors pour moi
une longue absence et l'interruption qui devait en résulter dans mes travaux
ordinaires, plus directement en rapport avec la chirurgie.

Un de mes anciens élèves et excellent ami, M. Liouville, interne distingué de
nos hôpitaux, eut l'idée heureuse, pour moi, de m'accompagner dans la plus
grande partie de ce voyage, et je trouvai en lui non-seulement un aimable compagnon de route, mais encore un observateur habile et un aide dévoué dans la
rédaction sur place de mes notes de chaque jour.

De retour après cinq mois d'absence, ma mission n'était pas terminée ; il me
fallait rédiger un rapport et ce n'était pas la partie la plus facile et la moins
longue de ma tâche. Deux voies se présentaient à moi en cette circonstance :

rapporter avec plus ou moins de détails les faits les plus saillants observés pendant mon voyage ; donner mon appréciation quand il m'était possible de le faire en suffisante connaissance de cause ; mais, me borner en définitive à fournir à l'administration un nombre aussi considérable qu'il me serait possible de matériaux relatifs à l'étude des questions d'hygiène hospitalière ou, plus exactement, à la constatation de l'état matériel des hôpitaux étrangers ; ou bien, mettant à profit mes recherches antérieures en Angleterre, en Hollande, en Suisse, en Italie, essayer de résumer moi-même les questions si diverses que comprend l'hygiène des hôpitaux et tenter d'en résoudre quelques-unes.

Le nombre et l'importance des matériaux accumulés entre mes mains, la situation un peu exceptionnelle que me créaient des voyages entrepris et poursuivis depuis plusieurs années dans un but d'étude spéciale, m'ont engagé à choisir le dernier parti : celui de donner à mon rapport plutôt la forme d'un livre sur la matière, que celle d'un compte-rendu administratif ordinaire.

Mais, un tel travail demandait plusieurs années peut-être pour être terminé et deux questions exigeaient une solution urgente : la reconstruction de l'Hôtel-Dieu, la réforme de nos Maternités incessamment décimées par des épidémies meurtrières de fièvre puerpérale.

Pour ce qui concernait le futur Hôtel-Dieu, il fallait tout d'abord résoudre deux importants problèmes : la situation et l'étendue de l'emplacement qu'il devait occuper ; le chiffre de la population qu'il devait abriter. Un mémoire déposé lors de l'enquête ouverte à la mairie du IVe arrondissement, mon discours du 19 octobre 1864 à la Société de chirurgie furent comme la publication anticipée de ces premiers chapitres de mon rapport général, chapitres ayant trait à la situation, à l'étendue et à la population des hôpitaux. Si les idées que j'y émettais furent en concordance parfaite avec celles de mes collègues, avec les conclusions ultérieures de la Société de chirurgie, avec celles de la commission médicale nommée par l'administration des hôpitaux, avec l'opinion de tout le corps médical, elles étaient en opposition avec les projets arrêtés vraisemblablement d'avance par l'administration préfectorale.

On sait le sort qu'eut l'importante discussion de la Société de chirurgie ; le corps médical français assiste au douloureux spectacle de voir un hôpital s'élever à grands frais dans des conditions déplorables, malgré l'avis des corps

scientifiques les plus autorisés, malgré les réclamations unanimes des chirurgiens des hôpitaux, malgré le rapport défavorable de la commission médicale
nommée par l'administration, malgré les enseignements de l'expérience, contre
toutes les règles de l'hygiène nosocomiale, dans un lieu insalubre, sur un espace
trop restreint, au prix d'une dépense telle que chaque lit coûtera 1500 francs
de loyer, c'est-à-dire le prix d'un appartement ; alors que ce projet d'hôpital
d'au moins 600 lits n'avait trouvé dans le corps médical d'autre défenseur, qu'un
membre du conseil préfectoral nommé par les auteurs mêmes du projet.

En présence d'un tel état de choses, il était évident pour moi, qu'on ne se
préoccuperait même pas d'une opinion personnelle isolée quand il s'agirait de
la disposition des bâtiments et des salles de malades, du mode de chauffage et
de ventilation, etc. J'interrompis donc, pour un instant, la rédaction de mon
rapport général, pour traiter une des questions partielles qu'il était urgent de
résoudre : celle des Maternités.

Je le fis avec d'autant plus d'empressement qu'à la suite d'une erreur
commise par moi, dans l'interprétation de la mortalité après l'accouchement,
dans le service spécial à domicile, annexé à Guy's Hospital à Londres et non
point, comme je l'avais cru, placé dans l'hôpital même, j'avais depuis trois ans
commencé des recherches sur les causes qui peuvent amener une différence si
grande dans la mortalité après les accouchements, suivant qu'ils ont lieu en ville
ou dans les hôpitaux.

Il est impossible de se former une opinion sur le meilleur mode d'organisation d'une Maternité, sur les moyens de diminuer la mortalité qui y règne, sans
rechercher quelle est l'étendue de cette mortalité, à quelles maladies elle peut
être attribuée et enfin à quelles causes sont dus le développement et la propagation de la fièvre puerpérale ; je ne pouvais résoudre ces questions sans rechercher l'étendue de la mortalité dans les Maternités étrangères; aussi, ce qui
ne devait être qu'un court chapitre d'un rapport d'ensemble a pris peu à peu les
développements d'un travail spécial, et c'est à ce titre et comme rapport partiel
que j'eus l'honneur de le remettre au mois d'avril 1865 à l'administration des
hôpitaux.

M. Husson, directeur général, après en avoir pris connaissance, ne crut pas
pouvoir l'accepter et le publier au nom de son administration. « Un rapport, »

m'écrivait-il le 23 juin dernier en me remettant le manuscrit et les dessins de ce travail, « un rapport destiné à rendre compte d'une mission administrative n'est autre chose que l'exposé de ce qu'on a vu, accompagné des réflexions que le sujet peut inspirer. Le travail que vous m'avez communiqué sur les accouchements contient sans doute beaucoup de faits dignes d'attention, mais c'est plutôt un traité très-développé sur la matière, où la polémique et les théories occupent une grande place, qu'un rapport que je puisse publier comme offrant aux administrations et aux lecteurs studieux la constatation de ce qui existe. D'ailleurs il a des développements qui en font pressentir beaucoup d'autres sur des sujets aussi importants et il me serait impossible, ne fût-ce qu'au point de vue de la dépense, d'engager l'administration dans des frais aussi considérables. »

Je suis loin de contester la justesse des observations faites par le directeur général de l'administration; mais étant médecin et non administrateur, j'ai examiné et discuté en médecin; convaincu, profondément convaincu que les médecins seuls peuvent résoudre les questions d'hygiène hospitalière, j'ai fait et voulu faire un rapport médical et non un rapport administratif; je le soumets aujourd'hui à l'appréciation de tous.

En devenant une publication personnelle, ce travail devait subir et a subi des modifications profondes. Le respect des convenances les plus élémentaires m'interdisait de faire, dans un rapport que l'administration devait publier, la critique des établissements hospitaliers dont elle a la direction, et une comparaison avec les hôpitaux étrangers m'eût obligé à le faire; je m'étais donc borné à montrer à l'administration ce qui existe ailleurs, en lui laissant la tâche facile de tirer les conclusions d'un rapprochement que je m'interdisais de faire. Mon devoir était tout différent en publiant moi-même ce travail; je ne pouvais le publier à Paris, sans parler de Paris; aussi laissant intact tout le reste de mon travail, j'y ai ajouté l'histoire de nos Maternités et, après une dernière visite en Angleterre, celle des Maternités et des services à domicile de Londres [1].

---

[1] J'aurais voulu ajouter à ce travail l'histoire des Maternités d'Italie; mais je n'ai voulu parler que de ce que j'avais étudié sur place, et lors de mon séjour en Italie, en 1859, je ne m'étais occupé que de l'hygiène générale des hôpitaux; je ne parlerai donc des établissements de Rome, Milan, Florence, Vérone, Alexandrie, Turin, que dans mon rapport général sur l'hygiène hospitalière.

Ce n'est donc plus un rapport officiel, c'est une œuvre toute personnelle que je publie aujourd'hui sous ma propre responsabilité. Elle n'engage en rien, elle n'eût, du reste, jamais engagé celle de l'administration des hôpitaux dont les idées sur le sujet si important de l'organisation des Maternités, sont très-vraisemblablement sur bien des points essentiels opposées aux miennes.

Tel est l'historique de ce livre ; dans quel esprit est-il conçu? C'est ce qu'il me reste à dire.

La statistique, seule, avec l'irrésistible éloquence que possèdent les chiffres, quand ils portent sur des éléments aussi exactement comparables que l'accouchement, en montrant les tristes résultats qu'ont donné, dans ces derniers temps surtout, nos Maternités de Paris, montre non-seulement leur fâcheuse insalubrité, mais témoigne en même temps qu'elles n'ont pas participé aux progrès considérables effectués depuis dix ans dans les Maternités étrangères. En constatant, et en mettant dans tout son jour des faits aussi regrettables, il m'était impossible de ne pas adresser des critiques et parfois un blâme, non aux personnes, mais aux choses. Ce qui me fait regretter plus vivement encore la nécessité où je me trouve de publier moi-même ce travail, comme œuvre personnelle, c'est que sa publication, par l'administration elle-même, eût enlevé à ces critiques jusqu'à l'apparence même de reproches, et eût transformé ce qui peut paraître un acte d'opposition, en l'exposition franche d'une situation, à laquelle des faits, accomplis déjà, montrent qu'on est résolu à porter remède. Telle est l'interprétation que reçoivent souvent, et malheureusement que méritent quelquefois les critiques qui s'adressent non à soi-même, mais à d'autres; et l'on pourrait voir dans ce travail, avec aussi peu de raison que dans ma note de 1862 sur l'hygiène hospitalière, une attaque contre les administrateurs de nos hôpitaux.

Or, je le dis hautement : en science comme en politique je ne connais d'opposition avouable que celle qui, ne se bornant pas à des critiques stériles et toujours faciles, sait se substituer par la pensée à ceux qui peuvent non-seulement désirer le bien, mais qui doivent encore l'appliquer sous leur propre responsabilité; celle qui sait apprécier les difficultés qu'on rencontre inévitablement lorsque de la théorie on passe à la pratique.

Je ne connais d'opposition respectable que celle qui, prenant sa source dans le désir du bien, n'a d'autre but que le bonheur ou le salut des autres; qui, dans la sincérité de sa conscience, cherche à montrer les erreurs à éviter, le progrès à accomplir, sans chercher pour elle-même le privilége de le réaliser. Je ne connais d'opposition loyale que celle qui, loin de prendre sa source dans les vaines et mesquines satisfactions d'un esprit chagrin, d'un amour-propre blessé offre loyalement son concours vers le bien à ceux qu'elle semble combattre et qui n'oublie pas, que, si elle ne doit jamais, et *quoi qu'il arrive*, respecter une erreur, elle doit toujours respecter ceux qui, comme elle, cherchant le bien, se trompent sur les moyens de l'obtenir.

Je répète donc ce que j'écrivais le 18 septembre 1863 (*Gazette hebdomadaire de médecine*, page 629) : « Ce que je repousse énergiquement, c'est l'idée que « j'aie voulu attaquer l'administration des hôpitaux. Quoique je ne sois guère « partisan de notre régime administratif, je ne saurais oublier que ce nom d'ad- « ministration n'est, dans l'espèce, que celui de M. Husson, de M. Davenne, son « honorable prédécesseur ; qu'on ne saurait sans injustice et sans ingratitude « oublier leur dévouement et leurs services ; qu'il n'y a d'accusation possible « que là où il y a eu fautes commises, et que s'il y eut indifférence sur ce « qui se faisait à l'étranger, cette indifférence que nous partagions tous n'était « que trop justifiée par ce sentiment d'amour-propre national, si malheu- « reusement exagéré en France, que tout était pour le mieux à Paris et que « nous avions sur nos voisins une écrasante supériorité.

« Les honorables et si dévoués directeurs, qui se succédèrent à la tête de l'admi- « nistration de l'Assistance publique ne pouvaient, en fait d'hygiène, que s'en « rapporter aux médecins, les seuls compétents en pareille matière ; or, aucune « réclamation de quelque importance n'avait jamais été faite, que nous sachions « du moins. »

Voilà ce que j'écrivais en 1863 et ce que je répète encore aujourd'hui ; aujour-d'hui, cependant, des réclamations se sont produites ; ont-elles amené quelques résultats ? Je réponds sans hésiter par l'affirmative.

Il n'est pas un seul de nos hôpitaux qui n'ait été l'objet d'améliorations nota-bles depuis les discussions sur l'hygiène hospitalière ; des cheminées à foyers ouverts ont été placées dans beaucoup de salles de malades, des water-closets ad-mirablement disposés ont remplacé dans plusieurs hôpitaux les lieux infects qui disparaîtront peu à peu ; les murs noircis depuis longues années ont été nettoyés et badigeonnés, le régime alimentaire a été l'objet d'améliorations sérieuses; des cloisons ont été établies là où elles paraissaient nécessaires et abattues là où elles paraissaient nuisibles. La Maternité, entre autres, à la suite des réclamations énergiques de quelques médecins des hôpitaux, a été notablement améliorée. L'honorable et si distingué directeur de l'administration de l'Assistance publique de Paris, a déployé le plus grand zèle dans la mission si importante et si difficile qui lui est confiée; il a fait tout ce que peut faire un homme d'une haute intelligence mettant au service des meilleures intentions la longue expérience d'un administrateur des plus distingués; secondé par le zèle et l'amour du bien qui animent les chefs de son administration, il a suivi dans ces traditions de dévouement aux intérêts des pauvres et des malades, l'exemple des directeurs généraux et des conseils qui, depuis plus d'un demi-siècle, ont été chargés de l'administration supérieure des hôpitaux de Paris; et cependant, si je me demande : Les résultats obtenus depuis cinquante ans ont-ils été ce qu'ils auraient pu, ce qu'ils auraient dû être? Je réponds avec regret par la négative.

Malgré les conseils administratifs, où les directeurs si dévoués au bien, qui depuis 1795 se sont succédé à la tête de notre administration hospitalière, les hôpitaux de Paris sont encore dans leur ensemble les plus défectueux et les plus meurtriers de toute l'Europe.

L'organisation du service à domicile à Paris est, au contraire, si l'on en excepte Saint-Pétersbourg qui rivalise avec nous, de beaucoup supérieure à tout ce qui existe en Europe. Incomparablement supérieure à l'assistance officielle, donnée en Angleterre, et à Londres surtout, par les bureaux des pauvres et des paroisses, admirable dans son organisation, admirable dans ses résultats, elle est pour la France un titre de gloire. A quoi tiennent ces apparentes contradictions, c'est ce que je crois pouvoir montrer, et je dois d'autant plus essayer de le faire, que là est, suivant moi, le seul moyen de mettre enfin nos hôpitaux en état de supporter, comme aménagement, et surtout comme résultats, la comparaison avec les hôpitaux étrangers; c'est, d'ailleurs, pour moi un devoir strict de dégager la responsabilité de mes prédécesseurs, de mes maîtres, de mes collègues et de moi-même, pour un état de choses qu'il ne nous a jamais été donné de modifier; je dois surtout repousser cette responsabilité pour ce qui est de la permanence d'une trop grande mortalité, que M. Malgaigne avait déjà con-

statée en 1849 ; dont j'ai montré, dès 1859, l'excessive étendue, en la com-
parant avec ce qu'elle est en Angleterre dans les mêmes conditions ; mortalité
contre laquelle nous sommes d'autant plus désarmés, que le médecin n'a aucune
part directe dans l'administration matérielle des hôpitaux de Paris. Cette démonstration est d'autant plus nécessaire que dans toute l'Europe, sauf en France et
en Belgique, la direction médicale des hôpitaux, appartenant aux médecins et
non aux administrateurs, on pourrait imputer soit à l'insuffisance, soit à
l'indifférence du corps médical des hôpitaux de Paris, la mortalité dont ce
travail devra malheureusement, pour ce qui concerne les accouchements,
donner une triste preuve.

La différence, si grande, qui existe pour Paris, entre la situation de l'assistance donnée au pauvre contre la misère (mode d'assistance que j'appellerai,
par abréviation, sociale) et celle de l'assistance hospitalière, tient à ce que
l'*administration de l'assistance publique* de Paris, complétement et absolument
compétente quand il s'agit d'organisation des secours à donner aux pauvres, a
pu laisser se déployer librement, dans cette partie du service de la bienfaisance,
les éminentes qualités de tous ceux qui, à différentes époques, se sont succédé
à la tête de cette administration ; et je dois y joindre l'organisation des secours
à domicile qui, améliorée et presque constituée à nouveau par l'honorable
M. Husson, est arrivée à un haut degré de perfection, et peut être revendiquée
par lui comme un des plus éminents services rendus à la population pauvre de
Paris.

L'infériorité de nos hôpitaux me paraît tenir, pour une certaine partie, à la
fusion presque absolue dans une même administration de l'assistance sociale et
de l'assistance hospitalière ; et elle tient, pour la plus grande part, à la non-
participation directe du corps médical dans l'organisation, l'aménagement et la
conduite des hôpitaux.

L'administration, ai-je dit, est absolument compétente quand il s'agit d'organiser l'assistance sociale. Il n'est pas besoin, pour le démontrer d'entrer dans
de longs détails. Pour constater la réalité et l'étendue des besoins de ceux
qui demandent des secours ; pour leur porter les conseils, les consolations, les
soins matériels qui peuvent soulager leurs misères, il ne faut partout que de
l'intelligence, beaucoup de dévouement et une charité profonde. Ce sont là

des qualités qu'on trouve partout et qui heureusement sont communes en France et à Paris, où tant de personnes aussi dignes de respect par l'intelligence que par le dévouement, administrent nos bureaux de bienfaisance, avec un zèle que secondent puissamment des dames de toutes classes, de toutes conditions et nos admirables sœurs de la charité, cette providence des pauvres. Ici, le bien n'est réalisé que par la dissémination des efforts individuels réunis dans un même but : le soulagement de son semblable.

Mais, pour réunir les ressources, pour les répartir suivant les besoins de chacun des centres d'assistance, pour administrer en un mot le bien des pauvres, il faut lorsqu'il s'agit d'une capitale comme Paris, une centralisation administrative qui imprime une direction identique aux diverses administrations qui, dans chacun des arrondissements de la ville, se partagent la mission à accomplir. Il faut une centralisation financière, une *administration centrale* en un mot, et pour diriger une semblable administration il faut des connaissances spéciales, une longue habitude que donne seule la pratique de fonctions analogues ; Ces qualités d'administrateur, que possèdent à un si haut degré MM. Davenne, Husson et Blondel, ne peuvent se trouver que chez des hommes spéciaux.

L'organisation des secours médicaux, donnés à domicile aux indigents malades, se confond entièrement, dans la pratique, avec l'organisation des secours donnés à l'indigence. Le malade pauvre n'a pas seulement besoin des conseils ou des soins d'un médecin, souvent il faudra des secours, pécuniaires ou en nature, à des enfants dont l'unique soutien était le travail du père ou de la mère de famille atteints par la maladie ; souvent il faudra, pour le malade lui-même, du linge, une couverture, du bouillon, du vin, des aliments meilleurs, parfois un matelas, et, c'est au bureau de bienfaisance, c'est aux mêmes personnes qui veillent au soulagement de l'indigence que ces soins appartiendront. Là, le médecin n'agit pas autrement qu'il ne le ferait dans une famille plus favorisée de la fortune ; aussi, bien qu'il s'agisse du soulagement d'un malade, l'élément administratif devra primer souvent dans la distribution des secours l'élément médical. C'est donc à la même *administration centrale* que devra revenir la haute organisation des secours d'assistance médicale à domicile.

Pour remplir ces fonctions, l'administration générale de l'Assistance publique de Paris, telle qu'elle est organisée est absolument dans son rôle ; les faits prouvent qu'elle a su le remplir dignement et qu'elle n'est nulle part restée inférieure à la mission qu'elle doit accomplir.

Si l'assistance hospitalière et l'assistance sociale sont confondues dans le but charitable à atteindre, elles diffèrent essentiellement sur les moyens à mettre en œuvre pour y arriver.

L'assistance sociale doit remplir partout une mission difficile : donner aux indigents valides les secours de la charité, et aux indigents âgés ou infirmes un asile et un abri ; parfois aussi, donner au pauvre dans ses maladies les secours de la médecine, dans sa triste demeure où il manque souvent, ainsi que sa famille, des objets les plus nécessaires.

Ce sont là de grands et magnifiques sujets d'étude, car le premier surtout pose les plus grands problèmes de l'économie sociale : Assistance tutélaire donnée par la société tout entière aux enfants abandonnés, assistance intellectuelle donnée ou imposée aux enfants du riche et du pauvre, refuge donné temporairement dans des maisons de travail à ceux auxquels le travail libre manque ; secours pécuniaires donnés aux malheureux, que leur misère soit ou non méritée par le chômage, la maladie ou la paresse ; asile donné aux vieillards incapables de pourvoir par eux-mêmes à leur subsistance. Problèmes à la fois magnifiques et redoutables, que l'antiquité n'a pas connus (car elle n'a connu ni les hôpitaux ni l'assistance sociale) et que le christianisme seul devait faire connaître au monde en lui révélant comme les premières lois morales : la fraternité et la charité.

Venir en aide aux malheureux, secourir ceux qui souffrent, prévenir ou soulager les misères, telle est la mission vraiment chrétienne que cherchent aujourd'hui à accomplir comme un devoir les souverains envers leurs peuples, ou les citoyens les uns envers les autres.

L'assistance hospitalière a une mission beaucoup plus définie, mais non moins difficile : offrir un abri, des soins et les secours de la science à ceux qui, par l'excès de leur misère, ne pourraient trouver dans leur demeure ni l'abri, ni les secours nécessaires ; à ceux, dont la maladie, difficile à guérir, exigeant des opérations graves, demandant une surveillance constante, des soins expérimentés, exige en même temps l'intervention active de médecins rompus à toutes les difficultés de l'art médical ou chirurgical.

L'assistance sociale et l'assistance hospitalière emploient donc, pour arriver au but qu'elles doivent atteindre, des moyens très-différents; et elles exigent, chez ceux qui doivent leur donner l'impulsion, des aptitudes absolument différentes. C'est ce qu'ont su comprendre presque toutes les nations de l'Europe; presque partout, sauf en France et en Belgique, l'assistance à donner aux indigents, et l'assistance à donner aux malades dans les hôpitaux, sont confiées à des administrations différentes.

En Russie, par exemple, où l'assistance sociale est séparée de l'assistance hospitalière, on peut donner et on a donné à des médecins la direction générale de vastes administrations hospitalières. Cette séparation est même une des premières conditions du progrès; c'est à elle que la Russie doit d'avoir pu confier la direction des hôpitaux civils de tout l'empire (ceux de la couronne exceptés) à notre savant confrère et collègue, M. Pelikan; celle des hôpitaux militaires à M. Zizourin, l'éminent professeur de la faculté de Kiew; celle des hôpitaux de la marine au docteur Rosenberger; tandis que la haute direction de l'assistance, des hospices et maisons de secours est confiée au dévouement et à l'habile expérience du baron Frederichs; c'est à cette séparation, c'est à cette direction, confiée à des personnes *compétentes*, et, par conséquent, puissantes pour le bien, aidées par une haute et constante impulsion, que la Russie doit de posséder, sans contestation possible, les hôpitaux les meilleurs et les mieux tenus de tous les hôpitaux de l'Europe.

Malheureusement, cette séparation complète n'est pas toujours possible, puisque les ressources financières, attribuées à l'assistance sociale, dérivent parfois d'une même source que celles qui sont affectées à l'assistance hospitalière. Dans ces circonstances, qui se présentent à Paris, il y a impossibilité d'effectuer une séparation radicale; mais la réunion pourrait n'exister que pour ce qui constitue la gestion financière et administrative : la direction supérieure des institutions de bienfaisance et la direction financière et administrative supérieure des hôpitaux étant centralisées dans les mains d'un administrateur, directeur général de l'assistance publique.

Mais à qui peut on doit être confiée, pour ce qui concerne l'assistance hospitalière, la direction médicale supérieure? Doit-elle l'être à un médecin, directeur général pour la médecine, partageant avec le directeur général administratif la direction de toute l'assistance hospitalière? la théorie dit peut-être, oui; mais la pratique dit, certainement, non.

Il y a, en effet, impossibilité presque absolue dans la pratique, lorsqu'il s'agit de l'administration centrale hospitalière, de séparer *complétement* la gestion financière de la gestion médicale. Que le directeur médical demande la construction d'un nouveau bâtiment, qu'il demande seulement des réparations ou des améliorations dans un bâtiment existant, le directeur administratif sera souvent amené à lui opposer, comme argument décisif, l'absence de fonds disponibles. D'ailleurs, cette situation engendrerait presque inévitablement des rivalités, des luttes d'influence, des froissements d'amour-propre, ou bien l'annihilation de l'un des directeurs par l'autre, et, la concentration des pouvoirs existerait en fait sinon en droit.

Le problème résolu ailleurs est-il donc insoluble à Paris avec notre organisation administrative et pour ce qui concerne la direction générale de nos établissements? Je ne le crois pas, mais je dois tout d'abord montrer quelle est l'organisation administrative de l'assistance hospitalière à Paris.

L'administration générale de l'Assistance publique (Bienfaisance et Hôpitaux) est confiée à un directeur responsable, nommé par le Ministre de l'Intérieur sur la présentation du Préfet de la Seine. Un conseil de surveillance, composé de personnes éminentes nommées par différents corps de l'État, est chargé, comme l'indique son nom, de surveiller l'administration. Trois personnes seulement sur vingt y représentent l'élément médical, d'autant plus effacé par l'élément administratif que le directeur général lui-même est purement administrateur et nullement médecin, et que le conseil n'a aucune action directe sur la gestion de l'œuvre.

« Le conseil éclaire, juge et modère au besoin, dans les limites de sa compé-
« tence, les actes directoriaux, *sans cependant jamais y substituer ses propres*
« *actes;* le directeur seul agit parce qu'il est responsable; il a reçu des règlements
« toute latitude de pourvoir aux besoins impérieux et incessants du service; mais
« s'il centralise toutes les forces vives de l'administration, c'est à la condition
« expresse de les faire toutes concourir au même but : le soulagement efficace et
« prompt des malheureux. » (Husson, *Études sur les hôpitaux*, p. 171.)

Le directeur général actuel, l'honorable M. Husson, mû par le plus vif désir

du bien, a institué depuis quelque temps un comité *consultatif* d'hygiène hospitalière dans lequel sont entrés quelques médecins, chirurgiens et pharmaciens
des hôpitaux. Or, ce comité peut, quand on le lui demande, donner quelques
conseils ; mais il ne s'en suit pas pour cela que ses conseils doivent être suivis
(on sait le sort qu'eut le rapport de la commission médicale nommée par l'administration pour examiner les plans de l'Hôtel-Dieu), et ce comité n'a d'ailleurs
aucune action directe sur l'organisation de nos hôpitaux. Le directeur général,
aidé peut-être du conseil de surveillance, règle tout ce qui se rapporte aux établissements hospitaliers : répartition des services et des malades, aménagement des
salles, literies, régime alimentaire, organisation du service médical et pharma-
ceutique, évacuation et mise en activité des salles, etc., tout est réglé et a toujours été réglé à Paris, depuis 1793, par des administrateurs et non par les
médecins.

La concentration des fonctions administratives et médicales dans les mêmes
mains a l'inconvénient de supposer possible la réunion d'aptitudes et de connaissances absolument différentes. Il me suffirait presque, pour démontrer cette
impossibilité, de définir et de classer les fonctions administratives et les fonctions
médicales.

La direction *administrative centrale* comprend la gestion des propriétés
mobilières et immobilières de l'œuvre, la perception des revenus et des
impôts, le règlement du budget des recettes et aussi de celui des dépenses,
l'adjudication de la fourniture des objets mobiliers ou de consommation
nécessaires dans les hôpitaux, la nomination et la surveillance des économes
et employés supérieurs des divers établissements, et, pour ce qui concerne
les malades : la réglementation générale des conditions administratives de
leur réception, la fixation des frais de séjour, etc.

La direction médicale *supérieure* comprend ou doit comprendre la solution de
toutes les questions dans lesquelles la science intervient à un degré important.
S'il s'agit d'hôpitaux à construire : désignation, suivant les règles de l'hygiène,
du lieu où l'hôpital doit être élevé ; détermination du chiffre de sa population
absolue, car la science a montré que le salut des malades est en rapport avec
l'étendue et la population de l'hôpital ; répartition du nombre des malades suivant
la nature de leurs maladies en un certain nombre de services ; examen et choix

du plan à suivre dans la construction, etc. S'il s'agit d'hôpitaux déjà existants : modifications à apporter dans le nombre, l'étendue et la distribution des bâtiments ; dans l'aménagement des salles ; dans le choix et la surveillance du personnel médical supérieur, et par son intermédiaire du personnel médical subalterne ; mesures hygiéniques à prendre en cas d'épidémies ; modifications à apporter au régime des malades ; précautions à prendre contre l'extension des maladies contagieuses, etc.

Ce n'est pas tout encore, il faut que le directeur d'une administration hospitalière possède les connaissances médicales suffisantes pour savoir quels sont les moyens les meilleurs pour rendre les hôpitaux aussi salubres que possible, et pour diminuer ou faire disparaître l'influence fâcheuse de la réunion, dans un même lieu, de maladies, qui presque toujours réagissent les unes sur les autres ; il faut qu'il puisse, en connaissance de cause, veiller à ce que chaque malade ait la nourriture, les médicaments et les soins appropriés à sa maladie, le placer, en un mot, dans une situation conforme à ce qu'enseignent la science et une longue expérience dans le traitement de chaque affection en particulier ; savoir modifier cette situation, suivant l'âge des malades, les influences atmosphériques, les saisons, les climats, les constitutions médicales, la nature des maladies et leur facilité plus ou moins grande à se transmettre par contagion ; apprécier justement le rapport existant entre les changements apportés à l'état du milieu dans lequel est placé le malade, et la marche favorable ou fatale de sa maladie ; faire la part, dans les résultats statistiques obtenus dans chaque hôpital, de ce qui revient à l'hygiène de l'établissement et à la médication employée ; varier l'organisation matérielle des hôpitaux, suivant qu'ils sont destinés à des enfants, des adultes ou des vieillards, à des blessés ou à des syphilitiques, au traitement de maladies chroniques ou à celui de maladies aiguës, de fièvres éruptives ou d'affections viscérales, etc., etc.

Telles sont les connaissances que doit posséder le directeur général d'une administration hospitalière, telles sont celles que doit posséder aussi le directeur d'un hôpital. En effet, la conduite d'un hôpital comprend, comme celle de l'administration centralisée, deux éléments : 1° la gestion financière ; 2° la gestion médicale. Toutes deux appartiennent à Paris à un délégué administratif non médecin, aidé d'un économe et d'employés de bureaux. Une telle organisation, qu'on ne retrouve guère qu'en France et en Belgique, est un obstacle invincible à toute amélioration. Partout à l'étranger, l'hôpital est, sous le rapport médical, dirigé par un médecin, qui, dans les petits établissements, est en même temps médecin en chef; qui, dans les grands hôpitaux, est tantôt agent administratif, mais agent compétent dans ses fonctions, tantôt médecin en chef de l'hôpital, sans y avoir toutefois de service médical personnel; mais, presque partout aussi, surtout quand l'hôpital a une certaine importance, à côté de ce directeur-médecin, existe un économe, représentant l'élément financier et administratif, subordonné au directeur-médecin pour ce qui concerne la gestion médicale, subordonné seulement à l'administration centrale pour ce qui concerne la gestion financière.

C'est à l'élimination complète de l'élément médical, dans la conduite directe de nos hôpitaux, qu'est dû l'état déplorable où ils étaient à la fin du siècle dernier et l'état défectueux dans lequel ils n'ont cessé d'être depuis soixante-dix ans. Pour diriger les hôpitaux les meilleures intentions ne suffisent pas. Qui oserait mettre en doute celles qui ont animé tous les directeurs généraux, tous les conseils administratifs qui se sont succédé à la tête de nos hôpitaux? Qui doute un instant que ces intentions n'aient été secondées par de hautes capacités financières et administratives? Et cependant, notre nécrologie hospitalière, bien plus éloquente encore depuis que nous la comparons à celle des hôpitaux étrangers, parle plus haut et nous dit : Rien ne remplace, quand il s'agit d'hôpitaux, la compétence que peuvent seules donner de longues études, de longues années où chaque matinée a été passée dans les salles d'un hôpital; l'intelligence et le dévouement ne remplacent pas la science et l'expérience : *cuique suum*. A l'administration la direction administrative et financière, aux médecins la direction des choses médicales!

L'histoire seule de nos Maternités suffit à mettre en lumière ces défauts de notre organisation.

L'accouchement n'est pas une maladie, c'est un acte physiologique qui ne doit que très-rarement, en cas de complications, amener des accidents mortels. Il n'était pas besoin d'être médecin pour le savoir et pour s'émouvoir vivement de l'excessive mortalité qui régnait à Paris dans nos services spéciaux, aussi depuis longtemps l'administration s'en était-elle émue.

« Par suite de quelles circonstances la maison d'accouchement, si longtemps
« épargnée, s'est-elle fait remarquer, depuis 1840, parmi les établissements les
« plus accessibles à la contagion et malgré sa situation exceptionnelle sur l'un
« des points réputés les plus salubres de Paris, malgré ses vastes jardins ? C'est
« là une question à laquelle ni la science, ni l'administration n'ont encore pu
« répondre. On sait à quel point elle nous préoccupe et quels efforts ont été
« faits déjà pour en expliquer et en prévenir les causes... les chiffres qui se
« rapportent à la situation actuelle des services d'accouchement accusent encore
« une mortalité assez considérable pour solliciter les investigations et pour
« engager les amis de la science et de l'humanité à rechercher, *de concert avec
« nous*, par quelles dispositions il serait possible d'arrêter les progrès d'une
« maladie terrible qui a déjoué jusqu'ici tous les calculs...

« Quelles que soient les difficultés considérables qu'elle éprouve, en présence
« surtout du silence gardé par les corps scientifiques, à organiser d'une ma-
« nière efficace les services d'accouchement, l'administration ne reste pas inac-
« tive. » (Husson, *Études sur les hôpitaux*, p. 137—139.) Ainsi, dans une question aussi importante, l'administration ne peut que constater ses incertitudes,
et cependant, à ses doutes, nous pouvons, nous médecins, opposer, outre les remarquables travaux de M. Tarnier, les magnifiques rapports, à la fois médicaux
et administratifs, de MM. Hugenberger, sur la Maternité de Pétersbourg ; de Sinclair et Johnson sur celle de Dublin ; de Braxton Hicks sur le service d'accouchement de Guy's Hospital à Londres; de Semmelweis, Arneth, Braun, Spath, sur
les Maternités de Vienne ; de Hecker sur celle de Munich; de Credé sur celle de
Leipzig ; de Greenser sur celle de Dresde, etc., rapports et travaux faits par des
directeurs médecins, qui ont pu non-seulement étudier les lois de la propagation
de la fièvre puerpérale, mais, ce qui est mieux, en diminuer notablement les
ravages, tandis que la mortalité allait sans cesse en augmentant à la Maternité
de Paris, pour arriver enfin à un chiffre inouï, sans que l'administration pût
y apporter un remède, que les médecins eussent pu lui donner, si on avait
laissé à leur initiative la possibilité d'appliquer les mesures nécessaires.

Il n'y a qu'un seul remède à cet état de choses : donner au corps médical une
part directe dans l'administration des hôpitaux. Si les moyens d'y arriver sont
multiples, les meilleurs sont ceux qui n'apportent pas la désorganisation

dans une vaste administration. Or, rien ne serait plus facile que de donner à un conseil médical, composé de médecins, chirurgiens et pharmaciens des hôpitaux nommés par leurs collègues, la conduite directe des choses médicales afférente aux hôpitaux. Ce conseil, que présiderait le directeur de l'assistance, n'agirait que sous le contrôle du conseil de surveillance, auquel seraient soumises toutes les questions en litige ou les questions importantes. Les directeurs administratifs de chacun des hôpitaux seraient choisis parmi des médecins ne faisant pas partie du corps médical des hôpitaux et subordonnés au conseil médical supérieur.

Tous les mois, les médecins, chirurgiens et pharmaciens d'un même hôpital se réuniraient, sous la présidence du médecin directeur, pour discuter toutes les questions afférentes au service médical de l'établissement.

Enfin, tous les six mois, revenant aux dispositions du règlement de 1802, « les officiers de santé devront se réunir auprès du conseil général pour lui « communiquer leurs vues sur les améliorations à introduire dans le service de « santé des hospices. »

L'intérêt même de l'administration doit l'engager à se décharger d'une responsabilité d'autant plus grave qu'elle l'assume tout entière. La comparaison de nos résultats avec ceux de l'étranger n'avait éveillé d'abord que l'attention et l'inquiétude du corps médical; la mortalité de nos hôpitaux doit diminuer; la seule manière d'y arriver est de laisser au corps médical l'initiative à laquelle il a droit et la responsabilité qu'il réclamerait alors, mais qu'aujourd'hui il repousse tout entière. Le salut de nos malades est à ce prix.

Si la mortalité moyenne des accouchées dans l'ancien Hôtel-Dieu de 1788 fut, comme nous l'apprend le magnifique ouvrage de Tenon, de une accouchée sur quinze; elle fut à la Maternité actuelle, de 1860 à 1864, de une accouchée sur huit. En cinq années, 1226 accouchées sont mortes à la Maternité de Paris! Ni la science, ni l'humanité ne me permettaient le silence.

« On est justement alarmé de voir qu'en aucun endroit de l'Europe, en au- « cune ville, en aucun village, en aucun hôpital, rien n'est comparable à la « perte qu'on fait des accouchées à l'Hôtel-Dieu de Paris.

« Qu'un homme, une femme meurent à la fin de leur carrière, leurs enfants « sont élevés, on n'a guère alors à se soumettre qu'à la nature, qui, dans son

« cours, entraîne et détruit ce qu'elle avait formé ; mais qu'une femme enceinte,
« bien portante, se rende à l'Hôtel-Dieu, y contracte une maladie, y périsse
« enfin à la fleur de son âge...! Ce n'est plus à ce cours inévitable des événe-
« ments qu'il faudra adresser nos regrets... Vesou proposa de mettre ces accou-
« chées dans un lieu particulier, où elles fussent exemptes d'un air contagieux.
« Combien depuis cent vingt-deux ans n'eût-on pas sauvé de ces femmes mal-
« heureuses, si l'on eût suivi ce conseil salutaire! Mais la raison n'amène pas tou-
« jours des réformes utiles ; les malheurs redoublés donnent longtemps des
« leçons terribles avant de renverser les anciennes habitudes : c'est précisément
« ce qui est arrivé à l'Hôtel-Dieu. »

Telles sont les tristes, mais fermes paroles qu'écrivait Tenon dans son
rapport sur les hôpitaux de Paris, publié en 1788, par ordre et aux frais de
Louis XVI ; puissent-elles ne plus recevoir leur application en 1888 ; mais si je
ne dois pas être plus heureux que Tenon, je veux, du moins, être fidèle à cette
règle de toute ma vie : chercher la vérité partout, l'examiner froidement et la
dire sans crainte.

Quel qu'ait été, quel que soit le sort réservé à ce rapport, il ne m'en reste pas
moins un devoir à remplir, et je le fais de grand cœur : celui de témoigner ma
vive et sincère gratitude envers l'administration et surtout envers son directeur
général, M. Husson; car en me confiant la mission que j'ai remplie l'année dernière, il m'a permis de poursuivre et d'étendre sur la mortalité des femmes en
couches, des recherches limitées d'abord à la France et à l'Angleterre.

Si ce travail peut avoir quelque résultat heureux pour l'amélioration de nos
hôpitaux, s'il peut amener quelque bien, je désire qu'on rende à l'administration la part importante et légitime qu'elle a semblé refuser d'avance.

Léon LE FORT.

Paris, 20 janvier 1866.

DES MATERNITÉS

I

Secourir la femme qui va devenir mère; lui donner un asile où elle puisse, pour quelques jours, abriter sa misère; lui ouvrir parfois un refuge où elle aille cacher les regrets et les chagrins d'une faute, dont trop souvent elle portera seule la responsabilité; prévenir et combattre, par la charité, les défaillances morales et les funestes résolutions du désespoir; entourer, pendant quelques heures, de soins qui plus tard lui manqueront peut-être, le berceau d'un pauvre enfant; telles sont les idées philanthropiques et réellement chrétiennes qui ont amené, dans toute l'Europe, la création des Maternités.

Cependant, au triple point de vue de la société, de la famille et de l'individu, l'assistance hospitalière donnée par l'État ou la Commune a l'inconvénient sérieux de peser lourdement sur les ressources publiques; de faire oublier les devoirs de solidarité que créent les liens de la famille; de substituer à la prévoyance et à l'épargne individuelles les secours, toujours préparés, de la charité

"

publique. Ces inconvénients deviennent bien plus sérieux encore lorsqu'il s'agit d'éloigner de sa demeure de séparer de son mari, souvent de ses enfants, la femme sur le point d'accoucher.

Malheureusement, si les Maternités sont, comme les hôpitaux, une nécessité sociale qu'il faut et qu'il faudra longtemps encore regarder, dans bien des cas, comme une des bienfaisantes créations de la charité publique ou privée; cette nécessité des Maternités, il faut aussi le reconnaître, ne devient absolue que dans trois circonstances : lorsque la famille est dans un tel état de dénûment que l'accouchée, quoique mariée, ne pourrait trouver chez elle le plus strict nécessaire; à plus forte raison quand la femme enceinte se trouve sans asile, et, enfin, lorsqu'elle veut, pour cacher une faute, aller accoucher loin de ceux auxquels elle a pu laisser ignorer une grossesse illégitime.

La première condition se rencontre beaucoup plus exceptionnellement qu'on ne le pense en général, et un grand nombre des femmes mariées qui, à Paris, réclament pour leur accouchement les secours hospitaliers pourraient ne réclamer que ceux de l'assistance à domicile.

Quand on visite les capitales étrangères, on est tout d'abord étonné (du moins l'ai-je été pour ma part) de trouver si restreints, en apparence, les secours *hospitaliers* spéciaux à l'accouchement. A Londres, il n'existe guère que quatre petites Maternités : *British, City of London, Queen Charlotte's* et *General Lying-in Hospital,* renfermant chacune une quarantaine de lits et ne recevant, toutes ensemble, qu'une moyenne annuelle de mille à douze cents accouchées. Ces établissements indépendants de la commune et de l'État, soutenus seulement par des souscriptions volontaires, et exigeant certaines conditions d'admissibilité que nous examinerons plus tard, ne sauraient seuls répondre à tous les besoins d'un nombreuse population indigente.

A Vienne, la Maternité, destinée spécialement aux femmes mariées, est non-seulement fort petite, mais encore une rémunération (fort légère, il est vrai, pour la troisième classe) est exigée pour l'admission.

A Berlin, à Leipzig, à Dresde, à Munich, les Maternités sont peu considérables et ne renferment qu'un petit nombre de pensionnaires mariées.

Cette insuffisance apparente des Maternités s'explique et disparaît quand on voit quel large développement a été donné, presque partout, à l'assistance obstétricale à domicile : grâce à cette institution, des femmes mariées à des ouvriers ou à des artisans pauvres, peuvent ne quitter ni leur mari ni leur famille, et reçoivent chez elles, de sages-femmes, d'élèves et de médecins des hôpitaux, les soins les plus éclairés.

A Paris, un trop grand nombre de femmes mariées viennent encore réclamer leur admission dans les services d'accouchements ; mais cette fâcheuse tendance s'affaiblit heureusement chaque jour, grâce au développement qu'a reçu depuis quelques années l'organisation de notre assistance à domicile ; le nombre croissant des accouchements pratiqués chaque année par les médecins et les sages-femmes attachés à nos bureaux de bienfaisance montre quels éminents services est appelée à rendre cette belle institution.

Les Maternités deviennent encore un lieu de refuge indispensable lorsqu'il s'agit d'une femme tout à fait sans asile ; soit parce que, vivant au jour le jour de son travail quotidien, elle ne pourra subvenir à son entretien pendant les derniers temps de sa grossesse et les premières semaines qui suivront son accouchement, soit parce que son état l'a fait chasser de la maison où elle était domestique.

Dans cette classe d'infortunées viennent de plus se ranger les pauvres filles séduites, victimes ou coupables d'une faute qu'elles cherchent à cacher à tous les yeux ; pour toutes ces malheureuses un asile est nécessaire, mais les conditions du secours changent avec le pays qui l'accorde.

A Paris, la charité publique n'établit pas de catégories de secours : célibataire ou mariée, la femme est, sans distinction d'état civil, reçue dans tous nos établissements, ou, si elle le peut et le demande, elle est accouchée chez elle.

L'Angleterre, qu'il faut si souvent citer comme exemple et souvent admirer lorsqu'il s'agit d'institutions charitables, égarée par un puritanisme trop rigide, par un désir immodéré et surtout mal entendu de moralisation (car on ne moralise pas par la répression), l'Angleterre a méconnu sur le point qui nous occupe les vrais principes de la fraternité humaine, les meilleurs préceptes de la morale chrétienne, en établissant une distinction trop radicale entre les filles-mères et les femmes mariées. British et City of London Lying-in Hospital ne sont ouvertes qu'aux femmes mariées; General lying-in accorde une première fois ses secours aux filles-mères, mais les leur refuse en cas de récidive. L'on ne saurait cependant, pour justifier cette exclusion, invoquer l'inconvénient de réunir dans un même établissement, dans les mêmes salles, des femmes mariées et des pécheresses quelquefois fort peu repentantes, car la même exclusion est spécifiée pour les services à domicile de Royal Maternity Charity, de Guy's Hospital, etc.

Mais, hâtons-nous de le dire, il ne s'agit ici que d'institutions privées, soutenues par des contributions ou souscriptions volontaires, et l'on ne saurait rendre la commune et l'État, qui doivent leurs secours à tous, responsables de cette exclusion. Sans doute une association charitable a bien le droit de se constituer des règles à sa convenance, de donner des secours à ceux qu'elle en juge dignes; sans doute il faut rendre à la charité privée anglaise cette justice: qu'elle n'a d'égale nulle part sur le continent européen [1]; mais

[1] Habitués à se passer de l'intervention gouvernementale, secondés par le puissant levier d'une religion qui a pour précepte : aide les autres, et le ciel t'aidera, nos voisins ont créé partout des institutions charitables ayant pour bases la mutualité et l'association. Outre les secours donnés par la paroisse au moyen des taxes perçues en vertu du *poor-law*, il existe à Londres plus de six cents fondations particulières, uniquement soutenues par des legs privés et des contributions volontaires. J'examinerai plus spécialement et avec plus de détails dans un autre travail le mode d'assistance privée en vigueur dans le Royaume-Uni ; on me pardonnera de montrer, brièvement ici, son importance en montrant quelles furent, du 30 septembre 1860 au 30 septembre 1861, les ressources dont purent disposer les 640 institutions charitables et privées de Londres soutenues

tout en lui donnant un large tribut d'admiration, je ne puis que re-

par des contributions volontaires. Nous empruntons ces chiffres au relevé de M. Sampson Low (*The Charities in London*).

NOMBRE DES ÉTABLISSEMENTS.	NATURE DES INSTITUTIONS.	SOUSCRIPTIONS VOLONTAIRES REÇUES PENDANT L'ANNÉE.	REVENUS PAR LEGS ANTÉRIEURS.
14	Hôpitaux généraux pour les malades.	1,451,225	3,170,225
66	Hôpitaux, infirmeries et autres institutions destinées au traitement de maladies spéciales. . .	1,848,750	2,026,875
59	Dispensaires.	584,425	62,500
12	Institutions ayant pour but de préserver la vie, la santé et la morale publique.	866,850	295,375
22	Hôpitaux et institutions pénitentiaires pour les femmes.		
16	Secours aux prisonniers, institutions de réforme ou de refuge.	1,050,075	1,289,850
1	Hospice d'enfants trouvés.		
20	Institutions pour soulager les gens sans asiles, et quelques misères spéciales.	1,365,775	255,525
21	Maisons de secours pour les ouvrières, les servantes et les femmes travaillant à l'aiguille. .	156,250	50,125
9	Pensions ou secours annuels.	382,850	107,500
14	Sociétés et caisses de secours pour les prêtres pauvres de l'Église anglicane.	474,825	768,575
6	*Idem*, pour ceux de l'Église dissidente. . . .		
72	Caisse de secours pour employés et ouvriers. . .	1,387,825	2,026,450
21	Caisses de secours dépendant de City Company et des caisses paroissiales.	—	950,000
5	Caisse spéciale et nationale de secours en 1861 (famine aux Indes).	2,870,175	1,525,000
124	Collèges, hospices, Almshouses et autres refuges pour les vieillards.	243,350	2,139,675
16	Établissements charitables pour aveugles, sourds-muets.	556,850	751,175
1	*Idem*, pour pauvres estropiés.		
51	Sociétés et caisses de secours pour les écoles d'enfants ou d'adultes.	1,836,075	373,550
14	Asiles pour l'éducation et l'entretien complet de 1986 orphelins.	1,200,425	423,250
20	Asiles pour l'éducation et l'entretien complet de 2894 enfants.	1,218,075	1,594,775
56	Sociétés bibliques et caisse des missions pour Londres, parmi lesquelles : 11 Sociétés bibliques. . . . . 6 Caisses pour la construction d'églises et de chapelles. . . . . 26 Caisses de secours pour missions, leçons et éducation. . . . . 6 Sociétés irlandaises auxiliaires . . . . . 7 Sociétés pour l'observation du dimanche. .	8,516,975	894,500
25	Sociétés et caisses de secours pour les missions étrangères.	14,261,000	1,650,000
4	Sociétés pour œuvres diverses.	137,875	—
640 INSTITUTIONS		40,014,850	21,034,325
		Report	40,014,850
		TOTAL	61,049,175

Ainsi, pour la *seule* ville de Londres et pour une *seule* année, la charité privée, outre les au-

gretter de voir d'excellentes intentions se traduire sur ce point spécial par des refus de secours que je regarde comme déplorables, de voir enfin les conventions sociales intervenir pour enlever à la charité ce qui en fait la plus belle des vertus lorsqu'elle vient en aide au malheur et à la souffrance sans s'inquiéter si le malheureux qu'elle protége a mérité son sort, s'il sera ou non reconnaissant envers ses bienfaiteurs. Ce que je dis pour Londres, je le dis aussi pour Paris. *L'œuvre des femmes en couches* ne secourt que les

---

mônes individuelles, a soutenu les établissements charitables privés par 40,014,850 francs de souscriptions *volontaires*, ce qui ajouté à 21,034,525 francs de revenu produits par des dons antérieurs, donne un total de 61,049, 175 francs ! Si nous retranchons de ce chiffre 22,577,975 francs de souscriptions, et 2,544,500 francs produits de legs antérieurs, utilisés spécialement dans un but de propagande religieuse, il nous reste encore le chiffre énorme de 35,926,700 que la charité privée a volontairement donné et employé à des œuvres exclusivement de bienfaisance.

A côté de l'assistance privée, fonctionne l'assistance publique; celle-ci puise ses ressources dans la taxe des pauvres ou *poor-rate*. La commune de France est représentée en Angleterre par la paroisse; mais la paroisse anglaise est bien plus décentralisée et plus indépendante que la commune française. Quelques paroisses réunissent parfois leurs ressources et leurs administrations pour donner naissance à une *Union*. Londres comprend dans son district métropolitain 15 *Unions* et 24 *paroisses* isolées. Le revenu brut de tout le district métropolitain est de 341,793,800 francs, le revenu net 295,225,475 francs. De 1860 à 1861 il a été dépensé pour le soulagement des pauvres valides, infirmes ou malades 56,626,575 francs produits de la taxe des pauvres ou *poor-rate*.

Le nombre des pauvres secourus a été de 96,752 dont 68,018 à domicile et 28,754 dans les workhouses. Parmi les 68,018 indigents secourus à domicile, il y eut 33,000 enfants âgés de moins de seize ans, 17,000 vieillards ou infirmes, 18,018 veuves ou adultes bien portants.

Les 42 workhouses de Londres peuvent renfermer un maximum de 29,777 pensionnaires, les écoles qui en dépendent 8,344 enfants, total : 58,121.

La moyenne des pauvres à Londres est de 5,9 pour cent de la population, cette moyenne varie de 9 pour cent (West-London-Union) à 1,8 pour cent (Bethnal Green) et 1,6 pour cent (St-George Hanover Square).

Le nombre des pauvres pour les unions et paroisses du district de la métropole était au 2 février 1862, de 28,876 dans les workhouses et de 76,083 à domicile, total : 104,959.

Les travaux que le workhouse donne aux pensionnaires valides des workhouses consistent à casser des pierres, moudre du grain, peigner de l'étoupe, du crin ou des fibres de noix de coco, faire des paillassons, battre les tapis, couper du bois, etc.

La charité privée unie à la charité publique à Londres, a donc dans une seule année consacré au soulagement des pauvres la somme de 72,553,275 francs et si, après avoir étudié comme je l'ai fait à diverses reprises et pendant près d'une année, le fonctionnement des institutions charitables en Angleterre, on réfléchit à ce fait important qu'il n'y a nulle part de dépenses inutiles pour un luxe déplacé; que la plupart des personnes qui dirigent les institutions charitables ne reçoivent aucune rémunération; que les frais d'administration sont réduits au plus strict minimum, on verra combien nous avons à envier à la charité anglaise et plus encore à l'esprit d'initiative, d'indépendance et de *self-government* qui caractérise nos voisins et qui suffirait à nous inspirer l'indulgence pour les défauts résultant quelquefois de l'exagération de ces qualités.

femmes *israélites mariées* ; certes, je suis heureux de voir l'initiative privée fonder en France des institutions charitables, et la spécialisation des secours aux Israélites seules est toute naturelle, car une institution à ressources limitées doit limiter ses bienfaits ; mais, même sans me faire le défenseur de l'inconduite et le contempteur des règles sociales établies, je ne puis que regretter de voir mettre cette morale sociale au-dessus de la charité. Si la fille-mère a été coupable, elle est souvent aussi la seule victime, et l'Angleterre du moins n'a pas inscrit dans son code l'interdiction de la recherche de la paternité.

Repoussées par la plupart des institutions privées de Londres, les filles-mères, comme toutes les femmes indigentes, peuvent du moins réclamer les secours de la commune ou mieux de la paroisse : le workhouse leur offre un asile. Cette circonstance, le grand nombre d'institutions ouvertes seulement aux femmes mariées, expliquent la proportion relativement importante des filles-mères que renfermait, lors de ma visite, le workhouse de Marylebone. Deux femmes mariées seulement étaient venues y faire leurs couches et elles nous ont donné comme explication de leur présence ce motif : qu'elles étaient seules chez elles, leur mari étant en ce moment-là même malade dans un des grands hôpitaux de Londres. Les secours, du reste, ne sont pas aussi exactement limités à la paroisse qu'on se plaît à le répéter et que la règle le laisserait croire, car sur une salle de douze accouchées, une venait du quartier de Westminster, et une autre habitant Peterborough, à soixante-douze milles de Londres, était venue demander à l'hospitalité du workhouse de Marylebone les moyens de cacher sa faute à ses compatriotes.

Vienne ouvre aux filles-mères l'asile de son grand hôpital et les deux cliniques spéciales qu'il renferme ; mais en échange du secours qu'on leur donne gratuitement on leur demande de servir à l'instruction des élèves, et, comme à la Clinique et à la Maternité de Paris, les étudiants et les élèves sages-femmes sont admis, sous certaines réserves, à pratiquer le toucher et les accouchements. Prague,

Munich, Dresde, Leipzig, etc., ont pour leur Maternité à peu près le même règlement que Vienne. Saint-Pétersbourg, outre l'ancienne et la nouvelle Maternité, celle instituée et soutenue par la grande-duchesse Hélène, possède encore des secours à domicile donnés par le comité médico-philanthropique; Saint-Pétersbourg et Moscou ont, dans leurs importantes Maternités, des salles distinctes pour les filles-mères et les femmes mariées; mais c'est la Russie qui nous donne cette fois l'exemple du libéralisme envers les femmes qui veulent cacher à tous les yeux un malheur ou une faute.

A Paris, les femmes enceintes *doivent* donner leur véritable nom; dans les hôpitaux, à la Clinique, leur nom, leur adresse restent affichés à la tête ou au pied de leur lit; à la Maternité, elles occupent des chambres communes et sont visitées par les élèves sages-femmes; la mention exacte de l'état civil de la mère est du reste une prescription de la loi française.

A Vienne, à Prague, une femme peut venir faire ses couches sans faire connaître son nom et son état social; mais elle ne peut être reçue que dans la section payante de la Maternité. A Saint-Pétersbourg, à Moscou, elle peut se présenter à la Maternité la figure cachée sous un voile et même sous un masque; une des chambres particulières de la section dite secrète lui est gratuitement ouverte; elle peut, en conservant son masque, garder, si elle le veut, le plus strict incognito, ne laisser entrer dans sa chambre et qu'autant qu'elle le désire le médecin et la sage-femme; sortir en emmenant avec elle ou en abandonnant son enfant, à la seule condition de déposer lors de son entrée entre les mains du directeur un pli cacheté renfermant son nom et son adresse, pli qui est ouvert en cas de mort, mais qui lui est remis intact à sa sortie.

Y a-t-il dans ces mesures, qui en France nous paraissent extraordinaires, excès d'un libéralisme mal entendu? Telle n'est pas mon opinion. Il est des cas où une faute commise place la femme dans l'alternative du déshonneur ou d'un crime, où l'égarement la pousse à l'avortement ou à l'infanticide. Je compte m'occuper dans un autre travail de la question des enfants trouvés, envisagée dans les principaux États de l'Europe; mais ce que je puis dire dès à présent, c'est que la suppression en France des tours d'abandon me paraît avoir été une déplorable et funeste mesure, qu'elle a été le signal de la pratique régulière de l'avortement et qu'elle n'a rien fait pour la moralisation des individus. La question des accouchements secrets s'y rattache intimement, et je me bornerai à dire : que s'il faut tenir grand compte de l'inconvénient de priver l'enfant d'un état civil régulier, et d'autres considérations que je n'ai pas à examiner ici, il faut reconnaître que beaucoup de crimes seraient évités si le séducteur cessait d'être à l'abri derrière l'impunité que lui crée l'article 340 du Code civil, si la femme pouvait dans quelques cas, non pas seulement abandonner librement l'enfant qu'elle n'abandonne qu'après certaines formalités, mais encore trouver un asile où elle puisse cacher sa grossesse et son accouchement.

L'insuffisance des Maternités existant dans les principales capitales de l'Europe est, disais-je tout à l'heure, plus apparente que réelle, car ces établissements sont largement suppléés par l'organisation des secours à domicile.

Ici encore nous trouvons une disposition différente suivant les pays et surtout suivant le but que se sont proposé ceux qui ont fondé ces institutions charitables. Le but principal a été partout le même : rendre le séjour dans une Maternité aussi exceptionel que possible en laissant la femme en couches dans sa demeure et au milieu de sa famille. Mais à ce but primordial est venu se surajouter souvent celui de faire profiter les élèves des éléments d'instruction que renferme un grand service d'accouchement : Londres, Berlin, Halle, Leipzig, Munich, etc., ont trouvé le moyen de combiner l'enseignement et la bienfaisance.

Les services d'accouchements à domicile, ayant pour but unique la bienfaisance, se rencontrent surtout à Paris et à Londres.

Le *Royal Maternity Charity* de Londres distribue ses secours à toutes les femmes en couches qui habitent dans un rayon de trois milles autour de la cathédrale de Saint-Paul. Le service est fait par des sages-femmes qui, moyennant une modique rétribution de 6 à 7 francs par accouchement donnent leurs soins aux femmes qui se trouvent dans les conditions spécifiées par les règlements de l'œuvre.

Les Maternités privées de *British, General, Queen Charlotte's, City of London Lying-in Hospital* possèdent en outre un service à domicile fait par des sages-femmes; mais, comme je l'ai dit plus haut, être mariée est ordinairement pour l'accouchée une condition *sine qua non* de secours. Cette condition n'existe pas pour les accouchements pratiqués par les sages-femmes relevant du service extérieur des Workhouses qui se rapproche ainsi de notre service à domicile.

Ce qui existe à Londres, nous le retrouvons également dans la plupart des grandes villes d'Angleterre, d'Écosse et d'Irlande.

Quelques-uns des grands Hôpitaux de Londres, Guy's, Bartholomew's, London Hospital combinent la bienfaisance avec l'enseignement de l'obstétrique. Les femmes *mariées* domiciliées dans un certain rayon autour de l'hôpital sont accouchées par ceux des élèves de ces hôpitaux ayant déjà pratiqué des accouchements; mais ils ne peuvent se livrer à aucune opération obstétricale, et doivent, dans les cas douteux ou anormaux, appeler à leur aide, l'assistant ou le médecin en chef du service. 14,871 accouchements pratiqués par le service annexe de Guy's Hospital pendant une période de neuf années, 1854-1863, avec une mortalité de 44 femmes seulement, montrent quels éminents bienfaits peuvent rendre ces institutions.

Berlin, Munich, Halle, Leipzig, etc., ont, sous le nom de polycliniques obstétricales, des services à domicile établis sur des bases analogues, je montrerai plus loin comment ces services sont institués, comment ils fonctionnent et de quelle importance ils sont pour la charité publique, et l'éducation professionnelle des élèves.

Le secours donné par les Maternités aux femmes absolument

pauvres ou abandonnées, aux filles-mères sans asiles ou désirant cacher leur malheur, est certainement un grand bienfait qu'elles reçoivent de la charité publique ou privée; mais, comme je l'ai dit plus haut, en dehors de ces circonstances, l'assistance à domicile lui est de beaucoup préférable sous le rapport moral, médical et économique.

Pour le pauvre comme pour le riche, la naissance du premier-né est toujours pour la nouvelle famille qui se crée et qu'elle complète un moment de joies d'autant plus précieuses qu'elles ne seront souvent que les illusions d'un bonheur trop court, bientôt aux prises avec les nécessités de la vie. Mais, alors la mère oublie les douleurs qu'elle vient d'endurer, le père les inquiétudes qu'il vient d'éprouver et celles que lui rappellera bien vite la nécessité de pourvoir avec les mêmes ressources à de nouveaux besoins, à de nouvelles charges. Que deviennent ces instants de bonheur intime lorsque la femme va faire ses couches à l'hôpital, loin de son mari qui ne la retrouvera qu'après plusieurs semaines, qui ignorera pendant plusieurs jours, si sa femme lui a donné un fils à diriger ou une fille à protéger, et qui, souvent même, n'apprendra que par une froide et sèche circulaire, qu'il a perdu sans la savoir malade, celle qu'il espérait conserver comme la compagne de toute sa vie?

Or, à ces inconvénients qui n'existent, il est vrai, que dans l'ordre des choses morales; mais qui peuvent souvent réagir sur la santé de la mère, se joignent dans le cas où l'accouchée a déjà des enfants, des inconvénients plus graves et plus matériels. Quoique retenue au lit, la femme accouchée chez elle peut encore surveiller sa jeune famille et présider de son lit aux soins habituels du ménage; si elle accouche à l'hôpital la famille manque pendant plusieurs jours de son lien le plus puissant, et les enfants réclament inutilement leur mère, dont ils ne comprennent pas l'absence.

Ces inconvénients quelque sérieux qu'ils puissent être, pourraient être négligés, si les Maternités présentaient au point de vue médical une sécurité plus grande aux accouchées qui viennent y demander asile ; malheureusement le contraire existe et la mortalité est beaucoup plus élevée dans les Maternités que dans les services d'accouchement à domicile.

Démontrer la réalité de ce fait si regrettable, en chercher la cause et le remède, telle est la tâche que je m'étais imposée en 1862 et que la mission dont je viens de m'acquitter m'a aidé à remplir d'une manière moins incomplète.

La mortalité qui pèse sur les femmes accouchées dans les Maternités n'a étonné que tardivement les médecins et les accoucheurs. Beaucoup sans doute s'en sont préoccupés lorsque cette mortalité atteignait des proportions formidables et heureusement exceptionnelles ; mais on peut dire qu'une mortalité de trois pour cent paraissait à tous comme une chose assez naturelle.

En 1858, mon ami, le docteur Tarnier [1], ancien interne à la Maternité de Paris, montra à l'Académie impériale de médecine lors de la discussion sur la fièvre puerpérale, jusqu'où peut aller cette différence. La mortalité avait été en 1856, pour l'établissement de la rue de Port-Royal, de 1 femme morte sur 19 accouchées tandis qu'elle n'avait été dans l'ancien douzième arrondissement que de 1 sur 322 accouchées.

Quelques mois plus tard le docteur Barnes [2] prouva par la comparaison de quelques statistiques anglaises, l'énorme différence qui existe dans la mortalité des femmes accouchées dans leurs demeures et de celles qui sont reçues dans des Maternités spéciales ou dans des services d'accouchement dépendant de quelques hôpitaux d'Angleterre.

Les belles recherches de M. Hugenberger [3], et les publications de MM. Spädh [4], Braun [5], et Credé [6] ont prouvé, pour Saint-Péters-

---

[1] Tarnier, *De la fièvre puerpérale*, Paris, 1858.

[2] Barnes, *Dublin Quarterly Journ. of Med. Sciences*, 1858, t. XXVIII, p. 101.

[3] Hugenberger, *Bericht aus dem Hebammen Institute*. Saint-Pétersbourg, 1863.

[4] Späth, *Statistische Rückblicke auf die Vorkomm des Wiener Gebärhauses*, 1864.

[5] Braun, *Ueber Luftwechsel den Neuen Ventilations-Bau*, Vienne, 1864.

[6] Credé, *Bericht über die Vorgänge in der Entbindungs-Schule*. Leipzig, 1860.

bourg, Vienne et Leipzig, que ces différences se retrouvent dans toute
l'Europe.

Par une statistique aussi exacte que possible, M. Husson [1], directeur de l'assistance publique, fit voir que la mortalité n'avait été en
1861, à Paris, que de 1 femme sur 172 en dehors de nos hôpitaux, tandis qu'elle était dans l'ensemble de nos établissements hospitaliers de 1 sur 10.

Les tableaux dressés par ses soins pour les deux dernières années montrent que la différence, tout en subissant quelques variations, reste toujours considérable.

		ACCOUCHEMENTS.	DÉCÈS.	PROPORTION.
1861	Dans les hôpitaux.	7,226	693	1 sur 10,4
	Bureaux de bienfaisance.	6,212	32	1 sur 194,1
	En ville en dehors des bureaux.	44,481	262	1 sur 169,8
1862	Dans les hôpitaux.	6,971	476	1 sur 14,6
	Bureaux de bienfaisance.	6,422	39	1 sur 164,6
	En ville en dehors des bureaux.	42,796	226	1 sur 160,8

N'est-ce point là, pour Paris en particulier, une fâcheuse différence qu'il est urgent de faire disparaître ou au moins d'atténuer
autant que possible ! Tient-elle uniquement à l'état de nos établissements hospitaliers ? telle est la première question qu'on est tenté
de s'adresser. Mais à cette question je puis répondre immédiatement
par la négative, car, cette différence, nous allons la retrouver, quoique moins marquée, dans toute l'Europe, et elle tient à la constitution même des Maternités.

La fièvre puerpérale est-elle contagieuse, ou son extension sous
forme d'épidémie tient-elle à des causes inconnues, indépendantes
de la contagion par des malades déjà affectées et agissant à la fois,
d'une manière immédiate, et avec une force variable sur toutes ou
presque toutes les femmes accouchées dans un certain rayon? C'est

---

[1] *Bulletin du Ministère de l'intérieur*, 1864, n° 7, p. 153.

sur une statistique de un million huit cent treize mille quatre-vingt-treize accouchements, que je puis aujourd'hui établir la discussion scientifique de ce point important de pathologie spéciale, d'hygiène hospitalière et d'assistance sociale.

Examinons d'abord les résultats fournis par les diverses statistiques que j'ai pu réunir.

STATISTIQUE D'ACCOUCHEMENTS DANS LES MATERNITÉS

VIENNE (Maternité) — 1784-1833 [1].

ANNÉES.	NOMBRE DES ACCOUCH.	NOMBRE DES MORTES.	PROPORTION POUR 100.	ANNÉES.	NOMBRE DES ACCOUCH.	NOMBRE DES MORTES.	PROPORTION POUR 100.
1784 . . .	284	6	2,1	1807 . . .	9225	6	0,6
1785 . . .	899	13	1,4	1808 . . .	855	7	0,8
1786 . . .	1151	5	0,4	1809 . .	912	13	1,4
1787 . . .	1407	5	0,3	1810 . . .	744	6	0,8
1788 . . .	1425	5	0,3	1811 . . .	1050	20	1,9
1789 . . .	1246	7	0,5	1812 . . .	1419	9	0,6
1790 . . .	1326	10	0,7	1813 . . .	1945	21	1,0
1791 . . .	1394	8	0,5	1814 . . .	2062	66	3,7
1792 . . .	1574	14	0,8	1815 . . .	2591	19	0,7
1793 . . .	1684	44	2,6	1816 . . .	2410	12	0,4
1794 . . .	1768	7	0,3	1817 . . .	2735	25	0,9
1795 . . .	1798	38	2,1	1818 . . .	2568	66	2,1
1796 . . .	1904	22	1,1	1819 . . .	3089	154	4,9
1797 . . .	2012	5	0,2	1820 . . .	2998	78	2,5
1798 . . .	2046	5	0,2	1821 . . .	3294	55	1,6
1799 . . .	2067	20	0,9	1822 . . .	3066	26	0,8
1800 . . .	2070	41	1,9	1823 . . .	2872	214	7,4
1801 . . .	2106	17	0,8	1824 . . .	2911	144	4,9
1802 . . .	2346	9	0,3	1825 . . .	2594	229	8,8
1803 . . .	2215	16	0,7	1826 . . .	2359	192	8,1
1804 . .	2022	8	0,3	1827 . . .	2367	52	2,1
1805 . .	2112	9	0,4	1828 . . .	2833	101	3,5
1806 . . .	1875	13	0,7	1829 . . .	3012	140	4,6

[1] Spāth, Statist. und histor. Rückblicke auf die Vorkomm. des Wiener Gebärhauses, 1864.

ANNÉES.	NOMBRE DES ACCOUCH.	NOMBRE DES MORTES.	PROPORTION POUR 100.	ANNÉES.	NOMBRE DES ACCOUCH.	NOMBRE DES MORTES.	PROPORTION POUR 100.
1850 . . .	2797	111	3,9	1852 . . .	3351	105	5,1
1851 . . .	5355	222	6,6	1853 . . .	3554	197	5,5

105,751 accouchées, 2811 mortes, 2,5 pour 100, ou 1 morte sur 36,5 accouchées.

VIENNE (Première Clinique). — 1834-1863[1].

1834 . . .	2166	193	8,9	1849 . . .	5858	103	2,6
1835 . . .	2115	137	6,4	1850 . . .	3745	74	1,9
1836 . . .	2222	192	8,6	1851 . . .	4194	75	1,7
1837 . . .	2555	244	10,4	1852 . . .	4471	179	4,0
1838 . . .	2473	87	3,5	1853 . . .	4221	94	2,2
1839 . . .	2733	151	5,5	1854 . . .	4393	402	9,1
1840 . . .	2809	267	9,5	1855 . . .	5632	198	5,4
1841 . . .	2845	238	8,3	1856 . . .	3928	157	3,9
1842 . . .	5067	521	16,9	1857 . . .	4220	123	2,9
1843 . . .	2876	274	9,5	1858 . . .	4203	86	2,0
1844 . . .	2918	260	8,9	1859 . . .	4075	81	1,9
1845 . . .	3265	241	7,3	1860 . . .	5933	90	2,2
1846 . . .	5552	459	15,6	1861 . . .	4548	183	4,0
1847 . . .	3375	476	5,2	1862 . . .	4148	159	5,8
1848 . . .	5556	45	1,2	1863 . . .	4818	71	1,4

104,492 accouchées, 5560 mortes, 5,3 pour 100, ou 1 morte sur 18,7.

VIENNE (Deuxième Clinique). — 1834-1863.

1834 . . .	1762	150	8,7	1844 . .	2779	68	2,4
1835 . . .	1682	84	4,9	1845 .	3063	65	2,1
1836 . . .	1670	131	7,8	1846 . .	3184	105	3,2
1837 . . .	1784	124	6,3	1847 . . .	3212	32	0,9
1838 .	1779	88	4,9	1848 . . .	3149	43	1,3
1839 . . .	1989	91	4,5	1849 . . .	3371	87	2,5
1840 . . .	2025	55	2,7	1850 . . .	3261	48	1,4
1841 . . .	2266	86	3,7	1851 . . .	3395	126	5,7
1842 . . .	2493	202	8,1	1852 . . .	3360	194	5,7
1843 . . .	2586	164	6,3	1853 . . .	3481	66	1,9

[1] En 1834, la Maternité de Vienne a été divisée en deux services distincts : la 1re clinique destinée aux étudiants, la 2e clinique réservée aux élèves sages-femmes.

ANNÉES.	NOMBRE DES ACCOUCH.	NOMBRE DES MORTES.	PROPORTION POUR 100.	ANNÉES.	NOMBRE DES ACCOUCH.	NOMBRE DES MORTES.	PROPORTION POUR 100.
1854 . . .	5396	242	6,2	1859 . . .	4242	47	1,1
1855 . . .	2938	172	5,8	1860 . . .	5549	74	2,0
1856 . . .	5077	124	4,0	1861 . . .	5671	177	4,8
1857 . . .	5815	82	2,1	1862 . . .	5288	87	2,6
1858 . . .	4179	61	1,4	1865 . . .	5658	19	0,5

88,085 accouchées, 5,064 mortes, 5,4 pour 100 ou 1 morte sur 28,8 accouchées.

VIENNE (Académie Joséphine, Clinique d'accouchements). — 1854-1855[1].

ANNÉES.	NOMBRE DES ACCOUCH.	NOMBRE DES MORTES.	PROPORTION POUR 100.		
1854 . . .	277	24	8,6		1 morte sur 11,5

PRAGUE (Maternité). — 1848-1862[2].

ANNÉES.	NOMBRE DES ACCOUCH.	NOMBRE DES MORTES.	PROPORTION POUR 100.	ANNÉES.	NOMBRE DES ACCOUCH.	NOMBRE DES MORTES.	PROPORTION POUR 100.
1848 . . .	2320	56	2,5	1856 . . .	2857	87	5,0
1849 . . .	2553	81	5,0	1857 . . .	5038	127	4,0
1850 . . .	2245	156	6,0	1858 . . .	5164	154	4,7
1851 . . .	2584	47	1,5	1859 .	3120	167	5,5
1852 . . .	2783	109	3,8	1860 . . .	2773	110	5,7
1853 . . .	2670	51	1,7	1861 . . .	2908	120	4,0
1854 . . .	5022	15	0,5	1862 . . .	2697	94	5,5
1855 . . .	2745	29	1,0				

41,477 accouchées, 1,585 mortes, 5,5 pour 100 ou 1 morte sur 29,9 accouchées.

MUNICH (Maternité). — 1859-1862[3].

ANNÉES.	NOMBRE DES ACCOUCH.	NOMBRE DES MORTES.	PROPORTION POUR 100.	ANNÉES.	NOMBRE DES ACCOUCH.	NOMBRE DES MORTES.	PROPORTION POUR 100.
1859 . . .	1355	15	1,1	1861 . . .	915	58	4,1
1860 . . .	1022	14	1,5	1862 . . .	796	19	2,3

4.064 accouchées, 86 mortes, 2,1 pour 100 ou 1 morte sur 47,2 accouchées.

GŒTTINGUE (Maternité). — 1853-1860[4].

ANNÉES.	NOMBRE DES ACCOUCH.	NOMBRE DES MORTES.	PROPORTION POUR 100.	ANNÉES.	NOMBRE DES ACCOUCH.	NOMBRE DES MORTES.	PROPORTION POUR 100.
1853 . . .	117	7	5,9	1855 . . .	153	5	2,2
1854 . . .	122	11	9,0	1856 . . .	116	4	3,4

---

[1] *Monatsschrift für Geburtskunde*, 1857, p. 471.
[2] *Vierteljahrsschrift für die praktische Heilkunde*, 1865, p. 87.
[3] *Monatsschr. für Geburtsk.*, 1860, p. 397. — *Klinik der Geburtskunde von Hecker*, 1864.
[4] *Monatsschrift für Geburtsk.*, 1857, t. X p. 34 ; 1861, t. XVIII, p. 296.

ANNÉES.	NOMBRE DES ACCOUCH.	NOMBRE DES MORTES.	PROPORTION POUR 100.	ANNÉES.	NOMBRE DES ACCOUCH.	NOMBRE DES MORTES.	PROPORTION POUR 100.
1857 . . .	127	2	1,5	1859 . . .	133	1	0,7
1858 . . .	129	2	1,5	1860 . . .	152	2	1,5

1029 accouchées, 32 mortes, 5,2 pour 100, 1 morte sur 32,1 accouchées.

GRATZ (Maternité). — 1859-1861[1].

1859-1861	5089	97	5,1	1 morte sur 31,8 accouchées.

GREIFSWALD (Clinique). — 1858-1861[2].

1858-1861	316	18	5,6	1 morte sur 17,5 accouchées.

BRÊME (Hôpital). — 1858-1863[3].

1858-1863	139	10	7,1	1 morte sur 13,9 accouchées.

HALLE (Clinique). — 1855[4].

1855 . . .	102	3	2,9	1 morte sur 34 accouchées.

BERLIN (Clinique de l'Université). — 1864[5].

1864 . . .	401	11	2,7	1 morte sur 36,3 accouchées.

FRANCFORT-SUR-LE-MEIN (Maternité). — 1857-1863[6].

ANNÉES.	NOMBRE DES ACCOUCH.	NOMBRE DES MORTES.	PROPORTION POUR 100.	ANNÉES.	NOMBRE DES ACCOUCH.	NOMBRE DES MORTES.	PROPORTION POUR 100.
1857 . . .	67	»	»	1861 . . .	166	6	3,6
1858 . . .	167	2	1,1	1862 . . .	216	»	»
1859 . . .	175	1	0,5	1863 . . .	264	2	0,7
1860 . . .	158	2	1,2				

1215 accouchées, 13 mortes, 1 pour 100, 1 morte sur 93,3 accouchées.

---

[1] *Monatsschr. für Geburtsk.*, 1862, t. XX, p. 407.
[2] *Monatsschr. für Geburtsk.*, 1863, t. XXII, p. 68.
[3] Compte rendu.
[4] *Monatsschr. für Geburtsk.*, 1857, t. X, p. 279.
[5] *Berliner klinische Wochenschrift*, 1865, p. 415.
[6] Communication particulière des registres.

DES MATERNITÉS.

ANNÉES.	NOMBRE DES ACCOUCH.	NOMBRE DES MORTES.	PROPORTION POUR 100.	ANNÉES.	NOMBRE DES ACCOUCH.	NOMBRE DES MORTES.	PROPORTION POUR 100.

LEIPZIG (Ancienne Maternité). — 1810-1855 [1].

ANNÉES.	NOMBRE DES ACCOUCH.	NOMBRE DES MORTES.	PROPORTION POUR 100.	ANNÉES.	NOMBRE DES ACCOUCH.	NOMBRE DES MORTES.	PROPORTION POUR 100.
1810 . . .	81	2	2,4	1833 . . .	90	2	2,2
1811 .	89	»	»	1834 . . .	95	1	1
1812 . . .	115	2	1,7	1835 . . .	88	1	1,1
1813 . . .	90	»	»	1836 . . .	117	3	2,5
1814 . . .	98	1	1	1837 . . .	108	2	1,8
1815 . . .	70	1	1,4	1838 . . .	105	»	»
1816 . . .	75	»	»	1839 . . .	98	4	4
1817 . . .	74	»	»	1840 . . .	107	2	1,8
1818 . . .	65	3	4,6	1841 . . .	125	3	2,4
1819 . . .	58	2	3,4	1842 . . .	141	2	1,4
1820 . . .	83	»	»	1843 . . .	115	3	2,5
1821 . . .	73	»	»	1844 . . .	134	5	3,7
1822 . . .	91	1	1	1845 . . .	170	2	1,1
1823 . . .	99	1	1	1846 . . .	171	4	2,3
1824 . . .	83	1	1,2	1847 . . .	175	4	2,2
1825 . . .	80	»	»	1848 . . .	156	5	3,2
1826 . . .	90	1	1,1	1849 . . .	184	8	4,3
1827 . . .	83	»	»	1850 . . .	197	4	2
1828 . . .	68	»	»	1851 . . .	177	5	2,8
1829 . . .	67	1	1,4	1852 . . .	164	2	1,2
1830 . . .	87	1	1,1	1853 . . .	204	4	1,9
1831 . . .	70	1	1,4	1854 . . .	176	6	3,4
1832 . .	82	»	»	1855 . . .	169	»	»

. 5137 accouchées, 89 mortes, 1,7 pour 100, 1 morte sur 57,7 accouchées.

LEIPZIG (Nouvelle Maternité). — 1856-1858.

ANNÉES.	NOMBRE DES ACCOUCH.	NOMBRE DES MORTES.	PROPORTION POUR 100.	ANNÉES.	NOMBRE DES ACCOUCH.	NOMBRE DES MORTES.	PROPORTION POUR 100.
1856 . . .	188	3	1,6	1858 . . .	202	5	2,4
1857 . . .	204	12	5,8				

594 accouchées, 20 mortes, 3,3 pour 100, 1 morte sur 30 accouchées.

PESTH (Clinique). — 1856-1860 [2].

ANNÉES.	NOMBRE DES ACCOUCH.	NOMBRE DES MORTES.	PROPORTION POUR 100.	ANNÉES.	NOMBRE DES ACCOUCH.	NOMBRE DES MORTES.	PROPORTION POUR 100.
1856 . . .	514	5	0,9	1857 . . .	551	31	5,6

[1] Credé, *Bericht über die Vorgänge in der Entbindungsschule*, 1860.
[2] *Prager Vierteljahrsschrift*. t. LXX.

ANNÉES.	NOMBRE DES ACCOUCH.	NOMBRE DES MORTES.	PROPORTION POUR 100.	ANNÉES.	NOMBRE DES ACCOUCH.	NOMBRE DES MORTES.	PROPORTION POUR 100.
1858 . . .	449	25	5,1	1860 . . .	520	11	2,1
1859 . . .	557	16	2,8				

2571 accouchées, 86 mortes, 5,5 pour 100, 1 morte sur 29,8 accouchées.

MOSCOU (Maternité de la maison des enfants trouvés). — 1832-1862 [1].

ANNÉES.	NOMBRE DES ACCOUCH.	NOMBRE DES MORTES.	PROPORTION POUR 100.	ANNÉES.	NOMBRE DES ACCOUCH.	NOMBRE DES MORTES.	PROPORTION POUR 100.
1832 . . .	844	11	1,5	1838 . . .	1164	8	0,6
1833 . . .	1015	19	1,8	1839 . . .	1217	19	1,5
1834 . . .	987	25	2,5	1840 . . .	1097	38	3,4
1835 . . .	883	14	1,5	1841 . . .	1001	20	2,0
1836 . . .	1055	17	1,6	1842 . . .	1186	35	2,6
1837 . . .	1129	16	1,4				

11556 accouchées, 250 mortes, 1,9 pour 100, 1 morte sur 50,2 accouchées.

ANNÉES.	NOMBRE DES ACCOUCH.	NOMBRE DES MORTES.	PROPORTION POUR 100.	ANNÉES.	NOMBRE DES ACCOUCH.	NOMBRE DES MORTES.	PROPORTION POUR 100.
1843 . . .	1255	38	5,0	1848 . . .	1698	58	3,4
1844 . . .	1479	1	1,2	1849 . . .	1648	69	4,1
1845 . . .	1651	21	1,2	1850 . . .	1776	70	3,9
1846 . . .	1894	33	1,7	1851 . . .	1777	48	2,7
1847 . . .	1692	32	1,8	1852 . . .	1851	49	2,6

16721 accouchées, 436 mortes, 2,6 pour 100, 1 morte sur 38,1 accouchées.

ANNÉES.	NOMBRE DES ACCOUCH.	NOMBRE DES MORTES.	PROPORTION POUR 100.	ANNÉES.	NOMBRE DES ACCOUCH.	NOMBRE DES MORTES.	PROPORTION POUR 100.
1853 . . .	2014	79	3,8	1858 . . .	2545	138	5,4
1854 . . .	2157	90	4,1	1859 . . .	5695	65	2,4
1855 . . .	2327	103	4,4	1860 . . .	2710	99	3,6
1856 .	2528	36	1,4	1861 . . .	2825	65	2,3
1857 . . .	2619	58	1,4	1862 . . .	2341	63	2,6

27759 accouchées, 776 mortes, 2,8 pour 100, 1 morte sur 55,7 accouchées.

SAINT-PÉTERSBOURG (Clinique de la Faculté. Acad. méd. chirurg.).— 1854-1859 [2].

ANNÉES.	NOMBRE DES ACCOUCH.	NOMBRE DES MORTES.	PROPORTION POUR 100.	ANNÉES.	NOMBRE DES ACCOUCH.	NOMBRE DES MORTES.	PROPORTION POUR 100.
1854 . . .	74	5	6,7	1857 . . .	49	2	4,0
1855 . . .	59	4	6,7	1858 . . .	48	4	8,3
1856 . . .	63	6	9,5	1859 . . .	83	13	15,6

376 accouchées, 54 mortes, 9 pour 100, 1 morte sur 11 accouchées.

SAINT-PÉTERSBOURG (Hôpital Kalinkin). — 1845-1859.

ANNÉES.	NOMBRE DES ACCOUCH.	NOMBRE DES MORTES.	PROPORTION POUR 100.	ANNÉES.	NOMBRE DES ACCOUCH.	NOMBRE DES MORTES.	PROPORTION POUR 100.
1845 . . .	49	4	8,1	1846 . . .	12	»	»

[1] Compte rendu.
[2] *Hugenberger. — Bericht aus dem Hebammen-Institut*, 1863.

ANNÉES.	NOMBRE DES ACCOUCH.	NOMBRE DES MORTES.	PROPORTION POUR 100.	ANNÉES.	NOMBRE DES ACCOUCH.	NOMBRE DES MORTES.	PROPORTION POUR 100.
1847 . . .	78	1	1,2	1854 . . .	103	2	1,9
1848 . . .	52	0	»	1855 . . .	121	1	0,8
1849 . . .	78	0	»	1856 . . .	129	1	0,7
1850 . . .	100	1	1	1857 . . .	102	1	0,9
1851 . . .	64	3	4,6	1858 . . .	122	3	2,4
1852 . . .	80	1	1,2	1859 . . .	158	1	0,7
1853 . . .	60	1	1,6				

1288 accouchées, 20 mortes, 1,5 pour 100, 1 morte sur 64,4 accouchées.

SAINT-PÉTERSBOURG (Institut des sages-femmes).— 1845-1859.

ANNÉES.	NOMBRE DES ACCOUCH.	NOMBRE DES MORTES.	PROPORTION POUR 100.	ANNÉES.	NOMBRE DES ACCOUCH.	NOMBRE DES MORTES.	PROPORTION POUR 100.
1845 . . .	339	7	2,3	1853 . . .	570	14	2,4
1846 . . .	343	16	4,7	1854 . . .	606	15	2,4
1847 . . .	437	10	2,2	1855 . . .	651	17	2,5
1848 . . .	333	21	6,3	1856 . . .	735	26	3,5
1849 . . .	525	11	3,4	1857 . . .	836	22	1,4
1850 . . .	586	11	2,8	1858 . . .	775	21	2,4
1851 . . .	469	6	1,2	1859 . .	634	26	4,1
1852 . . .	599	15	2,5				

8036 accouchées, 238 mortes, 2,9 pour 100, 1 morte sur 33,8 accouchées.

SAINT-PÉTERSBOURG (Maternité de la maison des Enfants trouvés).— 1845-1859.

ANNÉES.	NOMBRE DES ACCOUCH.	NOMBRE DES MORTES.	PROPORTION POUR 100.	ANNÉES.	NOMBRE DES ACCOUCH.	NOMBRE DES MORTES.	PROPORTION POUR 100.
1845 . . .	997	64	6,4	1853 . . .	942	34	3,6
1846 . . .	962	39	4,0	1854 . . .	1049	30	2,8
1847 . . .	1079	24	2,2	1855 . . .	1097	47	4,2
1848 . . .	1048	49	4,6	1856 . . .	1090	66	6,0
1849 . . .	1039	61	5,8	1857 . . .	1301	68	5,2
1850 . . .	901	76	8,4	1858 . . .	1411	72	5,1
1851 . . .	938	50	5,3	1859 . . .	1321	70	5,3
1852 . . .	836	75	8,9				

16011 accouchées, 825 mortes, 5,1 pour 100, 1 morte sur 19,4 accouchées.

DUBLIN (Maternité. — Lying-in Hospital)[1].

ANNÉES.	NOMBRE DES ACCOUCH.	NOMBRE DES MORTES.	PROPORTION POUR 100.	ANNÉES.	NOMBRE DES ACCOUCH.	NOMBRE DES MORTES.	PROPORTION POUR 100.
1757 . . .	55	1	1,8	1759 . . .	406	5	1,2
1758 . . .	454	8	1,7	1760 . . .	556	4	0,7

[1] John Armstrong, *Facts and Observ. relative to the Puerperal Fever*, 1819, p. 228.

ANNÉES.	NOMBRE DES ACCOUCH.	NOMBRE DES MORTES.	PROPORTION POUR 100.	ANNÉES.	NOMBRE DES ACCOUCH.	NOMBRE DES MORTES.	PROPORTION POUR 100.
1761 . . .	521	9	1,7	1788 . . .	1469	23	1,5
1762 . . .	553	6	1,1	1789 . .	1435	25	1,7
1763 . . .	488	9	1,8	1790 . .	1546	12	0,7
1764 . . .	588	12	2,0	1791 . . .	1602	25	1,5
1765 . . .	555	6	1,1	1792 . . .	1631	10	0,6
1766 . . .	581	5	0,5	1793 .	1747	19	1,0
1767 . . .	664	11	1,6	1794 . . .	1543	20	1,2
1768 . . .	655	16	2,5	1795 . .	1505	7	0,4
1769 . . .	642	8	1,2	1796 .	1621	10	0,6
1770 . . .	670	8	1,1	1797 . . .	1712	13	0,7
1771 . . .	695	5	0,7	1798 . . .	1604	8	0,4
1772 . . .	704	4	0,5	1799 . . .	1537	10	0,6
1773 . . .	694	13	1,8	1800 . . .	1907	18	0,9
1774 . . .	681	21	3,0	1801 . . .	1725	30	1,7
1775 . . .	728	5	0,6	1802 . . .	1985	26	1,3
1776 . . .	802	7	0,8	1803 . .	2028	44	2,1
1777 . . .	835	7	0,8	1804 . . .	1915	16	0,8
1778 . . .	927	10	1,0	1805 . . .	2220	12	0,5
1779 . . .	1011	8	7,7	1806 . . .	2406	23	0,9
1780 . . .	919	5	0,5	1807 . . .	2511	12	0,4
1781 . . .	1027	6	0,5	1808 . . .	2665	13	0,4
1782 . . .	990	6	0,6	1809 . . .	2889	21	0,7
1783 . . .	1167	15	1,2	1810 . . .	2854	29	1,0
1784 . . .	1261	11	0,8	1811 . . .	2561	24	0,9
1785 . . .	1292	8	0,6	1812 . . .	2676	43	1,6
1786 . . .	1351	8	0,5	1813 . . .	2484	62	2,4
1787 . . .	1347	10	0,7	1814 . . .	2508	25	0,9

84590 accouchées, 875 mortes, 1 pour 100, 1 morte sur 96,4 accouchées.

1815-1821[1]. — Docteur Labat, chirurgien en chef : 21867 accouchées, 309 mortes, 1,4 pour 100, 1 morte sur 70 accouchées.

1822-1826. — Docteur Pentland, chirurgien en chef : 12885 accouchées, 198 mortes, 1,5 pour 100, 1 morte sur 65 accouchées.

1827-1833. — Docteur Collins, chirurgien en chef : 16391 accouchées, 158 mortes, 0,9 pour 100, 1 morte sur 103 accouchées.

---

[1] Sinclair et Johnson, *Practical Midwifery*, 1858, p. 6.

1834-1840. — Docteur Kennedy, chirurgien en chef : 13167 accouchées, 224 mortes, 1,7 pour 100, 1 morte sur 58 accouchées.

1841-1847. — Docteur Johnson, chirurgien en chef : 13699 accouchées, 179 mortes, 1,3 pour 100, 1 morte sur 76 accouchées.

1848-1854. — Docteur Shekleton, chirurgien en chef : 13748 accouchées, 163 mortes, 1,1 pour 100, 1 morte sur 84 accouchées.

LONDRES (Maternité. — London Lying-in Hospital). — 1833-1860 [1].

ANNÉES.	NOMBRE DES ACCOUCH.	NOMBRE DES MORTES.	PROPORTION POUR 100.	ANNÉES.	NOMBRE DES ACCOUCH.	NOMBRE DES MORTES.	PROPORTION POUR 100.
1833 . . .	179	6	3	1847 . .	265	2	0,7
1834 . . .	209	5	2,3	1848 . . .	294	1	0,3
1835 . . .	185	14	7,5	1849 . . .	277	4	1,4
1836 . . .	212	9	4,2	1850 . .	219	»	»
1837 . .	196	4	2	1851 . . .	186	7	3,7
1838 . .	71	10	26,7	1852 . . .	221	3	1,3
1839 . . .	171	6	3,1	1853 . . .	256	7	2,9
1840 . .	210	17	8	1854 . . .	251	12	4,7
1841 . . .	117	18	15,3	1855 . . .	293	11	3,7
1842 . . .	153	10	6,5	1856 . . .	304	7	2,3
1843 . . .	191	8	4	1857 . . .	230	4	1,7
1844 . . .	158	»	»	1858 . .	224	3	1,3
1845 . . .	187	1	0,5	1859 . .	211	1	0,4
1846 . . .	218	»	»	1860 . . .	215	1	0,4

5883 accouchées, 172 mortes, 2,9 pour 100, 1 morte sur 54,2 accouchées.

EDINBURGH (Hôpital) [2].

1858 . . .	277	3	1	1 morte sur 92 accouchées.

STUTTGART (Hôpital) [3].

1862 . . .	424	3	0,7	1 morte sur 141 accouchées.

ZURICH (Maternité) [4].

1860 . .	200	20	10	1 morte sur 10 accouchées.

[1] *Transactions of the Obstetrical Society.*
[2] BARNES, *Dublin Quart. J.*, 1859, XXVIII, p. 101.
[3] *Compte rendu.*
[4] *Monatsschrift. f. Geburtsk.*, 1862, XX, p. 75.

ANNÉES.	NOMBRE DES ACCOUCH.	NOMBRE DES MORTES.	PROPORTION POUR 100.	ANNÉES.	NOMBRE DES ACCOUCH.	NOMBRE DES MORTES.	PROPORTION POUR 100.

STOCKHOLM (Maternité)[1].

1861 . . .	650	57	5,6	1 morte sur 17 accouchées.

GOTEBORG (Maternité)[2].

1861 . . .	225	18	8	1 morte sur 12,5 accouchées.

LUND (Maternité)[3].

1861 . . .	35	2	6	1 morte sur 16 accouchées.

FREIBURG EN BRISGAU[4]

1860-1862	281	10	3,5	1 morte sur 28 accouchées.

JENA (Clinique)[5].

1859-1862	508	21	6,7	1 morte sur 14 accouchées.

DRESDE (Maternité). — 1814-1860[6].

Année	Nombre des accouch.	Nombre des mortes	Proportion pour 100	Année	Nombre des accouch.	Nombre des mortes	Proportion pour 100
1814 . . .	6	»	»	1825 . . .	229	4	1,7
1815 . . .	147	2	1,2	1826 . . .	225	7	2,9
1816 . . .	190	3	1,5	1827 . . .	262	10	5,8
1817 . . .	170	2	1,0	1828 . . .	289	7	2,5
1818 . . .	165	1	0,5	1829 . . .	292	8	2,6
1819 . . .	208	5	2,2	1830 . . .	272	19	6,6
1820 . . .	178	6	3,1	1831 . . .	261	10	5,7
1821 .	220	6	2,6	1832 . . .	245	5	1,1
1822 . . .	170	7	5,8	1833 . . .	514	5	1,5
1823 . . .	228	7	2,9	1834 . . .	242	8	5,1
1824 . . .	208	12	5,4	1835 . . .	221	5	2,1

[1] SUNDHETS. *Collejii Underdaniga berattelse*, 1861.
[2] SUNDHETS. *Collejii Underdaniga berattelse*, 1861.
[3] SUNDHETS. *Collejii Underdaniga berattelse*, 1861.
[4] *Monatsschr. f. Geburtsk.*, 1863, XXII.
[5] *Monatsschr. f. Geburtsk.*, 1863. XXI.
[6] Greusen, *Bericht über die Ereignisse in dem K. Sächs. Entbind.-Inst.* 1864.

DES MATERNITÉS.

ANNÉES.	NOMBRE DES ACCOUCH.	NOMBRE DES MORTES.	PROPORTION POUR 100.	ANNÉES.	NOMBRE DES ACCOUCH.	NOMBRE DES MORTES.	PROPORTION POUR 100.
1836 . . .	229	7	2,8	1851 . . .	545	10	2,7
1837 . . .	214	16	7,4	1852 . . .	272	19	6,6
1838 . . .	210	9	3,9	1853 . . .	295	15	4,9
1839 . . .	209	18	7,7	1854 .	358	12	3,4
1840 . . .	212	3	1,3	1855 . .	358	6	1,3
1841 . . .	235	7	2,8	1856 .	370	4	1,0
1842 . . .	268	5	1,7	1857 . . .	412	5	1,1
1843 . . .	277	7	2,5	1858 . . .	552	5	0,5
1844 .	269	14	4,8	1859 . . .	550	7	1,1
1845 . . .	269	6	2,2	1860 .	574	4	0,6
1846 . . .	300	7	2,1	1861 . . .	604	8	1,2
1847 . . .	298	6	1,8	1862 . . .	613	5	0,7
1848 . . .	325	5	1,4	1863 . . .	732	4	0,5
1849 . . .	553	8	2,2	1864 . . .	613	4	0,6
1850 . . .	358	12	3,3				

15356 accouchées, 373 mortes, 2,7 pour 100, 1 morte sur 41,1 accouchées.

PARIS (Maternité). — 1802-1864[1].

ANNÉES.	NOMBRE DES ACCOUCH.	NOMBRE DES MORTES.	PROPORTION POUR 100.	ANNÉES.	NOMBRE DES ACCOUCH.	NOMBRE DES MORTES.	PROPORTION POUR 100.
1802 } 1803 }	4657	152	3,2	1806 . . .	2525	131	5,1
				1807 . . .	1632	72	4,5
1804 . . .	1599	56	3,5	1808 . . .	1642	62	3,7
1805 . . .	1524	58	3,8	1809 . . .	1728	79	4,5

15507 accouchées, 610 mortes, 3,9 pour 100.

ANNÉES.	NOMBRE DES ACCOUCH.	NOMBRE DES MORTES.	PROPORTION POUR 100.	ANNÉES.	NOMBRE DES ACCOUCH.	NOMBRE DES MORTES.	PROPORTION POUR 100.
1810 . . .	1779	75	4,2	1815 .	2349	150	3,3
1811 . . .	2319	105	4,5	1816 . . .	2422	46	1,8
1812 . . .	2389	164	6,8	1817 . . .	2814	65	2,5
1813 . . .	2164	65	3,0	1818 . . .	2411	152	6,3
1814 . . .	2509	127	3,5	1819 . . .	2528	187	7,3

23484 accouchées, 1114 mortes, 4,7 pour 100.

ANNÉES.	NOMBRE DES ACCOUCH.	NOMBRE DES MORTES.	PROPORTION POUR 100.	ANNÉES.	NOMBRE DES ACCOUCH.	NOMBRE DES MORTES.	PROPORTION POUR 100.
1820 . . .	2431	154	6,3	1825 .	2645	98	3,7
1821 . . .	2374	51	2,1	1826 . . .	2734	82	2,9
1822 . . .	2405	93	3,8	1827 . . .	2769	144	5,2
1823 . . .	2471	134	5,4	1828 .	2880	165	5,6
1824 . . .	2455	122	5,0	1829 . . .	2755	252	9,1

25895 accouchées, 1293 mortes, 4,9 pour 100.

---

[1] Communiqué par l'administration des hôpitaux.

ANNÉES.	NOMBRE DES ACCOUCH.	NOMBRE DES MORTES.	PROPORTION POUR 100.	ANNÉES.	NOMBRE DES ACCOUCH.	NOMBRE DES MORTES.	PROPORTION POUR 100.
1850 . . .	2662	122	4,5	1855 . . .	2615	92	3,4
1851 . . .	2884	254	8,8	1856 . . .	2562	57	2,2
1852 . . .	2565	146	5,6	1857 . . .	2795	45	1,6
1853 . . .	2520	109	4,3	1858 . . .	2946	81	2,7
1854 . . .	2614	97	3,6	1859 . . .	2377	122	5,0

26538 accouchées, 1125 mortes, 4,2 pour 100.

ANNÉES.	NOMBRE DES ACCOUCH.	NOMBRE DES MORTES.	PROPORTION POUR 100.	ANNÉES.	NOMBRE DES ACCOUCH.	NOMBRE DES MORTES.	PROPORTION POUR 100.
1840 . . .	3676	94	2,5	1845 . . .	3502	158	4,1
1841 . . .	3471	114	3,3	1846 . . .	3548	146	4,1
1842 . . .	3671	256	6,9	1847 . . .	3752	132	3,5
1843 . . .	3549	186	5,5	1848 . . .	3671	110	2,9
1844 . . .	3414	167	4,9	1849 . . .	2922	115	3,9

34776 accouchées, 1458 mortes, 4,1 pour 100.

ANNÉES.	NOMBRE DES ACCOUCH.	NOMBRE DES MORTES.	PROPORTION POUR 100.	ANNÉES.	NOMBRE DES ACCOUCH.	NOMBRE DES MORTES.	PROPORTION POUR 100.
1850 . . .	2807	131	4,6	1855 . . .	2288	86	3,7
1851 . . .	2875	134	4,6	1856 . . .	2266	131	5,7
1852 . . .	2665	121	4,5	1857 . . .	2026	58	2,8
1853 . . .	2625	153	5,8	1858 . . .	2229	75	3,3
1854 . . .	3156	230	7,3	1859 . . .	2185	179	8,2

25094 accouchées, 1298 mortes, 5,1 pour 100.

ANNÉES.	NOMBRE DES ACCOUCH.	NOMBRE DES MORTES.	PROPORTION POUR 100.	ANNÉES.	NOMBRE DES ACCOUCH.	NOMBRE DES MORTES.	PROPORTION POUR 100.
1860 . . .	2032	237	11,6	1863 . . .	2005	275	13,7
1861 . . .	2115	238	11,2	1864 . . .	1530	310	20,2
1862 . . .	2204	166	7,5				

9886 accouchées, 1226 mortes, 12,4 pour 100.

Total : 160704 accouchements, 8124 mortes, 5,6 pour 100, 1 décès sur 19 accouchées.

PARIS (Clinique de la Faculté).— 1835-1864[1].

ANNÉES.	NOMBRE DES ACCOUCH.	NOMBRE DES MORTES.	PROPORTION POUR 100.	ANNÉES.	NOMBRE DES ACCOUCH.	NOMBRE DES MORTES.	PROPORTION POUR 100.
1835 . . .	248	20	8,0	1838 . . .	485	23	4,7
1836 . . .	237	18	7,5	1839 . . .	436	25	5,7
1837 . . .	248	31	12,5				

1654 accouchées, 117 mortes, 7 pour 100.

ANNÉES.	NOMBRE DES ACCOUCH.	NOMBRE DES MORTES.	PROPORTION POUR 100.	ANNÉES.	NOMBRE DES ACCOUCH.	NOMBRE DES MORTES.	PROPORTION POUR 100.
1840 . . .	655	24	3,6	1843 . . .	778	39	5,0
1841 . . .	625	21	3,3	1844 . . .	960	43	4,4
1842 . . .	883	35	3,9	1845 . . .	945	43	4,5

---

[1] Communiqué par l'administration des hôpitaux.

DES MATERNITÉS.

ANNÉES.	NOMBRE DES ACCOUCH.	NOMBRE DES MORTES.	PROPORTION POUR 100.	ANNÉES.	NOMBRE DES ACCOUCH.	NOMBRE DES MORTES.	PROPORTION POUR 100
1846 .	966	40	4,1	1848 . . .	1051	28	2,7
1847 . . .	1157	50	2,5	1849 . . .	1083	56	5,1

9079 accouchées, 359 mortes, 3,9 pour 100.

ANNÉES.	NOMBRE DES ACCOUCH.	NOMBRE DES MORTES.	PROPORTION POUR 100.	ANNÉES.	NOMBRE DES ACCOUCH.	NOMBRE DES MORTES.	PROPORTION POUR 100
1850 . . .	1027	57	5,6	1855 . . .	1266	48	3,8
1851 . . .	1054	24	2,5	1856 . . .	630	51	8,0
1852 .	1233	34	2,7	1857 . .	760	25	3,2
1853 . .	847	45	5,3	1858 . . .	739	36	4,8
1854 . . .	1003	53	5,2	1859 . . .	923	26	2,8

9462 accouchées, 379 mortes, 4 pour 100.

ANNÉES.	NOMBRE DES ACCOUCH.	NOMBRE DES MORTES.	PROPORTION POUR 100.	ANNÉES.	NOMBRE DES ACCOUCH.	NOMBRE DES MORTES.	PROPORTION POUR 100
1860 . . .	887	51	5,7	1863 . . .	752	57	4,9
1861 . . .	875	96	1,0	1864 . . .	817	52	3,9
1862 . . .	769	72	9,5				

4100 accouchées, 288 mortes, 7 pour 100.

Total : 24295 accouchées, 1143 mortes, 4,7 pour 100, 1 morte sur 21,2 accouchées.

PARIS (Saint-Antoine). — 1811-1864.

ANNÉES.	NOMBRE DES ACCOUCH.	NOMBRE DES MORTES.	PROPORTION POUR 100.	ANNÉES.	NOMBRE DES ACCOUCH.	NOMBRE DES MORTES.	PROPORTION POUR 100
1811 . . .	6	1	16,6	1816 . . .	2	1	5,0
1812 .	7	»	»	1817 . . .	1	1	100,0
1813 . . .	4	1	25,0	1818 . . .	4	1	25,0
1814 . . .	1	»	»	1819 . . .	3	»	»
1815 . . .	»	»	»				

28 accouchées, 5 mortes, 17,8 pour 100,

ANNÉES.	NOMBRE DES ACCOUCH.	NOMBRE DES MORTES.	PROPORTION POUR 100.	ANNÉES.	NOMBRE DES ACCOUCH.	NOMBRE DES MORTES.	PROPORTION POUR 100
1820 . . .	3	2	66,0	1825 . . .	2	»	»
1821 . . .	1	»	»	1826 . . .	4	3	75,0
1822 . . .	2	2	100,0	1827 . . .	2	1	50,0
1823 . . .	7	3	42,0	1828 . . .	6	3	50,0
1824 . . .	2	1	50,0	1829 . . .	3	»	»

32 accouchées, 15 mortes, 46,8 pour 100.

ANNÉES.	NOMBRE DES ACCOUCH.	NOMBRE DES MORTES.	PROPORTION POUR 100.	ANNÉES.	NOMBRE DES ACCOUCH.	NOMBRE DES MORTES.	PROPORTION POUR 100
1830 .	4	»	»	1835 . . .	12	2	16,6
1831 . . .	3	»	»	1836 . . .	18	2	11,1
1832 . . .	4	1	25,0	1837 . . .	16	3	18,7
1833 . . .	13	3	25,0	1838 . . .	20	3	10,5
1834 . . .	17	1	5,8	1839 . . .	22	5	22,7

129 accouchées, 20 mortes, 15,5 pour 100.

ANNÉES.	NOMBRE DES ACCOUCH.	NOMBRE DES MORTES.	PROPORTION POUR 100.	ANNÉES.	NOMBRE DES ACCOUCH.	NOMBRE DES MORTES.	PROPORTION POUR 100.
1840	53	4	12,1	1845	118	6	5,0
1841	24	5	20,8	1846	81	4	4,9
1842	50	7	14,0	1847	154	5	5,7
1843	60	11	18,5	1848	112	5	4,4
1844	86	14	16,2	1849	90	4	4,4

788 accouchées, 65 mortes, 8,2 pour 100.

ANNÉES.	NOMBRE DES ACCOUCH.	NOMBRE DES MORTES.	PROPORTION POUR 100.	ANNÉES.	NOMBRE DES ACCOUCH.	NOMBRE DES MORTES.	PROPORTION POUR 100.
1850	82	5	5,6	1855	344	12	3,4
1851	55	5	5,4	1856	414	11	2,6
1852	86	7	8,1	1857	369	47	1,2
1853	115	9	7,8	1858	299	14	4,6
1854	288	14	4,8	1859	507	14	4,5

2359 accouchées, 154 mortes, 5,6 pour 100.

ANNÉES.	NOMBRE DES ACCOUCH.	NOMBRE DES MORTES.	PROPORTION POUR 100.	ANNÉES.	NOMBRE DES ACCOUCH.	NOMBRE DES MORTES.	PROPORTION POUR 100.
1860	298	2	0,6	1863	444	15	5,5
1861	545	57	1,0	1864	467	55	0,7
1862	314	21	0,6				

1868 accouchées, 110 mortes, 5,8 pour 100.

TOTAL : 5204 accouchements, 549 mortes, 6,7 pour 100. 1 morte sur 14,8 accouchées.

PARIS (Hôtel-Dieu). — 1802-1864.

ANNÉES.	NOMBRE DES ACCOUCH.	NOMBRE DES MORTES.	PROPORTION POUR 100.	ANNÉES.	NOMBRE DES ACCOUCH.	NOMBRE DES MORTES.	PROPORTION POUR 100.
1802 1803	206	12	5,8	1806	105	8	7,6
				1807	119	4	3,4
1804	60	3	5,0	1808	138	2	1,4
1805	107	5	2,8	1809	98	4	4,0

833 accouchées, 56 mortes, 4,3 pour 100.

ANNÉES.	NOMBRE DES ACCOUCH.	NOMBRE DES MORTES.	PROPORTION POUR 100.	ANNÉES.	NOMBRE DES ACCOUCH.	NOMBRE DES MORTES.	PROPORTION POUR 100.
1810	64	»	»	1815	56	1	1.7
1811	67	5	7,4	1816	64	2	5.1
1812	55	3	5,4	1817	74	6	8,1
1813	71	7	9,8	1818	66	1	1,5
1814	63	1	1,5	1819	78	8	1,0

658 accouchées, 54 mortes, 5,1 pour 100.

ANNÉES.	NOMBRE DES ACCOUCH.	NOMBRE DES MORTES.	PROPORTION POUR 100.	ANNÉES.	NOMBRE DES ACCOUCH.	NOMBRE DES MORTES.	PROPORTION POUR 100.
1820	112	2	1,7	1823	123	6	4,8
1821	126	5	3,9	1824	159	4	2,4
1822	134	4	2,9	1825	175	15	7,4

DES MATERNITÉS.

ANNÉES	NOMBRE DES ACCOUCH.	NOMBRE DES MORTES.	PROPORTION POUR 100.	ANNÉES.	NOMBRE DES ACCOUCH.	NOMBRE DES MORTES.	PROPORTION POUR 100.
1826 . . .	201	10	4,9	1828 . . .	261	10	5,8
1827 . . .	223	15	6,7	1829 . . .	245	12	4,9

1757 accouchées, 81 mortes, 4,6 pour 100.

ANNÉES	NOMBRE DES ACCOUCH.	NOMBRE DES MORTES.	PROPORTION POUR 100.	ANNÉES.	NOMBRE DES ACCOUCH.	NOMBRE DES MORTES.	PROPORTION POUR 100.
1850 . . .	179	2	1,1	1855 . . .	547	»	»
1851 . . .	287	2	0,6	1856 . . .	564	2	0,5
1852 . . .	154	1	0,6	1857 . . .	377	2	0,5
1853 . . .	217	2	0,9	1858 . . .	70	2	2,8
1854 . . .	318	3	0,9	1859 . . .	45	1	2,2

2358 accouchées, 17 mortes, 0,7 pour 100.

ANNÉES	NOMBRE DES ACCOUCH.	NOMBRE DES MORTES.	PROPORTION POUR 100.	ANNÉES.	NOMBRE DES ACCOUCH.	NOMBRE DES MORTES.	PROPORTION POUR 100.
1840 . . .	51	5	5,8	1845 . . .	598	15	5,7
1841 . . .	62	»	»	1846 . . .	340	17	5,0
1842 . . .	183	10	5,4	1847 . . .	345	7	2,1
1843 . . .	329	16	4,8	1848 . . .	478	9	1,9
1844 . . .	252	20	7,9	1849 . . .	575	9	1,5

3012 accouchées, 106 mortes, 5,5 pour 100.

ANNÉES	NOMBRE DES ACCOUCH.	NOMBRE DES MORTES.	PROPORTION POUR 100.	ANNÉES.	NOMBRE DES ACCOUCH.	NOMBRE DES MORTES.	PROPORTION POUR 100.
1850 . . .	794	28	5,5	1855 . . .	1218	16	1,5
1851 . . .	766	2	0,2	1856 . . .	1641	73	4,4
1852 . . .	1000	16	1,6	1857 . . .	1299	29	2,2
1853 . .	1208	39	5,2	1858 . . .	1225	64	5,2
1854 . . .	1459	26	1,1	1859 . . .	1156	32	2,7

11744 accouchées, 325 mortes, 2,7 pour 100.

ANNÉES	NOMBRE DES ACCOUCH.	NOMBRE DES MORTES.	PROPORTION POUR 100.	ANNÉES.	NOMBRE DES ACCOUCH.	NOMBRE DES MORTES.	PROPORTION POUR 100.
1860 . . .	958	60	0,6	1863 . . .	1007	27	2,6
1861 . . .	1063	63	5,0	1864 . . .	1049	50	4,7
1862 . . .	895	52	5,5				

4972 accouchées, 232 mortes, 4,6 pour 100.

Total : 25314 accouchées, 851 mortes, 5,2 pour 100, 1 morte sur 30,4 accouchées.

PARIS (Saint-Louis). — 1807-1864.

ANNÉES	NOMBRE DES ACCOUCH.	NOMBRE DES MORTES.	PROPORTION POUR 100.	ANNÉES.	NOMBRE DES ACCOUCH.	NOMBRE DES MORTES.	PROPORTION POUR 100.
1807 . . .	1	»	»	1809 . . .	1	»	»
1808 . . .	2	»	»				

4 accouchées, 0 mortes.

ANNÉES	NOMBRE DES ACCOUCH.	NOMBRE DES MORTES.	PROPORTION POUR 100.	ANNÉES.	NOMBRE DES ACCOUCH.	NOMBRE DES MORTES.	PROPORTION POUR 100.
1810 . . .	»	»	»	1812 . . .	20	»	»
1811 . . .	4	»	»	1813 . . .	19	»	»

ANNÉES.	NOMBRE DES ACCOUCH.	NOMBRE DES MORTES.	PROPORTION POUR 100.	ANNÉES.	NOMBRE DES ACCOUCH.	NOMBRE DES MORTES.	PROPORTION POUR 100.
1814 . . .	7	»	»	1817 . . .	7	»	»
1815 . . .	27	2	7,4	1818 . . .	5	»	»
1816 . . .	4	»	»	1819 . . .	55	»	»

128 accouchées, 2 mortes, 1,5 pour 100.

ANNÉES.	NOMBRE DES ACCOUCH.	NOMBRE DES MORTES.	PROPORTION POUR 100.	ANNÉES.	NOMBRE DES ACCOUCH.	NOMBRE DES MORTES.	PROPORTION POUR 100.
1820 . . .	49	5	6,1	1825 . . .	89	5	5,5
1821 . . .	89	5	5,5	1826 . . .	141	4	2,8
1822 . . .	121	5	2,4	1827 . . .	145	»	»
1823 . . .	140	2	1,4	1828 . . .	180	10	5,5
1824 . . .	180	12	6,6	1829 . . .	148	11	7,4

1282 accouchées, 51 mortes, 5,9 pour 100.

ANNÉES.	NOMBRE DES ACCOUCH.	NOMBRE DES MORTES.	PROPORTION POUR 100.	ANNÉES.	NOMBRE DES ACCOUCH.	NOMBRE DES MORTES.	PROPORTION POUR 100.
1830 . . .	561	13	5,6	1835 . . .	280	14	5,0
1831 . . .	407	15	5,6	1836 . . .	270	14	5,1
1832 . . .	414	30	7,2	1837 . . .	278	12	4,2
1833 . . .	555	44	12,4	1838 . . .	137	8	5,8
1834 . . .	221	19	8,5	1839 . . .	111	4	5,6

2852 accouchées, 175 mortes, 6,1 pour 100.

ANNÉES.	NOMBRE DES ACCOUCH.	NOMBRE DES MORTES.	PROPORTION POUR 100.	ANNÉES.	NOMBRE DES ACCOUCH.	NOMBRE DES MORTES.	PROPORTION POUR 100.
1840 . . .	175	8	4,6	1845 . . .	263	7	2,6
1841 . . .	127	11	8,6	1846 . . .	282	7	2,4
1842 . . .	170	8	4,7	1847 . .	343	9	2,6
1843 . . .	197	8	4,0	1848 . . .	482	9	1,8
1844 . . .	230	15	6,5	1849 . . .	469	20	4,2

2756 accouchées, 102 mortes, 3,7 pour 100.

ANNÉES.	NOMBRE DES ACCOUCH.	NOMBRE DES MORTES.	PROPORTION POUR 100.	ANNÉES.	NOMBRE DES ACCOUCH.	NOMBRE DES MORTES.	PROPORTION POUR 100.
1850 . . .	580	14	2,4	1855 . . .	770	13	1,6
1851 . . .	606	13	2,1	1856 . . .	834	15	1,7
1852 . . .	668	6	0,8	1857 . . .	871	18	2,0
1853 . . .	669	14	2,0	1858 . . .	722	63	8,7
1854 . . .	770	8	1,1	1859 . . .	754	36	4,7

7244 accouchées, 200 mortes, 2,7 pour 100.

ANNÉES.	NOMBRE DES ACCOUCH.	NOMBRE DES MORTES.	PROPORTION POUR 100.	ANNÉES.	NOMBRE DES ACCOUCH.	NOMBRE DES MORTES.	PROPORTION POUR 100.
1860 . . .	691	42	6,0	1863 . . .	871	28	5,2
1861 . . .	802	58	7,2	1864 . . .	754	61	8,0
1862 . . .	694	63	9,0				

3812 accouchées, 252 mortes, 6,6 pour 100.

TOTAL : 19,038 accouchées, 780 mortes, 4 pour 100, 1 morte sur 24,7 accouchées.

ANNÉES.	NOMBRE DES ACCOUCH.	NOMBRE DES MORTES.	PROPORTION POUR 100.	ANNÉES.	NOMBRE DES ACCOUCH.	NOMBRE DES MORTES.	PROPORTION POUR 100.

PARIS (Hôpital de la Charité). — 1859-1861.

| 1859 . . . | 197 | 11 | 5,5 | 1861 . . . | 255 | 49 | 19,3 |
| 1860 . . . | 198 | 24 | 12,1 | | | | |

648 accouchées, 84 mortes, 12,6 pour 100, 1 morte sur 7,7 accouchées.

LYON (Charité). — 1860-1863[1].

| 1860-1863 | 3325 | 91 | 1,7 | | 1 morte sur 36 accouchées. |

LYON (Hôtel-Dieu).

| 1860-1863 | 2016 | 33 | 1,6 | | 1 morte sur 61 accouchées. |

ROUEN (Hôpital général).

| 1860-1863 | 1275 | 9 | 0,7 | | 1 morte sur 141 accouchées. |

BORDEAUX (Maternité).

| 1860-1863 | 714 | 30 | . 4,2 | | 1 morte sur 23 accouchées. |

LILLE.

| 1860-1863 | 683 | 25 | 3,5 | | 1 morte sur 18 accouchées. |

REIMS.

| 1860-1863 | 646 | 15 | 2,3 | | 1 morte sur 43 accouchées. |

STRASBOURG.

| 1860-1863 | 556 | 78 | 14,0 | | 1 morte sur 7 accouchées. |

GRENOBLE.

| 1860-1863 | 554 | 20 | 3,6 | | 1 morte sur 27 accouchées. |

BORDEAUX (Saint-André).

| 1860-1863 | 547 | 36 | 6,5 | | 1 morte sur 15 accouchées. |

[1] Malgaigne. *Bulletin du Ministère de l'Intérieur*, 1864, n° 7.

ANNÉES.	NOMBRE DES ACCOUCH.	NOMBRE DES MORTES.	PROPORTION POUR 100.	ANNÉES.	NOMBRE DES ACCOUCH.	NOMBRE DES MORTES.	PROPORTION POUR 100.

SAINT-ÉTIENNE.

1860-1863 515 8 1,5 | 1 morte sur 64 accouchées.

TOULOUSE.

1860-1863 495 9 1,8 | 1 morte sur 54 accouchées.

BOURG.

1860-1863 461 » » |

TROYES.

1860-1863 460 2 0,4 | 1 morte sur 250 accouchées.

MARSEILLE.

1860-1863 444 16 3,6 | 1 morte sur 27 accouchées.

CHATEAUROUX.

1860-1863 425 20 4,7 | 1 morte sur 21 accouchées.

AMIENS.

1860 1863 596 5 1,2 | 1 morte sur 79 accouchées.

COLMAR.

1860-1863 596 26 6,5 | 1 morte sur 15 accouchées.

NANTES.

1860-1863 340 17 5,0 | 1 morte sur 20 accouchées.

NANCY.

1860-1863 320 9 2,8 | 1 morte sur 35 accouchées.

ORLÉANS.

1860-1863 301 3 0,9 | 1 morte sur 100 accouchées.

Total général à l'hôpital : 888,312 accouchées, 30,394 mortes.

Mortalité 3,4 pour 100, ou 1 décès sur 29,2 accouchements.

ACCOUCHEMENTS A DOMICILE

ÉDINBURGH [1].

ANNÉES.	NOMBRE DES ACCOUCH.	NOMBRE DES MORTES.	PROPORTION POUR 100.	ANNÉES.	NOMBRE DES ACCOUCH.	NOMBRE DES MORTES.	PROPORTION POUR 100.
1858 . . .	5186	28	0,5		1 morte sur 185 accouchées.		

LONDRES (Westminster general Dispensary) [2].

| 1818-1828 | 7717 | 17 | 0,2 | | 1 morte sur 455 accouchées. | | |

LONDRES (Westminster benevolent Institution) [3].

| 1822-1828 | 4761 | 8 | 0,1 | | 1 morte sur 595 accouchées. | | |

LONDRES (Royal Maternity Charity) [4].

| 1860-1864 | 17242 | 53 | | | 1 morte sur 525 accouchées. | | |

LONDRES (Ville) [4].

| 1860-1864 | 562623 | 2222 | | | 1 morte sur 253 accouchées. | | |

LONDRES (Saint-Thomas hospital) [4].

| 1858-1864 | 5512 | 9 | | | 1 morte sur 590 accouchées. | | |

LONDRES (Guy's Hospital) [5]

1853-1860	11928	56	0,3		1 morte sur 351 accouchées.		
1861 . . .	1505	4	0,2		1 morte sur 376 accouchées.		
1862 . . .	1702	3	0,1		1 morte sur 567 accouchées.		
1863 .	1576	11	0,6		1 morte sur 143 accouchées.		

PARIS (XIIe Arrondissement) [6].

| 1856 . . . | 5222 | 10 | 0,3 | | 1 morte sur 522 accouchées. | | |

PARIS (Bureaux de b'enfaisance) [7].

| 1861 . . . | 6212 | 32 | 0,5 | | 1 morte sur 194 accouchées. | | |
| 1862 . . . | 6422 | 59 | 0,6 | | 1 morte sur 164 accouchées. | | |

[1] Barnes. *Dublin Quart. .. of Med. Sc.*, 1859, t. XXVIII, p. 101.
[2] Granville. *Obstetrical Transact.* 1864, t. II, p. 185.
[3] Barnes. *Dublin Q. Jour. of Med. Sc.*, 1859, t. XXVIII, p. 101.
[4] Barnes. *The Lancet*, 11 novembre 1865.
[5] Guy's Hosp. *Statistical Reports.*
[6] Tarnier. *Recherches sur l'état puerpéral*, 1857.
[7] *Bulletin du Ministère de l'Intérieur*, n° 7.

ANNÉES.	NOMBRE DES ACCOUCH.	NOMBRE DES MORTES.	PROPORTION POUR 100.	ANNÉES.	NOMBRE DES ACCOUCH.	NOMBRE DES MORTES.	PROPORTION POUR 100.

PARIS (Ville)[1].

1861 . . .	44481	262	0,5	1 morte sur 169 accouchées.
1862 . . .	42796	226	0,5	1 morte sur 160 accouchées.

LEIPZIG (Polyclinique)[2].

1849-1859	1205	13	1,0	1 morte sur 92 accouchées.

BERLIN (Polyclinique)[3].

1864 . . .	500	7	1,4	1 morte sur 71,4 accouchées

MUNICH (Polyclinique)[4].

1859-1863	1911	16	0,8	1 morte sur 119 accouchées.

GREIFSWALD (Polyclinique)[5].

1858-1861	295	6	2,0	1 morte sur 49 accouchées.

STETTIN (Polyclinique)[6].

1843-1859	375	0	»

SAINT-PÉTERSBOURG (Ville)[7].

ANNÉES	ACCOUCH.	MORTES	POUR 100	ANNÉES	ACCOUCH.	MORTES	POUR 100
1845 . . .	12760	86	0,6	1853 . . .	14620	106	0,7
1846 . . .	12820	70	0,5	1854 . . .	14345	87	0,6
1847 . . .	13159	102	0,7	1855 . . .	13649	107	9,7
1848 . . .	12867	90	0,6	1856 . . .	14445	83	0,5
1849 . . .	15069	67	0,5	1857 . . .	15174	116	0,7
1850 . . .	13695	86	0,6	1858 . . .	14941	100	0,6
1851 . . .	14594	104	0,7	1859 . . .	15756	99	0,6
1852 . . .	13718	100	0,7				

209,612 accouchées, 1,403 mortes. 0,6 pour 100, 1 morte sur 149 accouchées.

TOTAL GÉNÉRAL A DOMICILE : 954,781 accouchées,
4,405 mortes, 0,4 pour 100. 1 morte sur 212 accouchées.

---

[1] *Bulletin du Ministère de l'intérieur.* n° 7.
[2] Credé. *Bericht.* 1860.
[3] *Berliner Klin. Wochensch,* 1865. p. 415.
[4] Hecker. *Klinik der Geburtskunde.*
[5] *Monatsschr. für Geburtskunde.* 1863, t. XXII p. 68.
[6] *Monatsschr. für Geburtskunde.* 1861, t. XXVIII, p. 166.
[7] Hugenberger. *Bericht aus dem Hebam.* — *Inst.* Saint-Pétersbourg. 1863

Ainsi, sur **888,312** femmes accouchées dans des Maternités ou dans des hôpitaux, **30,594** sont mortes.

Sur **934,781** accouchements opérés en ville, soit par des médecins appartenant à un service d'assistance publique ou privé et parmi la classe pauvre, soit dans la clientèle civile, **4,405** ont été suivis de mort.

La mortalité a été dans le premier cas de une femme sur **29** accouchées ; elle n'a été dans le second cas que de une sur **212**.

Cette différence si remarquable dans la mortalité après l'accouchement suivant qu'il s'est effectué en ville ou dans des établissements hospitaliers ne tient pas à des conditions particulières de race, de climat, d'agglomération ou de dissémination des populations : à Londres, à Paris, à Saint-Pétersbourg, à Dublin, à Vienne, à Leipzig, à Halle, à Munich, à Zurich, à Prague, à Dresde, à Moscou, dans les petites villes comme dans les capitales, au centre comme au nord de l'Europe, la mortalité a été partout à peu près la même, et cependant, comme je le dirai plus loin, la constitution intérieure, l'aménagement, l'hygiène des diverses Maternités ont présenté, comme la thérapeutique employée, des différences quelquefois notables.

L'évaluation statistique de la mortalité après l'accouchement, comparée en ville et dans les services hospitaliers, servant de base et de point de départ à la discussion dans laquelle je dois entrer, il me faut avant tout fixer la valeur des statistiques que je produis.

Je dois faire observer tout d'abord que la distinction n'a presque jamais été faite entre les décès pour cause purement puerpérale et ceux amenés par des maladies intercurrentes, comme pneumonie, pleurésie, fièvres éruptives, etc., en rapport plus ou moins éloigné avec la puerpéralité.

Ce *desideratum* peut seulement être comblé pour quelques établissements.

Le tableau suivant montre quel a été, pour **1862**, dans les divers hôpitaux de Paris et dans les services spéciaux d'accouchement, le chiffre des décès pour cause puerpérale et ceux amenés par des maladies plus ou moins étrangères à la puerpéralité. En acceptant, comme parfaitement établi dans tous les cas, le diagnostic *ante* ou *post mortem*, nous voyons que la fièvre puerpérale a été, et de beaucoup, la cause la plus fréquente de mort.

MALADIES AYANT AMENÉ LA MORT.	NOM DES HOPITAUX ET NOMBRE DES ACCOUCHEMENTS									
	Hôtel-Dieu 975	Pitié 462	Charité 270	St-Antoine 311	Necker 190	Beaujou 257	Laribois'' 816	St-Louis 704	Clinique 769	Maternité 2204
Fièvre typhoïde...	1	»	»	»	»	»	»	»	»	3
Variole.	»	»	1	»	»	»	»	»	»	2
Rougeole.	1	»	»	»	»	»	»	»	»	»
Scarlatine.	»	»	»	»	1	»	»	»	»	»
Éclampsie.	»	1	»	4	1	1	3	»	1	1
Méningite.	»	»	»	»	»	»	1	»	»	2
Hémoptysie.	1	»	»	»	»	»	»	»	»	»
Pneumonie.	»	1	»	»	»	»	»	»	»	3
Pleurésie.	»	»	»	»	»	»	2	»	»	»
Phthisie.	1	1	2	1	»	2	2	»	»	3
Dilatation du cœur.	1	»	»	»	1	»	»	»	»	2
Phlegmatie *alba dolens*.	»	»	»	»	»	»	»	»	»	1
Asphyxie.	»	»	»	»	»	»	»	»	»	»
Entérite et diarrhée.	»	»	»	1	»	1	»	»	»	»
Ictère.	»	1	»	»	»	»	»	»	»	»
Métrorrhagie.	3	»	2	»	»	1	»	»	5	1
Cancer de l'utérus.	»	»	1	»	»	»	»	»	»	1
Ovarite.	»	»	»	»	»	»	»	2	»	1
Anémie.	»	»	»	»	»	»	»	3	»	»
Rupture de l'utérus.	»	»	»	»	»	»	»	»	»	1
Érysipèle.	»	1	1	»	»	»	»	»	4	1
Albuminurie.	»	»	»	»	1	»	1	»	»	»
Anthrax et abcès.	»	»	»	»	»	»	1	1	»	2
TOTAL.	8	5	7	6	4	5	10	6	10	24
Décès par affections puerpérales.	56	21	17	19	10	10	29	56	62	141
TOTAL GÉNÉRAL.	44	21	24	25	14	15	39	62	72	165

Si nous faisons le relevé de la proportion (par 100 malades) des décès par *causes générales*, nous voyons les chiffres osciller entre 0,8 et 2,1 pour cent; chaque établissement perdant, relativement au nombre de ses pensionnaires, à peu près le même chiffre de femmes atteintes d'affections étrangères à la puerpéralité. La différence est beaucoup plus considérable si nous comparons, au contraire, la proportion des décès par *causes puerpérales* survenus dans les divers établissements, puisque cette oscillation va de 3,5 à 8 pour 100.

HÔPITAUX.	MORTALITÉ GÉNÉRALE.	MORTALITÉ PAR AFFECT. PUERP.	MORTALITÉ TOTALE.
Hôtel-Dieu. .	0,8	3,7	4,5
Pitié.	1,0	4,5	5,6
Charité.	2,5	6,2	8,8
Saint-Antoine.	1,9	6,1	8.3
Necker	2,1	5,2	7,3
Beaujon.	1,9	3,8	5,8
Lariboisière.	1,2	3,5	4,7
Saint-Louis..	0,8	7,9	8,8
Clinique.	1,5	8,0	9,5
Maternité.	1,0	6,3	7,9

Cette différence pour ce qui concerne la mortalité par affections puerpérales et non puerpérales dans un même établissement, serait bien plus considérable encore, si la fièvre puerpérale avait pendant cette année 1862 et pendant plusieurs mois régné dans un de ces hôpitaux et élevé, comme cela n'est que trop fréquent, le chiffre de la mortalité à 15, 20, 26 et même 32 pour 100 du nombre des accouchées. L'on verrait alors un large écart se montrer entre la mortalité totale de ce service d'accouchement et celle des autres services, écart qui aurait sa cause dans l'augmentation de la mortalité spéciale, par fièvre puerpérale, dans l'établissement momentanément frappé.

C'est ce que montre le tableau suivant que j'emprunte au compte rendu de la Maternité de Vienne pour 1862. Dans ce tableau M. Spaeth a réuni à part les chiffres de la mortalité de son service, pendant une épidémie de fièvre puerpérale en octobre, novembre, décembre 1861 et janvier 1862 ; il est facile de voir quel écart il existe entre les chiffres des décès pour affections puerpérales et pour maladies non puerpérales.

| MOIS | NOMBRE TOTAL DES ACCOUCHÉES. | NOMBRE TOTAL DES ACCOUCHÉES MALADES | MALADIES PUERPÉRALES | | | | MALADIES NON PUERPÉRALES | | | | | | | | | | | |
| | | | GUÉRIES | | MORTES | | TRANSFÉRÉES ET NON MORTES | | | | | | | MORTES APRÈS TRANSFÉR. | | MORTES DANS LA MATERNITÉ | | |
			DANS LA MATERNITÉ.	TRANSFÉRÉES	DANS LA MATERNITÉ.	TRANSFÉRÉES.	SYPHILIS.	URTICAIRE.	VARIOLE.	EMBARRAS GASTRIQUE.	COXALGIE.	GOITRE.	MASTITIS.	SCARLATINE.	VARIOLE.	ÉRYSIPÈLE.	RUPTURE DE L'UTÉRUS.	ÉCLAMPSIE.
Octobre 1861	310	52	5	2	37	1	5	»	»	»	»	»	»	1	»	1	»	»
Novembre. .	278	84	12	8	28	26	5	»	1	1	»	»	1	»	1	»	1	»
Décembre. .	277	69	18	6	25	12	1	1	3	1	1	1	»	»	»	»	»	»
Janv. 1862. .	243	34	9	2	19	»	»	»	»	»	»	»	»	»	»	»	»	1
1er et 2 févr..	19	»	»	»	»	»	»	»	»	»	»	»	»	»	»	»	»	»
	1127	236	44	18	109	39	11	1	4	2	1	1	1	1	1	1	1	1
			62		148		21							5				
			210				26											
							236											

Ainsi, pendant la durée de l'épidémie, le nombre des décès par causes générales ne fut que de 5 en y comprenant même un cas de rupture spontanée de l'utérus, tandis que le nombre des décès par cause puerpérale atteignit le chiffre de 148.

La mortalité par affections intercurrentes, variole, pneumonie, fièvre typhoïde, hépatite, etc., survenant pendant la période puerpérale est peu variable suivant les années, les mois et aussi suivant les établissements d'une même ville et l'on pourrait même ajouter suivant les pays ; *elle entre dans la mortalité générale des accouchées comme un élément numérique à peu près invariable;* si donc on voit le chiffre total des décès monter momentanément très-haut pendant un ou plusieurs mois et présenter des variations très-notables, on peut affirmer sans s'exposer à commettre une erreur que cette différence notable et accidentelle, tient à l'augmentation du chiffre des décès par cause puerpérale, ou plutôt par fièvre puerpérale; car les autres accidents puerpéraux : rupture de l'u-térus, hémorrhagies pendant ou après l'accouchement, éclampsie, etc., se montrent comme les affections étrangères à la puerpéralité dans une proportion assez constante.

Du reste, cette cause d'erreur qui serait de quelque importance s'il s'agissait de chiffres peu élevés, perd la plus grande partie de sa valeur et peut même être négligée lorsqu'il s'agit de chiffres aussi considérables que ceux que j'ai pu rassembler, et lorsqu'on demande à la statistique, non une précision mathématique, fort inutile en pareille matière ; mais une base d'appréciation.

Nous avons, en effet, à constater la mortalité après l'accouchement non d'une manière absolue, mais d'une manière relative; nous avons à comparer la mortalité des divers établissements avec les résultats obtenus en ville. Ce qu'il importe, c'est de donner une base identique à la statistique, et je veux seulement montrer qu'on peut prendre pour base d'une juste appréciation, la mortalité gé-nérale après l'accouchement : que la mort soit le fait même de la puerpéralité, ou qu'elle résulte d'une maladie accidentelle survenue comme complication.

Je dirai même plus, c'est qu'il est préférable de prendre pour point de départ la mortalité générale. Si l'on procède autrement, on n'a, pour établir la distinction entre les causes de la mort, que le dia-gnostic du médecin : ce que l'un appellera fièvre puerpérale sera considéré par un autre comme péritonite simple, comme métrite simple, comme fièvre typhoïde même, et tel décès qui, pour l'un, figurera dans la statistique des fièvres puerpérales, en sera retranché par l'autre. A qui apprendrai-je les illusions trop fréquentes des médecins qui présentent leurs propres statistiques pour montrer

l'efficacité d'un nouveau mode de traitement dont ils sont les auteurs? celles des chirurgiens qui n'auraient que des succès.....
sans les maladies intercurrentes qui emportent leurs malades? La mortalité totale ne peut être modifiée; elle est ce qu'elle est en dehors de toute interprétation, et, comme la mortalité par causes générales est à peu près invariable sur *un grand nombre* d'accouchements, il ne nous reste guère qu'un élément variable : la mortalité par causes spéciales, celle dont nous avons à apprécier l'étendue et à rechercher les causes.

Une autre cause d'erreur, plus importante et réelle, consisterait dans l'omission d'un nombre plus ou moins considérable de cas mortels. Beaucoup de maternités ne forment qu'une section d'un hôpital général, et souvent alors les femmes atteintes de fièvre puerpérale ou d'affections intercurrentes sont transférées dans un service distinct des salles d'accouchement, et la statistique des accouchées se trouve améliorée de toute l'aggravation qui se porte alors sur celle des salles de médecine.

A Vienne, par exemple, les deux Maternités affectées l'une aux élèves en médecine, l'autre aux élèves sages-femmes, renferment chacune une infirmerie de 18 lits; mais, parfois, soit parce que le nombre des accouchées malades est trop considérable, soit à cause de la nature de leur affection, on envoie un certain nombre de ces malades dans le service de gynécologie ou dans celui de la clinique médicale. Il en résulte, on le comprend facilement, une diminution dans le chiffre de la mortalité des salles d'accouchement; diminution qui se fait surtout sentir lorsque la fièvre puerpérale atteint à la fois un grand nombre de malades, et qui abaisse le chiffre proportionnel des décès au moment même où il tend à être le plus élevé. Ajoutons, de plus, que ce transfert n'est ni constant, ni égal pour les deux cliniques; car, en 1861, la première (celle des élèves en médecine) a envoyé à l'*Allgemein Krankenhaus* 62 femmes atteintes de maladies puerpérales, tandis que la deuxième (celle des élèves sages-femmes) n'en envoya que 49. En 1862, la première en transféra 20, tandis que la seconde n'en transférait aucune.

La mortalité dans les services d'accouchement, à Vienne, est donc *un peu plus élevée encore* qu'elle ne le paraîtrait d'après le tableau que j'ai produit plus haut.

A Prague, la même chose se produit. Un certain nombre de malades sont parfois transférées dans l'hôpital général, peu distant de la Maternité. Cependant ce transfert ne paraît pas ordinaire ou habituel, car, à l'époque où accompagné de mon ami, M. Liouville, j'ai visité cet établissement (juin 1864), j'ai trouvé, dans les salles et au milieu des autres accouchées, un nombre assez considérable de femmes atteintes de fièvre puerpérale grave.

A Munich, la Maternité est peu distante de l'hôpital, et l'on y transporte également un certain nombre d'accouchées malades. Le tableau suivant permettra d'apprécier dans quelle proportion a lieu ce transfert; il comprend la statistique de cet établissement du 1er octobre 1858 au 30 septembre 1859 [1].

Accouchées.			1333	
Mortes après l'accouchement..				2
Malades..	Soignées dans la maison.	62	Guéries. . . 57	
			Mortes.	5
	Transférées à l'hôpital.	14	Guéries.. . . 6	
			Mortes.	8
				15

Si nous ne consultons que la statistique de la Maternité seule, nous trouvons sur 1333 accouchées un chiffre de 7 décès donnant, par conséquent, une mortalité de 0,5 pour 100 ; mais la mortalité monte à 1 pour 100, si nous ajoutons les 8 décès de femmes transférées à l'hôpital.

Ici je pouvais, sachant le sort ultérieur des malades transférées, rectifier la statistique et la faire figurer dans mes calculs ; mais je n'ai pas fait figurer celles où cette indication n'était pas donnée, car

---

[1] *Monatsschrift für Geburtskunde,* 1860, t. XV, p. 397.

je ne pouvais faire entrer, dans mon évaluation générale, des statistiques que la mortalité des malades transférées modifie quelquefois beaucoup.

Ainsi, pour Cologne[1], la statistique de la mortalité de la Maternité, laquelle ne figure pas dans le relevé que j'ai donné plus haut, nous fournit le tableau suivant:

	ACCOUCHÉES.	MORTES.	TRANSFÉRÉES À L'HÔPITAL.
1856	234	3	9
1857	232	2	9
1858	245	4	5
1859	271	7	8
	982	16	29

Or, en négligeant le chiffre des malades transférées, nous avons une mortalité de 1 sur 61, tandis qu'en comptant comme mortes la moitié seulement des malades envoyées à l'hôpital, nous trouvons la proportion de 1 sur 32.

Cependant lorsque le transfert est exceptionnel, qu'il est minime eu égard au nombre total des malades et des accouchées, j'ai utilisé la statistique général (Vienne, Prague). J'ai à démontrer que la mortalité est plus grande à l'hôpital qu'en ville, et on ne saurait me faire un reproché d'affaiblir mes arguments en affaiblissant le chiffre, trop élevé déjà, de la mortalité dans les Maternités et les hôpitaux. Cette cause d'erreur est loin, du reste, d'être générale, la plupart des établissements étrangers, comme cela a lieu à Paris pour la Maternité et la Clinique, donnent intégralement et sans déduction le chiffre de leur mortalité.

Les mêmes causes d'erreur, tenant au transfert dans les hôpitaux des accouchées devenues malades, semblent devoir exister encore lorsqu'il s'agit d'accouchements faits à domicile, mais dépen-

---

[1] *Monatsschrift für Geburtsk.*, 1860, t. XVI, p. 294.

dant d'un service public ou privé et rattaché plus ou moins directement à des services hospitaliers, comme les Polycliniques allemandes, nos bureaux de bienfaisance, les institutions charitables de Guy's Hospital, Maternity Charity. Il n'en est rien cependant, et si quelques décès survenant assez longtemps après un accouchement, mais pouvant être rapportés à la puerpéralité ne figurent pas dans les statistiques des Maternités à domicile, on peut affirmer que ces cas sont absolument exceptionnels et ne changent rien à la signification scientifique des chiffres produits.

Sur ce point, cependant, les objections *a priori* n'ont guère manqué. Lors de la discussion soulevée, au sein de l'Académie, en 1862, par la communication de ma « Note sur l'hygiène hospitalière en France et en Angleterre, » un membre de cette honorable compagnie n'hésitait pas à déclarer impossible une statistique donnant pour les accouchées à domicile une mortalité de une femme sur 331 et ne craignait pas de mettre en suspicion la bonne foi de nos collègues d'Angleterre.

Une lettre que m'adressa à cette époque M. le docteur Steele, directeur de Guy's Hospital, et que je publiai dans la *Gazette hebdomadaire* (1862, p. 195), nous donne des détails sur la manière dont est dressée la statistique du service d'accouchements à domicile, annexé à cet hôpital. Je crois utile d'en reproduire quelques passages :

« ..... L'analyse numérique des maladies traitées à l'hôpital de
« Guy est faite chaque année par moi-même et publiée à part sous
« la sanction de l'administration. Les tableaux sont dressés d'après
« les registres officiels de l'hôpital..... *Ces registres sont des do-*
« *cuments judiciaires et sont de temps en temps produits devant*
« *les tribunaux pour témoigner de la mort ou des causes de la*
« *mort des malades décédés dans les années précédentes.*

« Les registres consacrés à la section d'accouchement, sont,
« sous certains rapports, plus complets que les autres. Les sta-
« tistiques d'accouchement sont recueillies par deux élèves in-

« ternes et un résumé des observations est dressé chaque mois en
« double.

« L'un des exemplaires m'est destiné, l'autre est donné au
« médecin en chef du service d'accouchement. Si quelque erreur
« se glissait dans ce relevé mensuel, elle serait immédiatement dé-
« couverte et redressée... »

Dans un nouveau voyage fait récemment à Londres. (octobre)
j'ai appris de M. le docteur Braxton Hicks, médecin en chef de
ce service d'accouchement de Guy's Hospital, que le décès des
femmes accouchées en ville, mais ultérieurement transférées pour
cause de maladie et mortes à l'hôpital, était reporté à la statistique
du service d'accouchement, et qu'il en était de même pour les femmes non transférées et décédées chez elles après un temps plus ou
moins long, d'une maladie développée pendant la période puerpérale.

Il faut bien le dire, en Angleterre même, lorsque M. Barnes
montra la différence qui existait dans la mortalité des femmes accouchées à domicile et celle des femmes accouchées à l'hôpital,
cette différence parut si extraordinaire qu'on éleva des doutes sur
l'exactitude de quelques statistiques. M. Barnes[1], en 1859, a
cru devoir réfuter cette objection, et je ne puis mieux faire que de
reproduire ce passage de son travail.

« On m'excusera de dire qu'on m'a exprimé souvent des doutes
« sur la question de savoir, si les registres de la Maternité Royale
« étaient tenus avec assez de soin pour mériter toute croyance.
« Je crois que le système suivi est bien calculé pour assurer toute
« sincérité. Chaque mois, chaque sage-femme présente au secré-
« taire son registre d'observations. Le registre contient le nom,
« l'indication du domicile de l'accouchée, la date de l'accouche-
« ment, la nature de la présentation, le sort de la mère et de
« l'enfant, etc; on y mentionne de plus les cas où l'assistance
« d'un médecin a été nécessaire.

---

[1] *Dublin Quarterly Journal of Med. Sciences.* 1859, t. XXVIII, p. 105.

« La sage-femme doit visiter sa malade trois fois au moins après
« l'accouchement et indiquer sur son registre les dates de ces
« visites. Dans ma division (celle dont j'ai reproduit la statistique)
« les rapports des sage-femmes sont contrôlés par les notes de
« mon propre registre et par les rapports qui me sont faits par
« mes assistants. On doit de plus ne pas oublier que toute sage-
« femme, négligeant de demander dans un cas sérieux l'assistance
« d'un médecin, court le risque à peu près certain d'une enquête
« du coroner et que le système d'enregistrement des observations
« ne peut laisser passer inaperçu aucun cas de mort pour cause
« puerpérale. Aucune erreur sérieuse ne saurait exister dans la
« statistique que je produis et je dois mentionner que le *Royal*
« *Maternity Charity* ne donne ses soins qu'aux femmes mariées [1].

---

[1] Ce ne fut pas sans une certaine surprise, que je lus il y a quelques jours dans *the Lancet* (11 novembre 1865) un article de M. Robert Barnes, dans lequel l'auteur s'efforçait par toutes sortes d'arguments d'amoindrir la portée des résultats obtenus par l'institution dont il est un des médecins en chef.

M. Barnes compare, en effet, les résultats statistiques des accouchements, dans la ville de Londres, dans les services à domicile de Royal Maternity Charity (où les accouchements sont faits par des sages-femmes) et dans ceux de Guy's et de Saint-Thomas's Hospitals (où ils sont pratiqués par des élèves et des médecins). M. Barnes cherche à démontrer que la mortalité consécutive aux accouchements est moins élevée en ville qu'elle ne paraît l'être; que celle de Guy's et de Saint-Thomas l'est peu malgré la gravité des cas qui y sont traités et que Royal Marternity Charity doit sa mortalité peu élevée à un concours de circonstances heureuses et exceptionnelles.

Voici quels sont les principaux arguments de M. Barnes.

La statistique officielle des accouchements dans la ville de Londres n'est pas absolument exacte, car : 1° un certain nombre de naissances d'enfants viables ne sont pas enregistrées et 2° les naissances d'enfants mort-nés ne sont pas enregistrées du tout.

Le déficit total serait d'environ 10 pour 100 du nombre total des naissances.

Les décès, au contraire, sont tous enregistrés; mais la cause de la mort n'est pas toujours exactement indiquée par le médecin traitant, et des femmes mortes en couches, avec une maladie du cœur, par exemple, mentionnée sur la déclaration de décès (que fait suivant l'acte du parlement chaque médecin traitant), peuvent figurer sur le relevé du *Registrar-General* à la colonne des maladies du cœur et non à celle des décès après l'accouchement.

Le déficit sur les déclarations de naissances allant, suivant M. Barnes, à 10 pour 100, et le déficit sur les décès par suite d'erreurs n'atteignant pas ce chiffre, il en résulterait que la statistique de la ville serait de 6 à 8 pour 100 plus favorable qu'elle ne paraît résulter des chiffres officiels, surtout si on en retranche la mortalité des quatre Maternités, laquelle est d'environ 1 femme sur 28, tandis que celle de la ville ne serait alors que de 1 sur 253.

Quant aux services dépendant de Guy's et de Saint-Thomas, M. Barnes cherche à montrer qu'ils obtiennent d'excellents résultats quoiqu'ils aient dans leur clientèle un grand nombre de cas diffi-

En Russie, où nous trouvons les belles statistiques du docteur Hugenberger, alors médecin en chef de l'Institut de la Grande-

---

ciles : The schools, too, dit-il, select ; but, one object being instruction, and teachers and students being zealous, they lose no opportunity of choosing the most difficult cases : indeed, it is a fact, that the physicians of the Charity, who are also hospital teachers, will take a woman who has undergone a dangerous labours, asa Charity patient to their hospital maternities in subsequent labours, in order that the case may be more skilfully watched.

Les arguments sont tout différents pour ce qui concerne R. Maternity :

1° L'institution ne recevant que des femmes mariées, la proportion de primipares est moins considérable qu'en ville ; les filles-mères étant le plus souvent primipares.

2° Les primipares sont plus sujettes aux accidents que les multipares.

3° Les femmes qui prévoient des couches difficiles, s'adressent *ab initio* à des médecins.

4° Les femmes accouchées par l'institution vont souvent dans les hôpitaux quand elles deviennent malades et que la durée de leur maladie se prolonge.

5° Les femmes pauvres ayant des accouchements difficiles s'adressent plutôt aux *Poor-law surgeons*, aux Workhouses et aux hôpitaux écoles, qu'à R. Maternity Charity.

6° Les femmes pauvres, habituées au travail, ont en général des couches meilleures que les femmes élevées au milieu du luxe et du comfort.

Pour M. Barnes la statistique rectifiée pour Londres donnerait avec celle des institutions charitables les résultats suivants :

	ACCOUCHÉES	M. RTES	
1860–1864. Ville de Londres.	562,623	2,222	1 décès sur 253
1860–1864. Les quatre Maternités. . . .	4,000	142	1 — 28
1858–1864. Saint-Thomas (à domicile). .	3,512	9	1 — 390
1854–1863. Guy's (à domicile).	14,871	44	1 — 337
1860–1864. R. Maternity Charity.. . . .	17,252	53	1 — 325

L'argumentation de M. Barnes, tout en diminuant la valeur des résultats obtenus par l'institution qu'il dirige, vient encore confirmer notre démonstration ; car les résultats, pour la ville de Londres, sont encore plus favorables que ne les donne la statistique officielle ; Guy's et Saint-Thomas ont une mortalité très-minime de 0,2 pour 100 malgré les cas difficiles qui se montrent dans leur clientèle ; augmentée autant que possible, la mortalité de Royal Maternity Charity n'arrive qu'à 0,3 pour 100, tandis que celle des hôpitaux et Maternités où les femmes vont faire leurs couches a été de 3 pour 100.

Je ne cacherai pas toutefois que j'ai lu avec quelques regrets le travail de M. Barnes et les articles qui se publient depuis quelque temps en Angleterre sur le même sujet. De ce que l'association qui cherche à organiser le *Female Medical College* a tort de représenter les femmes en couches comme plus en sûreté avec une sage-femme qu'avec un accoucheur ; si elle semble oublier sur ce point non-seulement la vérité des faits, mais encore la justice qui est due au *savoir*, à l'habileté et aussi à l'honorabilité indiscutable du corps médical ; il n'en est pas moins vrai, qu'elle rend un service réel en contribuant à créer des sages-femmes instruites dans leur art spécial. D'un autre côté il serait regrettable de voir le corps médical de Londres se laisser entraîner à une opposition systématique qui pourrait être soupçonnée de prendre sa source moins dans un amour désintéressé de la science et de la sécurité des malades que dans un intérêt plus particulièrement professionnel.

Duchesse Hélène, la rigueur d'observation n'est pas moins grande. La loi oblige à prendre l'observation de chaque malade et la feuille sur laquelle l'histoire de sa maladie est écrite en latin est accrochée au chevet de son lit. J'ai pu vérifier mainte fois moi-même avec quelle exactitude cette prescription est observée.

En Allemagne, l'habitude excellente de prendre l'observation de chaque malade est aussi une garantie contre l'erreur. Dans la polyclinique de Leipzig, chaque élève chargé de faire un accouchement en ville, doit remettre le lendemain au médecin en chef une première observation de sa malade avec le nom de la sage-femme et celui des élèves présents à l'accouchement.

A Halle, comme à Leipzig, comme à Berlin, les élèves doivent remplir un tableau dont je crois utile de donner le spécimen (tableau n° 1).

L'observation est continuée dans les jours qui suivent l'accouchement et les faits constatés par l'élève *pratiquant* sont consignés sur des feuilles analogues à celle dont j'emprunte le modèle à la clinique de Berlin (tableau n° 2).

Cependant nous ne devons pas nous dissimuler que, malgré toutes ces précautions et cette rigueur d'observation que nous avons lieu d'envier pour notre pays et que nous ferions bien d'imiter, des erreurs doivent nécessairement être commises. Telle malade accouchée en ville et entrant à l'hôpital pour y mourir, peut être oubliée dans la statistique des pertes subies par la polyclinique; telle autre, atteinte d'une arthrite puerpérale, d'une affection intercurrente quelconque, peut mourir à son domicile, après quelques semaines seulement; mais il a pu se faire que la malade soit passée de la polyclinique obstétricale dans la polyclinique médicale et que son décès soit reporté à la statistique de la seconde division, diminuant ainsi la mortalité qui appartient à la division d'accouchement.

POLYCLINIQUE (Halle)

Semestre 186   N° du Journal

ACCOUCHEMENT FAIT PAR L'ÉLÈVE

NOM, PROFESSION ET DOMICILE DE L'ACCOUCHÉE.	AGE.	COMBIEN D'ACCOUCHEM^ts ANTÉRIEURS.	ÉPOQUES DES PRÉCÉDENTS ACCOUCHEMENTS OU AVORTEMENTS. PRÉSENTATION ET POSITION.	NOMS DE L'ACCOUCH^r ET DE LA SAGE-FEMME.

JOUR ET HEURE DE L'ACCOUCHEM^t	PRÉSENTATION	ÉTAT PHYSIQUE ET MODIFICATIONS DU COL — DOULEURS	MARCHE ET DURÉE DE L'ACCOUCHEMENT
			Commencement des douleurs. . . . . . Rupture de la poche des eaux. . . . . . Complet effacement du col. . . . . . .

NOMBRE, — SEXE ET ÉTAT DE L'ENFANT. DÉLIVRANCE	MANŒUVRES OBSTÉTRICALES ET PRESCRIPTIONS MÉDICALES	MARCHE ET TERMINAISON DE L'ACCOUCHEMENT

CLINIQUE (Berlin).

NOM DE L'ÉLÈVE PRATIQUANT____

Rapport sur l'accouchement et la période puerpérale

—

Nom, état-civil et âge de la mère_______________________________________

Jour de l'entrée dans la Maternité_____________Jour et heure de l'accouchement___________

Durée de l'accouchement. — 1re période__________2e période__________3e période__________

État du bassin____

État du col____

Heure de la rupture de la poche des eaux___________du complet effacement du col__________

Présentation et sexe de l'enfant_______________________________________

Nombre des battements du cœur de l'enfant par minute___________________________

État du délivre____

Manœuvres obstétricales ____

Période puerpérale

	1er JOUR	2e JOUR	3e JOUR	4e JOUR	5e JOUR	6e JOUR	7e JOUR	8e JOUR	9e JOUR	10e JOUR
Sommeil.										
Pouls.										
État de la peau.										
Urines.										
Garde-robes.										
Lochies.										
État du périné.										
Sensibilité du corps.										
État des parties génitales.. . .										
État des seins et du mamelon. .										
Organes respiratoires.										
Sensorium..										
Organes locomoteurs.										
Prescriptions..										

Nouveau-né — Poids et taille

	1er JOUR	2e JOUR	3e JOUR	4e JOUR	5e JOUR	6e JOUR	7e JOUR	8e JOUR	9e JOUR	10e JOUR
Coloration jaune de la peau. . .										
Chute du cordon										
Mode d'alimentation.										
Maladies..										
Prescriptions.										

En ville, dans la pratique privée comme dans le service d'assistance à domicile, les difficultés d'une bonne statistique ne sont pas moins grandes qu'à l'hôpital et les mêmes causes d'erreur existent. Pour Paris, par exemple, M. Husson a montré que dans les bureaux de bienfaisance on ne tient compte que de la mortalité constatée pendant les neuf premiers jours à dater de l'accouchement, c'est-à-dire pendant la période des soins de la sage-femme. Mais après avoir fait reprendre toutes ces statistiques pour 1861 et 1862 et supprimant cette cause d'erreur, M. Husson directeur général de nos hôpitaux, est arrivé au chiffre de 1 décès sur 160 accouchements environ, chiffre *un peu plus favorable* que celui donné pour Saint-Pétersbourg (1 sur 149), beaucoup moins favorable que ceux fournis par la statistique des services à domicile à Londres (1 sur 367). Aussi, je crois ne pas m'éloigner de la vérité en évaluant en moyenne la mortalité après l'accouchement pour les femmes soignées à domicile à 1 décès sur 150 accouchées.

Pour les hôpitaux et les Maternités, je suis certainement au-dessous de la réalité en n'évaluant la mortalité qu'à 1 décès sur 52 accouchements, car, pour beaucoup d'établissements qui figurent dans ma statistique, le transfert des accouchées malades dans les salles de médecine ou dans l'hôpital général a diminué, pour les salles de la Maternité, le chiffre réel de la mortalité après l'accouchement. Nous nous trouvons donc en présence de ces chiffres :

	ACCOUCHEMENTS.	DÉCÈS.
A domicile. . . .	934,781	4405 ou 1 décès sur 212 accouchements.
A l'hôpital. . . .	888,512	30394 1 » 52 »

et je crois pouvoir dire : *la mortalité des femmes accouchées dans les cliniques, les hôpitaux et les Maternités est hors de toute proportion, avec ce qu'elle est en ville.*

II

CAUSES

ᴅᴇ

LA MORTALITÉ DANS LES MATERNITÉS

—

Après avoir constaté cette différence dans la mortalité en ville et à l'hôpital, nous devons en rechercher les causes.

L'*influence de l'hôpital* pourrait être invoquée d'une manière générale, et cette influence se ferait sentir pour l'accouchement comme pour les opérations chirurgicales ; mais, même sur ce point, les appréciations les plus diverses existent. Pour les uns, les conditions fâcheuses que crée la réunion d'un grand nombre de malades dans un même lieu suffiraient à expliquer la mortalité qui y règne ; pour d'autres, les conditions défavorables inhérentes au séjour à l'hôpital seraient compensées par des conditions de bien-être que le malade ne trouve pas toujours dans sa demeure.

« En laissant de côté, dit Malgaigne[1], les influences épidémiques, il y a une opinion assez généralement répandue, savoir, que, pour la plupart des maladies, le traitement à l'hôpital n'est pas aussi favorable que le traitement à domicile. Mais, d'une façon non moins générale, en considérant que les malades qui vont à l'hôpital ne trouve-

---

[1] Rapport sur la mortalité des femmes en couches (*Bulletin du Ministère de l'intérieur*, nº 7. 1864).

raient pas chez eux les mêmes commodités, les mêmes soins, le même
bien-être, on pense que leur admission à l'hôpital est pour eux un
véritable bienfait, et l'on tient surtout et justement en ligne de
compte l'avantage d'être traité par les premières célébrités médicales. »

Sans doute, s'il n'existait pas d'influences nosocomiales meurtrières, les malheureuses qui sont venues accoucher dans nos Maternités ou dans nos hôpitaux seraient moins exposées à la mort qu'en
faisant leurs couches chez elles, dans leurs misérables mansardes
ou sur leurs grabats humides ; mais, en raison même des dangers
spéciaux que présente l'hôpital, ces malheureuses mal vêtues, mal
logées, souvent privées d'air, de feu et de lumière, accouchent-elles
avec plus de sécurité dans leurs pauvres demeures que dans les
hôpitaux? Je réponds par l'affirmative et j'espère démontrer la
légitimité de cette affirmation. A l'influence générale fâcheuse de
l'hôpital, se joint, en cas d'accouchement, une influence spéciale
plus fâcheuse encore et dont je démontrerai plus loin l'importance ;
car, pour les opérations chirurgicales, la médecine et la chirurgie
générales, on ne trouve pas une différence, à beaucoup près, aussi
considérable dans les résultats obtenus à l'hôpital et à la ville.

Pour Paris, par exemple, en nous servant des chiffres de l'administration, chiffres réunis avec le plus grand soin par M. Husson,
nous voyons qu'en réunissant les années 1861 et 1862 il y eut :

	ACCOUCHEMENTS.	DÉCÈS.		
Dans les hôpitaux..	14197	1169 ou 1 décès sur	12 accouchements.	
Dans les bureaux de bienfaisance. .	12634	71 1 »	177	»
En ville (hors des bureaux de bien-faisance).	87277	488 1 »	178	»

Certes, la population que secourent nos bureaux de bienfaisance
n'a pas, en partage, toutes les jouissances du luxe et du confort,
puisqu'elle se compose des individus secourus comme indigents

par l'assistance publique, et cependant quelle différence avec la mortalité de l'hôpital : une sur 12 et une sur 177 accouchées !

Ce qui n'est pas moins remarquable, c'est de voir le peu de différence qui existe dans la mortalité des femmes accouchées *à leur domicile* par les soins des bureaux de bienfaisance et celles plus riches, accouchées par leur propre médecin : un décès sur 177 et sur 178. N'est-on pas autorisé à dire : le séjour dans un hôpital, dans une Maternité où la fièvre puerpérale a élu domicile, est la cause de la différence dans la mortalité après l'accouchement.

Si on compare l'énorme différence entre les résultats obtenus à la ville et à l'hôpital et le peu de différence fournie par la statistique des bureaux de bienfaisance et celle de la clientèle privée, y aurait-il grande exagération à dire : mieux vaut pour une femme, accoucher au milieu de sa famille, dans la plus pauvre demeure, que dans l'hôpital le plus somptueux.

La différence dans l'état social, des malades traités à l'hôpital et à la ville, peut être souvent invoquée dans les statistiques comparées pour expliquer l'infériorité de l'hôpital. Un malade débilité par de longues privations, sera plus exposé à une terminaison fatale de sa maladie, qu'un malade dont la constitution robuste n'a jamais été éprouvée par la misère et la faim. Mais, dans le cas spécial dont il s'agit ici, cette différence se fait peu sentir et elle s'efface devant l'influence du séjour dans un établissement spécial d'accouchement. Ce qui le prouve c'est, je le répète, le peu de différence qu'il y a entre la mortalité des malades de la ville et de celles secourues par le bureau de bienfaisance, et la grande différence qui existe, au contraire, entre ces dernières et celles accouchées à l'hôpital ; différence hors de toute proportion avec leur état social respectif.

L'état moral des femmes reçues dans les Maternités peut contribuer à l'élévation de la mortalité dans ces établissements hospitaliers. Il est évident qu'une pauvre fille séduite et abandonnée, souvent chassée de la maison où elle était domestique, préoccupée de

son sort et de celui de son enfant, ne sachant où elle trouvera un
asile à sa sortie de l'hôpital, est dans des conditions morales qui
doivent réagir sur sa santé et la mettre dans des conditions plus favorables au développement des complications puerpérales *post partum*.

Cette condition se retrouve partout et pour toutes les Maternités :
les deux Cliniques de Vienne, celle de Prague ne reçoivent guère
que des filles-mères ; elles sont en majorité dans nos hôpitaux. Le
contraire existe, en général, pour les services d'assistance à domicile; et si, dans les Polycliniques de Halle, Leipzig, Berlin, on ne paraît pas se préoccuper de l'état civil des femmes en couches, Guy's
Hospital, la Maternité royale de Londres, n'exercent leurs bienfaits
qu'à l'égard des femmes mariées, et les femmes secourues par nos
bureaux de bienfaisance se trouvent, dans la grande majorité des
cas, dans les mêmes conditions sociales régulières.

Cette différence dans la situation civile des femmes reçues dans
les hôpitaux ou les Maternités entraîne encore d'autres conséquences
plus matérielles et plus directes sur la santé de la mère. Une fille
devenue enceinte cherche le plus longtemps possible à cacher sa
faute ou sa faiblesse ; elle a recours à tous les moyens pour dégui-
ser le développement de l'abdomen, se serre la taille et comprime
ainsi l'utérus et les viscères abdominaux ; trop souvent aussi elle
cherche à provoquer un accouchement prématuré, un avortement
et toutes ces manœuvres ne sont pas sans quelque effet fâcheux sur
la marche ultérieure de la puerpéralité. Enfin, et c'est là peut-être
l'argument le plus puissant :

Les *hôpitaux et les Maternités reçoivent les cas les plus graves*,
et tel accouchement qui n'a pu se terminer en ville, se termine à
l'hôpital où l'on a transporté une femme déjà épuisée par de longues
heures de souffrance et trop souvent aussi par des manœuvres
obstétricales mal conçues et témérairement exécutées. La répétition
fréquente des mêmes faits charge d'autant la mortalité des établissements spéciaux.

« Le Dublin Lying-in Hospital, dit le docteur Barnes[1], attire les cas d'accouchement les plus graves qui se produisent en ville ; les malades y arrivent à une période avancée de la grossesse et quelquefois de l'accouchement. »

Ce que le docteur Barnes dit pour Dublin, nous pourrons le dire pour toutes les Maternités, pour tous les hôpitaux, et la statistique nous montrerait certainement que l'intervention active de la chirurgie obstétricale est bien autrement fréquente à l'hôpital qu'en ville.

Le contraire paraîtrait exister dans quelques Polycliniques d'accouchements, c'est-à-dire dans les services d'assistance à domicile faits par les élèves des universités ou des Maternités de Berlin, Leipzig, Halle, Stettin etc., dans le double but d'acquérir une instruction pratique et de rendre aux femmes de la classe ouvrière d'éminents services.

. Dans la Polyclinique de Leipzig, du 16 avril 1849 au 30 septembre 1859, sur 1,203 femmes : 891 accouchèrent sans aucune intervention active, 312 subirent un certain nombre d'opérations dont les principales furent :

188 fois . . .	Application de forceps.
55 . . .	Version.
7 . . .	Perforation.
7 . .	Céphalotripsie.
1 . . .	Opération césarienne pendant la vie.
1 . . .	Opération césarienne après la mort.
26 . . .	Accouchement provoqué.

Il y eut donc intervention chirurgicale une fois sur 3, 8 accouchements, tandis que dans la Maternité de la même ville, elle n'eut lieu qu'une fois sur 7,6 de 1856 à 1859 (6 versions, 56 applications de forceps, 1 céphalotripsie).

Cette différence dans la fréquence de l'intervention chirurgicale devient bien autrement considérable si nous comparons la statis-

---

[1] *Dublin. Quart. Journ. of Med. Sc.*, 1859, t. XXVIII, p. 99.

tique de la Maternité de Paris avec celle de la Maternité et de la Polyclinique de Leipzig. Le tableau suivant donne la proportion des accouchements naturels et chirurgicaux pratiqués pendant dix années de 1853 à 1862 à la Maternité de Paris.

Statistique des accouchements pratiqués à la Maternité de Paris, 1853-1862 [1].

ANNÉES	NOMBRE DES ACCOUCHEMENTS OPÉRÉS						TOTAL
	NATURELLE-MENT	ARTIFICIELLEMENT PAR					
		VERSION	FORCEPS	CÉPHALO-TRIPSIE	SYMPHYSO-TOMIE	OPÉRATION CÉSARIENNE	
1853.	2571	27	20	4	»	1	2623
1854.	3045	26	56	9	»	»	3136
1855.	2227	16	38	7	»	»	2288
1856.	2207	29	25	5	»	»	2266
1857.	1969	24	28	5	»	»	2026
1858.	2163	23	37	5	»	1	2229
1859.	2123	28	20	2	1	»	2183
1860.	1984	18	26	4	»	»	2032
1861.	2067	15	28	5	»	»	2115
1862.	2148	23	25	8	»	»	2204
Total.	22504	229	312	54	1	2	23102
Proportions. .	97,4 pour 100	0,9 pour 100	1,3 pour 100	0,2 pour 100	0,004 pour 100	0,009 pour 100	

Cette fréquence si grande aurait lieu de nous étonner ; elle s'explique par deux causes : la première, c'est que beaucoup de sages-femmes lorsqu'elles se trouvent, dans leur clientèle privée, en présence d'un accouchement anormal, aiment mieux invoquer le secours de la Polyclinique que d'envoyer leur malade à l'hôpital ou à la Maternité ; la seconde, c'est que par un désir un peu trop vif de s'habituer aux manœuvres obstétricales, les jeunes praticiens ou ceux qui les dirigent appliquent le forceps, par exemple, dans un certain nombre de cas où un peu plus de patience rendrait son application inutile.

---

[1] Communiqué par l'administration des hôpitaux.

Nous nous empressons d'ajouter qu'à Leipzig, comme partout, les droits sacrés de l'humanité ne sont pas oubliés par le médecin ; son intervention, nous n'en doutons pas, si elle n'est pas toujours nécessaire, est du moins toujours justifiée et justifiable ; enfin malgré cette fréquence plus grande de l'intervention obstétricale, la mortalité dans la Polyclinique est de 1 femme sur 92, tandis qu'elle fut dans la Clinique de la Maternité de 1856 à 1859 de 1 femme sur 30. Ce qu'il m'importe de démontrer c'est que :

La fréquence des opérations obstétricales ne modifie que peu la mortalité générale. — La fièvre puerpérale est, comme je le montrerai plus loin, la cause principale, pour ne pas dire unique, de l'augmentation *notable* de la mortalité dans les services spéciaux d'accouchement ; les opérations obstétricales peuvent prédisposer les accouchées à des péritonites traumatiques, à l'atteinte de la contagion, elles peuvent concourir à augmenter la mortalité et l'on peut affirmer qu'elles l'augmentent, mais cette augmentation est légère par rapport à celle qui dépend de la contagion. C'est ce que peut démontrer le tableau suivant dans lequel se trouvent résumés les faits observés à la deuxième Clinique de la Maternité de Vienne durant une endémie de fièvre puerpérale pendant les mois d'octobre, novembre, décembre 1861, janvier et les 1 et 2 février 1862. Ce tableau donne, divisés par séries, le nombre des accouchements dans lesquels a eu lieu l'intervention médicale ou chirurgicale, ceux où des accidents se sont ou non montrés, etc. La première colonne donne le nombre total des accouchements relevant de chacune des séries ; la seconde le chiffre des accouchées n'ayant pas été malades ; la troisième celui des accouchées ayant été malades et la quatrième celui des accouchées ayant succombé. Quant aux deux dernières colonnes : la première donne la proportion pour cent malades de la mortalité des accouchées appartenant à chaque série (proportion permettant d'apprécier le degré absolu de gravité de chacune des complications, et l'importance qu'elle a pour la vie des accouchées) la dernière colonne montre en centièmes dans quelle proportion la mortalité de chaque série entre dans la mortalité générale du service d'accouchement, par rapport au nombre total des accouchées.

MATERNITÉ DE VIENNE — 2ᵉ Clinique 1861-1862 (Octobre 1861 à Février 1862).

NATURE ET NOMBRE DES ACCOUCHEMENTS	NOMBRE DES ACCOUCHÉES	AFFECTIONS PUERPÉRALES			MORTALITÉ SPÉCIALE A LA SÉRIE D'ACCOUCHÉES	MORTALITÉ Sʳ LE NOMBRᵉ TOTAL DES ACCOUCHÉES
		NON MALADES	MALADES			
			GUÉRIES	MORTES		
Accouchées avant l'entrée à la Maternité.	90	89	1	»	0	0
Grossesses gémellaires.	8	4	3	1	12,5	0,08
AVORTEMENTS 84 CAS — Avec placenta prævia (presque toujours version). .	4	1	1	2	11,9	0,8
AVORTEMENTS 84 CAS — Provoqués et avec perforation.	1	»	»	1		
AVORTEMENTS 84 CAS — Avortements divers.	79	69	3	7		
CONDITIONS ANORMALES MAIS SANS INTERVENTION MÉDICALE 120 CAS — Présentation du front. Accouchement spontané. . .	2	»	1	1	18,3	1,9
CONDITIONS ANORMALES MAIS SANS INTERVENTION MÉDICALE 120 CAS — — de la face. — — . .	3	2	»	1		
CONDITIONS ANORMALES MAIS SANS INTERVENTION MÉDICALE 120 CAS — — du bassin. — — . .	14	9	4	1		
CONDITIONS ANORMALES MAIS SANS INTERVENTION MÉDICALE 120 CAS — Saillie de la poche des eaux à travers un col peu dilaté sans autre anomalie que la lenteur du travail. . .	98	74	5	19		
CONDITIONS ANORMALES MAIS SANS INTERVENTION MÉDICALE 120 CAS — Rétrécissement du bassin. Accouchement spontané.	3	3	»	»		
INTERVENTION MÉDICALE 11 CAS — Lenteur du travail, accélération par les fomentations, les bains de siége et l'ergot de seigle. . .	8	5	1	2	18,1	0,1
INTERVENTION MÉDICALE 11 CAS — Lenteur du travail, administration de bains de vapeur.	3	2	1	»		
INTERVENTION CHIRURGICALE 30 CAS — Application du forceps (8 après bains de vapeur). . .	18	10	2	6	30,0	0,7
INTERVENTION CHIRURGICALE 30 CAS — Perforation du crâne pour rétrécissement du bassin.	1	»	»	1		
INTERVENTION CHIRURGICALE 30 CAS — Replacement du cordon ou d'un membre.	2	2	»	»		
INTERVENTION CHIRURGICALE 30 CAS — Version (8 pour situation transversale du fœtus) . .	9	7	»	2		
ACCIDENTS SPONTANÉS 27 CAS — Hémorrhagie puerpérale avant la délivrance. . . .	15	6	2	7	41,6	0,8
ACCIDENTS SPONTANÉS 27 CAS — — — après la délivrance. . . .	6	4	1	1		
ACCIDENTS SPONTANÉS 27 CAS — Rupture spontanée de l'utérus.	1	»	»	1		
ACCIDENTS SPONTANÉS 27 CAS — Eclampsie.	2	»	1	1		
Accouchements spontanés sans anomalies.	700	627	37	96	12,6	8,5
	1127	914	63	150		

Sur 30 femmes pour lesquelles une intervention chirurgicale a été nécessaire, 9 sont mortes ; la mortalité s'est élevée pour elles à 30 pour 100, chiffre considérable et qui indique bien les dangers que fait courir aux accouchées la nécessité d'une opération chirurgicale.

58   DES MATERNITÉS.

24 fois il y eut des accidents : hémorrhagies, rupture du l'utérus, éclampsie, 10 malades sont mortes ; la mortalité est encore bien plus élevée : 41 pour 100.

Mais, si au lieu de chercher à apprécier la gravité relative de chacun des incidents ou accidents qui compliquent les accouchements, nous cherchons la part qu'ils prennent dans la mortalité générale des accouchées, tout change aussitôt. L'intervention chirurgicale ne figure plus que pour 0,7 pour 100 de la mortalité totale, les accidents pour 0,8, tandis que la fièvre puerpérale *régnant endémiquement* entre dans cette mortalité générale, pour 8,5 pour 100 c'est-à-dire pour près des deux tiers.

C'est avec la nature même des secours qu'elles reçoivent, avec la nature du lieu où se pratique l'accouchement (à l'hôpital ou à domicile) c'est avec les conditions de salubrité de l'hôpital que varie la mortalité générale des accouchées et elle n'est nullement en rapport avec le nombre des accouchements dans lesquels a eu lieu une intervention chirurgicale quelconque. C'est ce que peut montrer le relevé suivant qui nous révèle encore quelques points intéressants de la pratique obstétricale en France, en Angleterre, en Allemagne et en Russie.

NOMS DES MATERNITÉS ET DES SERVICES A DOMICILE	NOMBRE TOTAL DES		NATURE DES OPÉRATIONS						PROPORTION	
			VERSIONS		FORCEPS		CÉPHALOTRIPSIE ET PERFORATION			
	ACCOUCHEMENTS	DÉCÈS	NOMBRE	PROPORTION	NOMBRE	PROPORTION	NOMBRE	PROPORTION	DES OPÉRATIONS	DE LA MORTALITÉ TOTALE
				1 sur		1 sur		1 sur	1 sur	1 sur
LONDRES . . . . Guy's Hospit., 1854-1863.	14871	44	77	193	82	181	18	853	84	337
LEIPZIG . . . . Polyclinique, 1840-1859.	1203	13	55	22	188	6	14	85	4	99
MUNICH . . . . Maternité, 1860-1861. .	1022	14	12	85	20	51	4	255	28	73
DRESDE . . . . Maternité, 1814-1864. .	15356	373	166	92	1020	15	63	245	12	41
VIENNE . . . . 2ᵉ Clinique, 1862. . . .	3288	87	52	102	55	59	4	822	36	37
ST-PÉTERSBOURG Hebammen-Institut, 1845-1859.	8036	238	96	83	243	33	18	446	22	33
LEIPZIG . . . . Maternité, 1856-1859. .	594	20	6	99	56	10	1	594	9	29
VIENNE . . . . 1ʳᵉ Clinique, 1862. . . .	4118	159	37	111	93	44	2	2059	31	25
PARIS . . . . Maternité, 1853-1863. .	25102	1543	229	100	312	74	54	427	38	11

Ce relevé montre le peu d'influence qu'exerce sur le chiffre total de la mortalité le nombre des accouchements où l'intervention active a paru nécessaire. Il montre d'une manière incontestable que malgré le péril réel que fait courir à l'accouchée la nécessité d'une opération, malgré l'aggravation de la statistique des établissements où les cas anormaux se présentent le plus souvent, cette influence disparaît devant celle de la fièvre puerpérale *communiquée* de telle sorte que toute relation s'efface et disparaît entre la mortalité totale des établissements ou institutions charitables où les accouchements difficiles sont fréquents et celle des institutions où les opérations sont rares.

La Maternité de Paris, est celle où les opérations ont été le plus rares (1 sur 38); elle est cependant la plus meurtrière (1 morte sur 14 accouchées); tandis que la Maternité de Munich, où les opérations ont été relativement beaucoup plus nombreuses (1 sur 12), a une mortalité beaucoup moins élevée (1 morte sur 73 accouchées).

En tête de la liste, dressée suivant le chiffre de la mortalité, nous trouvons les services à domicile dépendant de Guy's Hospital et de la Polyclinique de Leipzig; Guy's est celui où l'intervention a été la plus rare, 1 sur 84; Leipzig, celui où elle a été la plus fréquente, 1 sur 4, et cependant ce sont ceux où il y a eu la mortalité générale la moins élevée; c'est que tous deux sont des services d'assistance à domicile, et la cause la plus fréquente de maladies puerpérales, la contagion, n'existait pas pour eux, ou du moins elle n'existait que dans la mesure la plus restreinte. La Maternité de Paris est, après le service de Guy's, l'institution où l'intervention chirurgicale a été le moins fréquente, sa mortalité dépasse d'une manière fâcheuse celle de tous les autres établissements; c'est que tout semble, à Paris, favoriser la libre contagion.

Cette différence en faveur des accouchements à domicile se juge mieux encore si nous les comparons pour une même ville avec les résultats fournis par son hôpital d'accouchement.

A Paris.

	ACCOUCHEMENTS.	DÉCÈS.			
Hôpitaux..........	14197	1169 ou 1 décès sur	12	accouchements.	
Bureaux de bienfaisance...	12634	71	1 »	177	»

A Saint-Pétersbourg.

Maternité des EnfantsTrouvés.	16011	825 ou 1 décès sur	19	accouchements.	
En ville..........	209582	1403	1 »	149	»

A Londres.

General lying-in Hospital...	5883	172 ou 1 décès sur	34	accouchements.	
Royal Maternity Charity....	17242	53	1 »	325	»
Guy's Hospital........	16711	54	1 »	309	»
Saint-Thomas's Hospital...	3512	9	1 »	390	»

A Leipzig.

Maternité..........	594	20 ou 1 décès sur	30	accouchements.	
Polyclinique......	1205	13	1 »	92	»

A Munich.

Maternité......	4064	86 ou 1 décès sur	47	accouchements.	
Polyclinique........	1911	16	1 »	119	»

Résumant les considérations dans lesquelles nous avons dû entrer, nous dirons :

La statistique des Maternités est aggravée par la situation morale et physique des femmes qui y sont reçues, par la fréquence plus grande d'accouchements laborieux et d'opérations obstétricales; mais elle est en général (et dans l'exception nous devons comprendre la Maternité et la Clinique d'accouchements de Paris) allégée d'un certain nombre de décès qui, portant sur des femmes transférées dans d'autres services de médecine ne figurent pas au bilan de l'accouchement.

La statistique des accouchements à domicile est mitigée éga-

lement par un certain nombre de circonstances : évacuation sur
l'hôpital dans les cas d'accouchement difficile ou de maladies *post
partum* ; omission d'un certain nombre de décès survenus plus ou
moins longtemps après la période puerpérale et mis au compte, non
de l'accouchement, mais de la maladie intercurrente.

Toutefois, malgré les causes d'erreur qu'elles renferment dans
leur évaluation numérique, les statistiques que j'ai réunies et citées
plus haut portent sur un chiffre assez considérable pour qu'elles
puissent être considérées comme suffisamment exactes dans l'espèce. Or, elles mettent en pleine lumière un fait aujourd'hui incontestable : la mortalité des femmes accouchées dans les Maternités
et dans les hôpitaux est hors de toute proportion avec celle qui
atteint les femmes accouchées dans leurs demeures ; cette différence beaucoup plus considérable que ne le comporte l'influence
nosocomiale *ordinaire*, ne dépend ni de l'état social des accouchées,
ni des conditions morales au milieu desquelles se fait l'accouchement. Elle peut être plus ou moins considérable suivant l'insalubrité de tel ou tel hôpital, suivant les précautions hygiéniques d'aération, de propreté des salles, d'isolement des accouchées malades, mais elle est partout, en Europe, beaucoup plus élevée à
l'hôpital qu'en ville ; partout, en Angleterre comme en France, en
Russie comme en Allemagne, nous trouvons pour l'hôpital et la Maternité une mortalité moyenne de 1 sur 30, atteignant quelquefois,
comme à Vienne, en décembre 1841, le chiffre de 1 décès sur 3, à
Pétersbourg, dans la Clinique, celui de 1 sur 11 ; à Londres, en
1838, dans le General Lying-in Hospital celui de 1 sur 4. Ce n'est
donc point tel ou tel établissement que nous devons incriminer ;
mais en s'élargissant, la question devient plus difficile à résoudre ; en
se généralisant le problème s'élève. C'est du système tout entier des
Maternités dont il me faut examiner la valeur, en recherchant les
causes de la mortalité qui, dans toute l'Europe, pèse si lourdement
sur tous les établissements destinés spécialement à l'accouchement.

C'est la fièvre puerpérale qui est la principale cause des décès survenant après l'accouchement ; c'est de cette maladie seule dont je dois me préoccuper pour rechercher les circonstances favorables ou défavorables à son développement.

FIÈVRE PUERPÉRALE

La fièvre puerpérale, qu'on pourrait appeler avec M. Cruveilhier typhus puerpéral, est-elle une maladie essentielle, peut-on la rapprocher du typhus des armées, de l'infection purulente ou de l'infection putride ? est-elle une phlébite ou une intoxication par un principe toxique particulier ? Ce sont des questions que je n'ai pas à aborder ici, et qui, je l'avoue même, ne me sollicitent guère. Ce n'est pas la théorie, c'est l'observation des faits qui nous conduira, je l'espère, sinon à faire disparaître, du moins à rendre beaucoup plus rare cette terrible complication de la puerpéralité. Sauvons nos malades d'abord, occupons-nous de conserver, par des mesures efficaces, la vie des malheureuses qui viennent en si grand nombre mourir dans nos hôpitaux ; garantissons les accouchées contre l'apparition incessante du fléau qui les décime, restons dans le terre-à-terre de la pratique, et quand nous aurons, comme nos voisins d'outre-Manche, fait de la fièvre puerpérale une maladie exceptionnelle, nous pourrons nous élever aux sublimités des théories et discuter en toute liberté d'esprit l'essence de la maladie, et même, comme on l'a fait dans la discussion de l'Académie de médecine en 1858, l'existence de la fièvre puerpérale comme entité morbide.

La fièvre puerpérale se montre dans tous les hôpitaux, dans toutes les Maternités d'Europe, dans tous les climats : dans le midi de la France comme à Saint-Pétersbourg, à Dublin comme à

Vienne, à Londres comme à Moscou, les chiffres statistiques que j'ai rapportés le montrent suffisamment[1].

Cependant la fièvre puerpérale est une affection rare ; elle est rare dans la clientèle privée, en dehors de sa propagation par l'accoucheur lui-même, soit qu'il en ait puisé le germe dans l'hôpital qu'il dirige, soit qu'il la transporte de la malade chez laquelle elle s'est spontanément développée aux accouchées qu'il visite. Elle est rare comme maladie spontanée, elle est fréquente comme maladie communiquée. Elle se montre *spontanément* dans la clientèle privée une ou deux fois sur mille accouchements ; Guy's Hospital, dans son service à domicile, perd environ 1 femme sur 500 ; mais la fièvre puerpérale figure d'une façon absolument exceptionnelle dans le tableau qui comprend toutes les causes de mort. J'ai parcouru les registres de la Maternité du workhouse de Mary le Bone : en trois ans, sur 6 femmes mortes, pas une seule n'avait succombé à la fièvre puerpérale. Les statistiques de la clientèle privée de plusieurs accoucheurs d'Angleterre ont été publiées, leur mortalité *totale* n'excède pas 2 ou 3 pour 1000. La fièvre puerpérale spontanée est rare partout ; elle n'est fréquente, dans les hôpitaux, dans quelques clientèles particulières, que par la contagion. Cette différence doit sinon disparaître, du moins s'amoindrir d'une manière notable.

Voyons maintenant quelles causes peuvent faciliter le développement de la maladie.

Les *saisons* influent d'une manière notable sur la mortalité des femmes en couches ; sans doute, on a vu des épidémies survenir à

---

[1] La fièvre puerpérale se montre en Amérique exactement dans les mêmes conditions qu'en Europe. De 1803 à 1853, 733 accouchements furent pratiqués à Pensylvania Hospital (Philadelphie), dans le service spécial ; 40 femmes moururent. Les décès furent surtout fréquents dans les dernières années ; de 1829 à 1853, il y eut 20 morts sur 245 accouchements, c'est-à-dire 8 pour 100 de mortalité. Cependant l'hôpital, placé au milieu d'un square de près de deux hectares, entouré d'arbres séculaires, occupe une situation très-salubre, et le service d'accouchement, situé au deuxième étage du bâtiment central, consistait en deux grandes salles de 24 pieds de long sur 23 de large, séparées par la chambre de la surveillante.

tous les mois de l'année; mais les saisons froides favorisent davantage leur apparition et leurs ravages. Pour arriver, sous ce rapport, à une conclusion légitime, il ne faut pas se contenter de prendre, comme on l'a fait trop souvent, un seul établissement et un très-petit nombre d'années; pour diminuer les chances d'erreurs, il faut multiplier les bases d'évaluation et les chiffres statistiques. C'est ce qu'ont fait, pour Vienne, MM. Braun[1] et Späth[2]; pour Pétersbourg, M. Hugenberger[3]; pour Londres, M. Tilbury Fox[4]; pour Dublin, MM. Sinclair et Johnson[5].

Il suffit de jeter les yeux sur le tableau suivant, où se trouve indiqué, dans divers tracés graphiques, la marche de la mortalité suivant les mois, pour voir que la mortalité après l'accouchement est *partout* notablement moindre pendant les mois d'été que pendant les mois d'hiver. Pendant la période estivale, les épidémies sont plus rares et en général moins graves ou plus rapidement arrêtées.

Des exceptions existent sans nul doute, mais elles n'infirment pas cette règle générale; ainsi, dans la 1re Clinique de Vienne, nous trouvons :

> En août 1857, une mortalité de 22,7 pour 100.
> En août 1842,   —   25,2   —

Dans la 2e Clinique du même hôpital :

> En juillet 1852, une mortalité de 24,7 pour 100.

A la Maternité de Pétersbourg (Enfants Trouvés) :

> En juin   1850, une mortalité de 27 pour 100.
> En juillet 1852,   —   22   —

A l'École d'accouchement de la même ville :

> En juillet 1846, une mortalité de 13 pour 100.

---

[1] *Aerztlicher Bericht des KK. Gebär und Findelhauses.* Wien 1864.

[2] *Statistische und historische Rückblicke auf die Vorkommnisse des Wiener Gebärhauses.* Vienne 1863.

[3] *Bericht aus dem Hebammen-Institute.* Pétersbourg 1863.

[4] Obstetrical Transactions. 1862, III, p. 571.

[5] *Sinclair et Johnson,* p. 16.

Ce n'est pas cependant d'une manière *immédiate* que l'influence de la saison se fait sentir sur la santé des accouchées; il n'en est pas de la puerpéralité comme des affections des voies respiratoires. Cet abaissement, pendant l'été, de la mortalité après l'accouchement, est en rapport avec l'abaissement de la mortalité générale; elle est un peu plus marquée cependant, et je serais, comme plusieurs auteurs, assez disposé à attribuer une certaine influence à une ven·tilation meilleure, car l'élévation de la température extérieure engage à pratiquer plus largement alors l'ouverture des fenêtres, et cette circonstance me paraît importante quand il s'agit du développement et de la propagation d'une maladie que je regarde comme éminemment contagieuse.

Le *froid* ne paraît pas plus que la chaleur agir *directement* sur le développement de la fièvre puerpérale; M. Späth, de Vienne, qui professe cette opinion, fait remarquer que, dans les trois hivers de 1861, 1862 et 1863, 220 femmes accouchées en ville furent apportées à l'Allgemeine Krankenhaus pendant les mois de novembre, décembre, janvier et février, presque immédiatement après leur accouchement; elles furent donc plus ou moins exposées à une température assez basse, et cependant, sur ces 220 femmes, 1 seulement mourut.

Le même auteur a recherché si dans la clinique qu'il dirige la mortalité avait été plus élevée pour les femmes couchées dans les lits rapprochés des fenêtres, et il est arrivé sous ce rapport à une conclusion négative. Il est essentiel d'ajouter que M. Späth, convaincu de la nécessité d'une abondante ventilation, ne craint pas de faire ouvrir les fenêtres même lorsque la température extérieure est de — 14° Réaumur.

Les causes de l'élévation, pendant l'hiver, de la mortalité des accouchées, sont médiates; elle suit la progression de la mortalité générale, mais l'augmentation hivernale ne se proportionne plus à celle de la mortalité générale. La fièvre puerpérale, dans quelques circonstances indéterminées; se développe spontanément; je suis

66   DES MATERNITÉS.

loin de le nier. Les saisons froides, comme la nécessité d'une intervention chirurgicale, comme les lenteurs du travail, comme l'encombrement des salles d'hôpital ou l'insalubrité du logis de l'accouchée peuvent aider au développement de la maladie; mais, si toutes ces causes reunies peuvent expliquer l'apparition d'un certain nombre de cas isolés, elles n'expliquent pas la grande différence qui existe entre la mortalité de l'hiver et celle de l'été. Si cette différence existe, si les épidémies sont plus fréquentes pendant l'hiver, cela paraît tenir à ce que, cherchant beaucoup plus que de raison à garantir les femmes du refroidissement, on laisse presque partout les fenêtres hermétiquement fermées, et l'on accumule ainsi dans les salles de femmes en couches les miasmes morbifiques, en même temps qu'on place les malades dans des conditions hygiéniques générales beaucoup moins favorables. Cette différence dans la mortalité suivant les mois et les saisons sera facilement appréciée en consultant les tableaux suivants.

PARIS — Maternité, 1860-1864.

	1860			1861			1802			1865			1861			1860-1864		
	ACCOUCHEM.	DÉCÈS	POUR 100	ACCOUCHEM.	DÉCÈS	POUR 100	ACCOUCHEM.	DÉCÈS	POUR 100	ACCOUCHEM.	DÉCÈS	POUR 100	ACCOUCHEM.	DÉCÈS	POUR 100	ACCOUCHEM.	DÉCÈS	POUR 100
Janv .	202	25	11,3	234	59	16,6	213	23	10	212	28	13,4	195	45	23,3	1054	158	14,9
Févr..	183	24	13,1	221	35	15,8	200	19	9,5	191	22	11,3	81	26	32	878	126	14,3
Mars..	195	24	12,3	225	47	20,8	250	18	7,0	218	21	9,6	110	8	7,2	987	118	11,9
Avril.	160	18	11,2	90	20	22,2	210	27	12,8	180	35	19,4	142	13	9,1	782	113	14,4
Mai. .	196	19	9,6	145	14	9,6	199	8	4,2	156	17	10,8	143	22	15,3	839	80	9,5
Juin..	162	17	10 4	147	5	3,4	173	25	14,4	156	21	13,4	134	24	17,9	752	92	12,2
Juil. .	157	14	8,9	144	9	6,4	140	5	3,5	120	19	15,8	143	31	21,3	706	78	11
Août .	131	16	12,2	470	5	1,7	150	5	3,3	175	12	6,8	154	34	22	780	70	8,9
Sept .	135	9	6,6	166	10	6,0	177	4	2,2	151	15	9,9	140	26	18,3	749	62	8,2
Oct. .	151	23	15,2	181	15	8.3	147	5	3,4	144	29	20,1	138	36	26	761	103	14,1
Nov..	172	26	15,1	190	14	7,3	164	10	6	179	30	16,3	146	23	22,5	821	105	11,3
Déc. .	188	24	12,7	202	27	13,3	192	17	8,8	164	28	17,3	54	20	38,8	777	116	14,9
	2032	257	11,6	2145	258	11,2	2204	166	7,5	2005	275	13,7	1550	310	20,3	9886	1226	12,3

PARIS. — Hôpital des Cliniques — 1860-1864.

	1860			1861			1862			1863			1864			1860-1864		
	ACCOUCHEM.	MORTES	POUR 100	ACCOUCHEM.	DÉCÈS	POUR 100	ACCOUCHEM.	DÉCÈS	POUR 100	ACCOUCHEM.	DÉCÈS	POUR 100	ACCOUCHEM.	DÉCÈS	POUR 100	ACCOUCHEM.	DÉCÈS	POUR 100
Janvier....	79	6	7,4	76	10	13,1	72	12	16,6	71	3	4,2	73	3	4,1	371	34	9,1
Février....	72	0	0	85	8	9,4	57	10	17,5	80	4	5	76	1	1,3	370	25	6,2
Mars.....	84	3	3,5	61	14	22,9	83	7	8,4	63	1	1,5	79	5	6,3	370	30	8,1
Avril.....	85	6	7,2	82	12	14,6	63	7	11,1	61	3	4,9	82	4	4,8	371	52	8,6
Mai.....	69	8	11,6	86	7	8,1	66	4	6	63	4	6,3	74	5	6,7	358	28	7,8
Juin.....	89	2	2,2	70	6	8,5	68	2	2,9	61	3	4,9	47	1	2,1	355	14	4,5
Juillet....	80	2	2,5	77	6	7,7	65	13	20	69	4	5,7	66	1	1,5	357	26	7,2
Août.....	64	5	7,9	56	3	5,3	63	2	3,1	67	7	10,4	51	1	1,9	301	18	5,9
Septembre..	59	3	5	65	9	13,8	58	5	8,4	60	2	3,3	79	1	1,4	312	20	6,4
Octobre....	77	2	2,5	74	3	4	66	5	7,5	30	2	5,1	83	3	3,6	339	15	4,4
Novembre...	85	9	10,8	84	11	13	57	4	7	59	3	5	61	5	8,2	534	52	9,3
Décembre...	70	7	10	74	7	9,4	67	2	2,9	50	1	1,7	55	2	3,6	525	19	5,8
	909	53	5,8	890	96	10,7	785	73	9,2	752	37	4,9	817	52	3,9	4155	291	7°/₀

LONDRES — General Lying-in Hospital — 1833-1860.

	JANV.	FÉV.	MARS	AVRIL	MAI	JUIN	JUIL.	AOUT	SEPT.	OCT.	NOV.	DÉC.
Accouchées..........	573	491	541	497	454	430	443	392	415	498	514	486
Mortes..........	20	26	17	25	16	10	7	7	5	9	20	18
POUR 100	3,4	5,2	3,1	5	3,5	2,3	1,5	1,8	1,2	1,8	3,8	3,7

VIENNE — 1ʳᵉ Clinique (Médecins) — 1850-1862.

	JANV.	FÉV.	MARS	AVRIL	MAI	JUIN	JUIL.	AOUT	SEPT.	OCT.	NOV.	DÉC.
Accouchées..........	4928	4640	4968	4912	4885	4262	4192	3969	4106	4330	4284	4569
Mortes..........	217	196	220	178	157	106	124	90	66	157	168	198
POUR 100	4,4	4,2	4,8	3,6	3,2	2,4	2,9	2,2	1,6	3,1	4,5	4,3

VIENNE — 2ᵉ Clinique (Sages-Femmes) — 1850-1862.

	JANV.	FÉV.	MARS	AVRIL	MAI	JUIN	JUIL.	AOUT	SEPT.	OCT.	NOV.	DÉC.
Accouchées..........	3940	3954	4188	3892	4038	3685	3614	3612	3657	3686	3540	3960
Mortes..........	162	108	179	131	120	72	71	57	114	126	152	178
POUR 100	4,1	2,7	4,2	3,5	2,9	1,9	1,9	1,5	3,1	3,4	4,2	4,4

Institut de la Grande-Duchesse Pawlowna (Saint-Pétersbourg).

ANNÉES	Janvier A	J D	J P	Février A	F D	F P	Mars A	M D	M P	Avril A	A D	A P	Mai A	Mai D	Mai P	Juin A	Juin D	Juin P	Juillet A	Jt D	Jt P	Août A	Ao D	Ao P	Sept. A	S D	S P	Oct. A	O D	O P	Nov. A	N D	N P	Déc. A	D D	D P	Total A	T D	T P
1845	32	»	»	27	2	7,1	26	»	»	25	1	4,3	54	1	2,9	[illegible]	[illegible]	[illegible]	[illegible]	»	»	22	»	»	21	»	»	30	1	3,3	30	»	»	33	1	3,3	359	7	2,3
1846	50	3	7,6	27	»	»	35	3	8,5	14	1	7,1	38	3	9,5	[illegible]	[illegible]	[illegible]	[illegible]	»	»	20	»	»	37	1	2,7	25	1	4	28	1	3,5	28	»	»	343	16	4,7
1847	40	1	2,5	40	1	2,2	54	1	2,9	26	»	»	54	2	3,8	[illegible]	[illegible]	[illegible]	[illegible]	»	»	35	»	»	44	»	»	40	1	2,5	21	»	»	48	3	6,2	437	10	2,2
1848	46	»	»	36	»	»	27	2	7,4	41	1	2,4	50	5	13,5	[illegible]	[illegible]	[illegible]	[illegible]	»	»	17	2	11,7	21	1	4,7	28	7	25	16	»	»	25	3	13	353	21	6,5
1849	70	1	3	24	1	4,1	24	1	4,4	26	3	11,5	32	1	3,1	[illegible]	[illegible]	3,7	[illegible]	»	»	47	4	5,8	24	»	»	35	»	»	24	1	4,1	51	»	»	525	11	3,4
1850	57	1	2	35	2	5,7	40	1	3,8	26	1	3,8	38	3	7,9	[illegible]	[illegible]	[illegible]	[illegible]	»	»	21	»	»	30	»	»	28	»	»	42	1	2,3	34	1	2,9	386	11	2,8
1851	57	»	»	38	»	»	42	1	2,3	28	1	3,5	37	»	»	[illegible]	[illegible]	[illegible]	[illegible]	»	»	37	»	»	38	»	»	67	»	»	44	2	4,5	28	2	7,1	409	6	1,2
1852	55	»	»	47	»	»	50	1	2	51	2	3,8	47	»	»	[illegible]	[illegible]	[illegible]	[illegible]	»	»	38	1	1,7	50	1	2	44	»	»	47	2	4,2	38	3	7,8	509	13	2,5
1853	50	3	5	49	3	6,1	42	»	»	50	»	»	52	4	7,6	[illegible]	[illegible]	[illegible]	[illegible]	»	»	38	»	»	53	1	1,8	50	1	2	50	1	2	48	1	2	570	14	2,4
1854	63	2	3	60	»	»	41	2	4,8	40	»	»	50	»	»	[illegible]	[illegible]	3,5	[illegible]	»	»	61	5	8,2	51	2	3,0	45	»	»	42	1	2,3	41	»	»	606	15	2,1
1855	61	»	»	58	3	5,1	43	1	8,2	55	2	3,6	56	»	»	[illegible]	[illegible]	1,9	[illegible]	»	»	62	1	1,6	36	»	»	67	»	»	41	3	7,3	58	6	8,6	651	17	2,6
1856	39	4	10	62	6	8,6	61	5	8,2	61	3	4,9	52	1	1,9	[illegible]	[illegible]	2,8	[illegible]	»	»	59	»	»	39	1	1,0	81	»	»	80	1	1,2	65	»	»	733	26	5,5
1857	80	1	5	54	1	7,4	60	1	1,5	73	»	»	65	1	1,5	[illegible]	[illegible]	[illegible]	[illegible]	»	»	38	1	1,0	65	2	3,1	88	1	1,1	68	2	2,9	82	5	6,1	856	22	1,1
1858	76	7	9	37	»	»	72	3	4,1	60	3	5	56	1	1,7	[illegible]	[illegible]	[illegible]	[illegible]	»	»	36	»	»	65	1	1,5	60	»	»	63	2	3,1	80	3	3,7	775	21	2,1
1859	69	5	7	40	8	20	42	1	2,3	55	3	5,1	49	»	»	[illegible]	[illegible]	1,1	[illegible]	»	»	54	»	»	61	5	4,0	67	1	1,4	30	2	4	52	»	»	634	16	4,1
Total	163	31	4,6	634	30	4,5	630	23	3,5	628	22	3,5	656	21	3,2	676	[illegible]	[illegible]	[illegible]	[illegible]	1,2	602	11	1,8	672	13	1,9	715	13	1,7	654	19	2,9	689	72	3,0	8656	258	2,9

Maternité des Enfants-Trouvés (Saint-Pétersbourg) 1845-1859.

ANNÉES	Janvier A	J D	J P	Février A	F D	F P	Mars A	M D	M P	Avril A	A D	A P	Mai A	Mai D	Mai P	Juin A	Juin D	Juin P	Août A	Ao D	Ao P	Sept. A	S D	S P	Oct. A	O D	O P	Nov. A	N D	N P	Déc. A	D D	D P	Total A	T D	T P
1845	115	3	2,6	91	6	6,5	104	2	1,9	91	7	7,6	76	10	13,1	61	[illegible]	7	55	1	1,8	85	4	4,5	70	6	8,5	101	7	6,9	68	4	5,8	997	64	6,4
1846	91	6	6,3	81	4	4,5	96	4	4,1	77	6	7,7	65	4	6,1	73	[illegible]	1,3	72	2	2,7	85	2	2,4	88	4	4,5	72	2	2,7	80	»	»	962	58	4
1847	110	4	3,6	97	3	3	102	»	»	85	7	6,4	84	4	4,7	91	[illegible]	0,9	70	»	»	88	2	2,2	82	»	»	50	»	»	101	2	1,9	1079	24	2,2
1848	91	3	3,1	101	2	1,9	98	»	»	96	2	2	79	3	3,7	80	[illegible]	8,6	70	4	5,7	59	3	5	83	7	8,4	106	4	3,7	90	5	5,5	1048	49	4,6
1849	134	11	10,4	82	10	12,1	70	5	4,5	87	3	3,4	76	2	2,6	97	[illegible]	6,2	71	4	5,6	71	»	»	92	4	4,3	81	2	2,4	91	3	3,2	1059	61	5,8
1850	112	3	2,6	86	7	8,1	110	8	7,2	96	11	11,5	48	13	27	48	[illegible]	3	69	2	4,8	55	2	3,6	64	4	6,2	82	4	4,7	70	6	8,5	981	76	8,4
1851	70	4	5	88	4	4,5	85	6	7	66	2	3	81	1	1,1	74	[illegible]	6,6	50	4	1,6	65	2	3	90	3	3,3	80	6	7,5	78	16	13,1	958	50	5,5
1852	85	21	22,5	77	9	11,6	78	6	7,6	75	4	5,5	70	7	8,8	63	[illegible]	21,8	50	1	2	55	»	»	61	1	1,6	70	3	4,2	80	2	2,5	836	75	8,9
1853	101	»	»	84	5	5,9	65	8	12,5	70	5	7,1	80	1	1,2	84	[illegible]	4	54	1	1,7	68	1	1,4	85	4	4	83	6	7,2	77	2	2,5	949	54	3,6
1854	113	3	2,6	103	2	2	115	2	1,7	85	1	1,1	94	2	2,1	85	[illegible]	5,1	68	4	5,8	79	5	6,5	76	1	1,3	86	1	1,1	73	5	4,1	1049	50	2,8
1855	116	2	1,7	100	2	2	90	7	7,7	73	4	5,4	99	»	»	97	[illegible]	3,3	73	5	6,8	92	2	2,1	100	4	0,9	73	7	9,5	95	2	9,4	1007	47	4,2
1856	78	8	9	87	8	9,1	86	7	8,1	75	6	8	86	7	8,1	84	[illegible]	13,2	89	1	1,3	110	4	3,6	111	2	1,8	112	3	2,6	94	4	4,2	1090	66	6,0
1857	128	6	4,9	103	7	6,7	130	3	2,3	106	5	4,7	104	4	3,8	105	[illegible]	3,1	95	7	7,5	107	5	4,6	128	10	8,5	112	6	5,3	94	8	8,5	1301	68	5,2
1858	124	6	4,7	115	6	5,2	126	10	7,3	120	11	10	135	8	5,0	103	[illegible]	2,8	105	3	2,9	127	4	3,1	128	1	0,7	95	7	7,1	120	7	5,8	1441	72	5,1
1859	142	9	6,3	115	6	5,2	109	9	8,2	105	5	4,8	96	8	8,1	116	[illegible]	4,3	102	3	2,9	112	7	6,2	134	5	3,7	113	3	2,6	89	4	4,1	1321	70	5,5
Total	1647	92	5,5	1415	81	5,7	1470	77	5,2	1305	85	6,5	1287	71	5,7	1209	[illegible]	5,0	1095	50	3,5	1297	43	3,4	1601	50	3,5	1328	61	4,5	1301	60	5,5	16011	835	5,1

Les changements brusques de l'état atmosphérique ont été quelquefois invoqués comme facilitant ou même provoquant le développement des accidents puerpéraux. Cette opinion a été soutenue par M. Dor[1], d'après quelques observations faites à la Maternité de Prague en 1857.

« Le 8 mars, dit-il, jour froid et pluvieux, sur 6 accouchements, 4 furent suivis de fièvre puerpérale. Le temps redevint beau jusqu'au 11. Pendant ce temps, la moyenne des accouchements étant de 4 à 5 par jour, pas un cas de maladie. Le 11, vent froid, humide, pas de pluie, mais temps brumeux; 3 accouchements et 3 malades. Le lendemain, il fait plus doux; le temps semble vouloir s'élever; pas de vent : 4 accouchements, pas de malades. Le 13, pluie et neige : 3 accouchements, 2 malades, » etc., etc.

Les idées émises par M. Dor n'ont pas trouvé de confirmation dans les observations ultérieures, du moins pour ce qui regarde l'influence directe des changements atmosphériques. M. Hugenberger, dans son beau travail sur la fièvre puerpérale, a recherché quelle avait pu être, sur la mortalité après les accouchements, à Saint-Pétersbourg, l'influence des variations barométriques et hygrométriques, la quantité d'eau tombée à l'état de pluie et de neige; le tracé graphique qui résume d'une manière claire les patientes recherches de cet habile et consciencieux observateur contredit l'opinion émise par M. Dor.

Influences des épidémies concomitantes. — Il était encore important de rechercher si les épidémies diverses de variole, fièvre typhoïde, choléra, etc., avaient de l'influence sur le développement de la fièvre puerpérale et sur la mortalité générale des femmes en couches. C'est encore de Vienne que nous sont venues ces intéressantes recherches; elles nous montrent que la fièvre puerpérale ne subit aucune influence sous ce rapport; car la mortalité de sa Maternité ne s'est pas modifiée d'une manière sensible, malgré l'exis-

---

[1] *Gazette Hebdomadaire*, 1858, 26 février.

tence d'épidémies de choléra, de typhus, de scarlatine, de variole, etc.
Le tableau suivant, que nous empruntons à M. Späth, le démontre
d'une manière évidente.

MALADIE	ÉPOQUE DE L'ÉPIDÉMIE	MORTALITÉ CONCOMITANTE DANS LA			
		1re CLINIQUE D'ACCOUCHEMENT		2e CLINIQUE D'ACCOUCHEMENT	
		Pour 100		Pour 100	
CHOLÉRA. . .	1856. De juin à novembre........	De 2,7 à 10		De 2,5 à 15,2	
	1849. juin à novembre........	0,7	5,5	0,9	1,9
	1850. juin à novembre	0,5	2,7	0,4	1,8
	1854. août à février.........	5,0	18,8	4,4	5,2
	1857. mai à novembre........	0,0	6,9	0,9	16,9
FIÈVRE TYPHOÏDE. .	1847-1848. De novembre à mars......	0,0	4,4	0,0	1,4
	1852-1853. décembre à mars.....	1,8	4,0	2,8	5,8
	1853 — juillet à novembre. ...	1,2	2,1	1,0	3,6
	1855-1856. décembre à mars.....	5,2	6,7	0,0	9,1
	1856-1857. novembre à janvier. ...	3,1	4	2,3	5,1
	1858-1859. octobre à janvier......	1,3	2	0,9	1,6
	1860-1861. décembre à mars......	3,1	4,5	3,7	6,5
VARIOLE. . .	1852-1853. novembre à juillet. . .	1,2	4,0	0,0	5,5
	1855 — février à juillet.....	3,1	11,2	0,9	16,9
	1855 — octobre à décembre....	1,4	5,7	4,8	9.1
	1861-1863. octobre à juillet......	0,0	8,7	0,0	18,2
SCARLATINE. .	1858-1859. juillet à janvier......	0,5	2,0	0,2	1,6
ROUGEOLE.. .	1855. De janvier à juillet.........	5,1	11,2	0,9	16,9
	1857. avril à juillet.........	0,2	5,5	1,2	5,2
	1859. avril à juin..........	1,2	3,5	0,2	1,5
ÉRYSIPÈLE.. .	1853. octobre à décembre.....	1,4	2,7	0,6	5,6

Si ces diverses épidémies avaient une influence quelconque sur
l'apparition ou le développement de la fièvre puerpérale la mortalité
de la Maternité devrait s'élever pendant la durée de l'épidémie. Or,
c'est ce qui n'est pas, et nous voyons tantôt la mortalité des femmes
en couches être très-minime, être au-dessous de 1 pour 100, être
même réduite à zéro, tandis que dans d'autres moments elle dépasse
de beaucoup la moyenne pour atteindre jusqu'à 16 et 18 pour 100.
   La mortalité, dans le même temps, et pendant ces diverses épidémies, était de plus très-inégale dans les deux cliniques, ce qui

n'eût pas dû être si l'épidémie régnante avait pu avoir quelque influence sur le développement de la fièvre puerpérale.

En est-il de même pour l'érysipèle? On pourrait sur ce point conserver quelques doutes et réserver son jugement définitif.

En effet, quelques auteurs sont assez disposés, non sans quelque apparence de raison, à croire que l'érysipèle a une certaine influence sur le développement et la propagation de la fièvre puerpérale. Kneeland, Hutchinson, Renton, Ingleby, Jackson, Siders, Tilbury Fox, les considèrent comme des anneaux de la même chaîne, et si M. Späth montre qu'en 1853 l'état des accouchées resta favorable malgré l'existence d'une épidémie d'érysipèle à Vienne et dans les environs, « en 1861, ajoute-t-il, on a observé fréquemment des cas d'érysipèle dans la Clinique d'accouchement des sages-femmes et des médecins à Vienne, immédiatement avant l'apparition de l'épidémie de fièvre puerpérale.

Influences individuelles. — Je ne dirai rien de l'influence exercée sur le développement de la fièvre puerpérale par l'âge, la constitution, l'état morbide général, les grossesses précédentes, la durée de l'accouchement, les plaies et contusions des parties génitales, les manœuvres obstétricales, etc., toutes ses conditions si importantes devraient être examinées en détail si j'avais à faire l'histoire purement médicale de la maladie puerpérale; mais une pareille étude sort évidemment du cadre déjà si étendu dans lequel se trouve renfermé le sujet spécial qui m'occupe.

Il est une question cependant qui se rattache intimement à mon sujet, et que je dois chercher à résoudre. Quelle influence peut avoir sur le développement de la fièvre puerpérale le séjour plus ou moins prolongé dans la Maternité antérieurement à l'accouchement?

M. Tarnier [1], acceptant les idées de M. Lasserre, croit que la femme court moins de dangers quand elle s'est en quelque sorte

---

[1] Tarnier. *De la fièvre puerpérale*, p. 62.

acclimatée dans l'établissement où elle accouchera quelques jours plus tard. M. Lasserre avait produit les chiffres suivants :

	FEMMES			
Plus de huit jours de séjour. . . .	791	18 décès ou 2,2 pour 100		
Moins de huit jours.	528	17	—	3,2	—
Entrés pendant le travail.	1020	52	—	5	—

M. Tarnier donne des chiffres analogues :

	FEMMES			
Plus de dix jours de séjour.. . .	351	9 décès ou 2,5 pour 100		
Moins de dix jours de séjour. . .	1868	120	—	6,4	—

Et il ajoute : « La différence est grande, on le voit, et montre que la mortalité est moins forte chez les femmes qui sont habituées depuis quelque temps aux conditions nouvelles, au nouveau genre de vie, peut-être à l'altération de l'air que présente l'hôpital ; elles sont moins exposées à succomber que celles qui arrivent du dehors peu de temps avant leur accouchement. »

Le professeur Späth[1] a fait la même recherche pour la clinique des sages-femmes à Vienne en 1862, et les résultats auxquels il est arrivé se rapprochent de ceux obtenus par MM. Lasserre et Tarnier.

			Malades.		
Reçues après l'accouchement. . . .		90	1 ou	1,1 pour 100
— pendant le travail.		626	116	18,5
	de 2 à 7 jours.	122	31	25,4
DURÉE DU SÉJOUR	de 8 à 14 jours.	70	20	28,5
AVANT	de 15 à 21 jours.	54	11	20,3
L'ACCOUCHEMENT	de 22 à 28 jours.	29	5	17,2
	plus de 28 jours.	156	26	19,1

Si l'on excepte les femmes arrivées après l'accouchement terminé et celles reçues pendant le travail, on voit que la *morbilité*

---

[1] *Aerztlicher Bericht des K. K. Gebärhauses.* Wien 1864 (p. 40).

semble diminuer par l'acclimatement. Il est remarquable surtout que sur 90 femmes accouchées en ville, mais apportées à l'hôpital plus ou moins immédiatement après leur accouchement, une seule ait été atteinte par la maladie, car l'on est amené à se demander si la contamination ne s'exerce pas surtout et presque uniquement au moment de l'accouchement. Les faits ne sont pas encore assez nombreux pour commander la conviction, mais ils doivent engager à faire sur ce point important d'hygiène spéciale des recherches pour lesquelles les éléments nous manquent encore.

Influence de l'agglomération. — L'agglomération des accouchées dans un même établissement, dans les mêmes salles, a été regardée tantôt comme favorable, tantôt comme indifférente au développement de la fièvre puerpérale. Il y a ici deux questions distinctes à examiner, celle des petits et des grands établissements; celle de l'encombrement des accouchées et de l'isolement des malades.

1° *Grandes et petites Maternités.* — Les discussions qui se sont élevées depuis quelques années relativement à l'influence fâcheuse des grands hôpitaux sur la santé des malades qui y sont traités; les opinions que, pour ma part, j'ai défendues et défends encore à cet égard pourraient *a priori* faire penser que j'applique aux Maternités ce que j'ai dit pour les hôpitaux. La question cependant est toute différente.

Ce qui cause le plus grand nombre de décès après l'accouchement, c'est la fièvre puerpérale; mais cette maladie n'est meurtrière au plus haut point que parce qu'elle règne parfois épidémiquement. Or, comme j'espère le démontrer, les épidémies de fièvres puerpérales sont dues en grande partie à la contagion portée sur un grand nombre de malades, lesquelles, sans l'influence médiate ou immédiate de l'accouchée morbifère, eussent été à l'abri de tout accident *post partum*.

Supprimer la contagion, c'est diminuer dans une proportion considérable la mortalité des femmes en couches. Ce problème peut être résolu dans tout établissement bien organisé, quel que puisse être le nombre de ses pensionnaires. La question des grandes et des petites Maternités perd donc déjà de son importance.

La fièvre puerpérale, *primordiale*, si je puis dire, celle qui sera le point de départ d'une contagion portée plus ou moins loin, la fièvre puerpérale spontanée et non acquise a-t-elle son développement facilité par la réunion dans un même établissement d'un grand nombre d'accouchées? Cela me paraît probable, et c'est en ce sens que les petites Maternités me paraissent supérieures aux grandes Maternités.

Les recherches statistiques sont là encore pour prouver qu'il ne faut pas chercher la raison de la mortalité plus ou moins grande des accouchées dans la dimension des établissements, et que toute l'hygiène hospitalière ne se réduit pas à des questions d'architecture.

Établissements recevant annuellement plus de 2000 accouchées

			ACCOUCHÉES	DÉCÈS	MORTALITÉ POUR 100
Vienne. . . .	1re clinique.	1834-1863	104492	5560	5,5
Vienne. . . .	2e clinique.	1834-1863	88083	3064	5,4
Prague. . . .	Maternité.	1848-1862	41477	1383	3,3
Moscou. . . .	»	1853-1862	27759	776	2,9
Dublin. . . .	Lying-in H.	1847-1854	15748	165	1,1
Paris.	Maternité.	1849-1859	24944	1298	5,2

Établissements recevant annuellement de 1000 à 2000 accouchées

Munich. . . .	Maternité. . . .	1859-1862	4064	86	2,1
Gratz.	»	1859-1861	3089	97	3,1
Moscou. . . .	»	1843-1852	16721	436	2,6
Pétersbourg. .	Enfants-Trouvés. . .	1845-1859	16011	825	5,1

Établissements recevant annuellement de 500 à 1000 accouchées

Pesth.	Clinique.	1850-1860	2571	86	5,5
Pétersbourg. .	Institut.	1845-1859	8056	238	2,9
Stockholm. . .	Maternité.	1361 —	650	37	5,6
Dresde. . . .	Maternité.	1860-1864	5136	25	0,7

Établissements recevant annuellement de 200 à 500 accouchées

			ACCOUCHÉES	DÉCÈS	MORTALITÉ POUR 100
LONDON. . . .	Lying-in.	1833-1860	5883	172	2,9
EDINBURG. . .	Hospital.	1858 —	277	5	1
STUTTGARD. . .	»	1862 —	424	3	0,7
ZURICH. . . .	»	1860 —	200	20	10
GŒTEBOURG. .	Maternité.	1861 —	225	18	8
DRESDE. . . .	»	1850-1857	2748	83	3

Établissements recevant annuellement de 100 à 200 accouchées

			ACCOUCHÉES	DÉCÈS	MORTALITÉ POUR 100
HALLE.. . . .	Maternité.	1855 —	102	3	2,9
GREIFSWALD. .	Clinique.	1858-1861	316	18	5,6
FRANCFORT . .	Maternité.	1857-1865	1213	13	1
LEIPZIG. . . .	»	1856-1859	594	20	3,3
PÉTERSBOURG..	Hôp. Kalinkin. . . .	1854-1859	715	9	1,2
FREIBURG. . .	Clinique.	1860-1862	281	10	3,5
IÉNA.	»	1859-1862	308	21	6,7
GŒTTINGUE. .	Maternité.	1853-1860	1029	52	5,2

Établissements recevant annuellement moins de 100 accouchées

			ACCOUCHÉES	DÉCÈS	MORTALITÉ POUR 100
LUND.	Maternité.	1861 —	53	2	6
PÉTERSBOURG..	Clinique.	1854-1859	376	34	9
BRÊME.. . . .	Hopital.	1858-1865	139	10	7

Il est facile de voir, en parcourant ce tableau, que la mortalité relative, dans les petites et les grandes Maternités, ne plaide pas formellement en faveur des petits établissements ; c'est que l'influence des conditions hygiéniques pouvant amener le développement accidentel d'une fièvre puerpérale isolée, s'efface ou du moins s'amoindrit devant l'influence de celles de ces conditions qui favorisent l'extension à d'autres malades, par voie de contagion, d'une maladie puerpérale spontanément développée.

Toutes choses égales d'ailleurs, une grande Maternité présente cet inconvénient que si, faute de précautions suffisantes, la fièvre puerpérale y éclate et s'étend sans que rien vienne s'opposer à son développement, le nombre des victimes y sera considérable. Mais une grande Maternité, dirigée par un médecin convaincu de la contagiosité de la maladie, offrant dans la disposition matérielle de ses salles les moyens d'isolement suffisants, sera bien moins meurtrière qu'un petit établissement où l'on ne se sera pas mis en garde contre la propagation de la fièvre puerpérale.

Une très-petite Maternité où les accouchements sont rares, où il n'y a souvent qu'une seule accouchée à la fois, peut rentrer dans les conditions favorables d'un service à domicile, car si une femme y contracte spontanément la fièvre puerpérale, la maladie pourra s'y éteindre faute d'aliment. Malheureusement il n'en est pas toujours ainsi, et la fièvre puerpérale s'y perpétue quelquefois en attaquant une femme venue pour faire ses couches quinze jours, un mois après le décès de la première; lorsqu'on n'a ni renouvelé complétement le mobilier, ni lavé le parquet, ni repeint à nouveau les murailles de la chambre.

Les questions de population, de disposition architecturale, si importantes quand il s'agit d'hygiène hospitalière appliquée aux hôpitaux généraux, perdent de leur importance (*non pas absolue, mais relative*) lorsqu'il s'agit de salles de femmes en couches, car ici les questions hygiéniques de propreté, de renouvellement de mobilier, d'isolement des malades affectées, de précautions contre la contagion, l'emportent sur toutes les autres.

Le nombre des accouchements pratiqués dans une Maternité peut augmenter en même temps que la mortalité diminue, si l'on met en usage des précautions jusque-là négligées. C'est ainsi que, dans la dernière période décennale des trente dernières années, la mortalité à la Maternité de Vienne a diminué de plus de moitié en comparaison de ce qu'elle avait été dans la première période décennale, tandis que le nombre des accouchements avait doublé.

Les grands établissements présentent un inconvénient qui, pour être extra-médical, n'en est ni moins réel, ni moins grave. La fièvre

puerpérale prend parfois dans une Maternité une telle extension
qu'il n'y a d'autre moyen d'arrêter le mal que de fermer l'établissement et (qu'on me passe l'expression) de le remettre à neuf. Plus
la Maternité aura d'importance, plus sa fermeture aura d'inconvénients, puisqu'elle privera de l'asile qu'elle leur eût offert un
grand nombre d'accouchées.

Quelques médecins, il est vrai, sont opposés à la fermeture de
ces établissements en cas d'épidémie. « La fermeture d'un grand
établissement, dit M. Späth, acceptant sur ce point les idées de
Siebold, a plus d'inconvénients qu'une épidémie passagère. » Je
n'accepte pas, pour ma part, cette manière d'envisager la question. Je reconnais combien la nécessité de faire leurs couches
dans leurs demeures souvent misérables sera pour beaucoup de
femmes un surcroît de peines; mais être reçues dans une Maternité où règne une épidémie, c'est, pour un certain nombre, la mort.
« Mieux vaut souffrir que mourir, c'est la devise du sage, » a dit
notre fabuliste. Elle peut ne pas être la nôtre quand il ne s'agit que
de nous-mêmes; mais elle doit toujours l'être quand il s'agit de
disposer de la vie des autres.

Loexhner (de Prague), Hecker (de Munich), Virchow (de Berlin),
Schwarz (de Göttingue), Lange (de Heidelberg), sont opposés aux
grands établissements; Rokitansky, Oppolzer et Skoda (de Vienne)
les admettent à la condition de leur donner un espace superficiel
suffisant.

La question, malgré ces divergences d'opinion, me paraît
facile à résoudre. Les petits établissements ont en leur faveur une
moindre tendance au développement spontané de la fièvre puerpérale comme de presque toutes les autres maladies, et une limitation facile des influences contagieuses.

Les grands établissements ont contre eux l'absence de ces
mêmes conditions favorables, la nécessité d'un large espacement
entre les bâtiments, les inconvénients éventuels de leur fermeture.
Ils ont en leur faveur une facilité plus grande dans l'unité de direc-

tion et dans l'éducation spéciale qui peut y être donnée. Mais ce que je puis dire ici, c'est que la grande mortalité qui existe dans quelques Maternités n'est pas sous l'influence *directe* et *immédiate* du nombre des accouchements qui y sont pratiqués.

2° *Encombrement.* — Je n'ai rien de particulier à dire à cet égard. L'encombrement, toujours fâcheux, quelquefois fatal, suffit souvent seul pour déterminer l'éclosion des maladies; il est particulièrement dangereux quand il s'agit de malades baignées de matières aussi facilement décomposables que les lochies et d'une maladie aussi contagieuse que la fièvre puerpérale.

Nulle part peut-être l'encombrement n'a été porté aussi loin que dans l'ancien Hôtel-Dieu de Paris, et tel est le déplorable tableau que Tenon, en 1788, traçait de ce service d'accouchements :

« La situation des accouchées, à l'Hôtel-Dieu, est encore plus
« déplorable que celle des femmes enceintes; elles sont de même
« deux, trois, quelquefois quatre dans le même lit, les unes à une
« époque de leurs couches, les autres à une autre époque; leurs
« évacuations naturelles les infectent. N'est-ce pas dans ces lits que
« sont confondues les accouchées saines avec les malades, avec
« celles qui sont atteintes de cette fièvre puerpérale qui en fait tant
« périr! Quelle santé tiendrait ! cette affreuse situation! Quelle
« maladie n'en serait pas accrue? Enfin, qu'on entrouvre ces lits
« de souffrances, il en sort, comme d'un gouffre, des vapeurs
« humides, chaudes qui s'élèvent et se répandent. Par un malheur
« inconcevable, ces salles sont les plus basses de toutes celles de
« l'Hôtel-Dieu et de toutes les salles des hôpitaux de Paris; d'ail-
« leurs, comment et par où en retirer l'air, puisqu'elles n'ont de
« fenêtres que d'un côté? »

Et Tenon ajoutait : « A l'Hôtel-Dieu de Paris, ayons le courage
« d'en faire l'aveu, la mortalité des accouchées est effrayante; elle
« est dans le rapport de 1 à 15 2/3 environ. »

Quels devaient être les terribles effets d'un pareil encombrement capable de développer primitivement la fièvre puerpérale chez un grand nombre d'accouchées ! Quelle différence n'y a-t-il pas entre cet état de l'Hôtel-Dieu et la situation actuelle de la Maternité de Paris ! Cependant... la mortalité moyenne de la Maternité, depuis 1802, est de 1 morte sur 19, et sa mortalité moyenne, pour ces cinq dernières années, a été plus épouvantable encore que celle de l'Hôtel-Dieu de 1788 : 1 morte sur 8 accouchées !!! L'encombrement agit de deux façons : en développant primitivement la fièvre puerpérale, en facilitant outre mesure la contagion. Mais, je ne saurais trop le répéter, la contagion de la fièvre puerpérale est la cause principale de la mortalité excessive des femmes en couches, et si les appels incessants de la science ont pu faire diminuer l'encombrement et ses funestes effets, rien de sérieux n'a été fait à Paris contre la contagion. L'encombrement a presque disparu, la contagion persiste, à laquelle de ces deux causes faut-il attribuer la plus large part dans la persistance d'une effroyable mortalité?

ÉPIDÉMIES ET CONTAGION

—

La fièvre puerpérale, en attaquant, à de certains moments, la plupart des femmes qui viennent faire leurs couches dans les Maternités ou dans les hôpitaux, affecte les caractères d'une maladie épidémique. Avant d'examiner ce que sont ces épidémies, à quoi elles tiennent, comment on peut les prévenir ou les combattre, il me faut fixer exactement la valeur que je crois devoir attacher au mot *épidémie.*

Quelle que soit leur origine, toutes les maladies peuvent affecter dans leur mode de dissémination deux caractères différents : *sporadiques*, elles n'attaquent séparément qu'un petit nombre d'individus; *épidémiques*, elles attaquent dans le même temps et dans le même lieu un grand nombre de personnes sans que cette large dissémination soit *nécessairement* liée à la propriété de se transmettre par contagion.

Le mot *épidémie* sert donc à désigner la dissémination sur un grand nombre d'individus d'une maladie quelconque : que cette maladie tienne à un état particulier du sol, comme la fièvre intermittente ; ou à un état particulier des individus devenus malades, comme l'infection purulente et la fièvre puerpérale; qu'elle soit endémique dans le pays où règne l'épidémie, comme la variole, les fièvres éruptives, l'érysipèle, et aussi la fièvre puerpérale; ou qu'elle n'y règne jamais qu'épidémiquement, et provienne de pays éloignés comme la fièvre jaune ou le choléra asiatique en Europe.

Mais à ce mot *épidémie*, tel qu'on l'emploie, s'attache trop souvent à côté de l'idée de nombre, une idée de provenance et de causalité que je veux combattre de toutes mes forces. « Quand un « grand nombre d'hommes, dit Hippocrate, sont saisis en même « temps d'une même maladie, la cause en doit être attribuée à ce « qui est le plus commun, à ce qui sert le plus à tous; or, cela, « c'est l'air que nous respirons... Au temps où une maladie règne « épidémiquement, il est clair que la cause en est non dans le « régime, mais dans l'air que nous respirons, et qui laisse échap- « per quelques exhalaisons morbifiques contenues en lui. » (*De la nature de l'homme*, chap. ix, édition Littré.)

Cette théorie hippocratique, encore en faveur aujourd'hui, tend à considérer chaque malade, atteint pendant une épidémie, comme frappé par un miasme primitif venu de plus ou moins loin et exerçant son action dans un même temps et sur toute une population. Idée juste quand il s'agit de maladies régnant au lieu même où existe la cause première de leur production et dans le rayon de l'action directe de cette cause, comme la fièvre intermittente paludéenne au voisinage des marais, comme la fièvre jaune sur la rive américaine de l'Atlantique. Quelque isolés qu'ils puissent être les uns des

autres, les individus vivant au milieu de cette atmosphère viciée
d'une manière spéciale, devront en subir l'influence, et si elle agit
suffisamment sur eux, ils pourront devenir malades ; c'est alors,
d'une manière directe et primitive, que le miasme aura agi sur
chacun d'eux ; mais n'existant pas constamment, n'agissant pas toujours avec la même énergie, le nombre de ses victimes sera essentiellement variable. Idée fausse quand elle s'applique à des maladies qui règnent épidémiquement loin du lieu où existe leur cause
première productrice, comme la fièvre jaune ou le choléra en Europe, ou à des maladies qui ne dépendent ni d'un état particulier
du sol, ni des variations atmosphériques, ni des conditions biologiques propres aux agglomérations humaines. Isolé des malades
déjà frappés, à l'abri de toute contagion directe ou indirecte, aucun
individu ne sera atteint s'il s'agit de maladies exotiques, et s'il s'agit
d'une maladie endémique spéciale à certains états physiologiques,
comme la fièvre puerpérale, *le nombre des malades, limité aux cas
primitifs, ne subira que peu de variations*, et il n'y aurait jamais
d'épidémies, c'est-à-dire un nombre *exceptionnel* de malades dans
un même temps, dans un même lieu.

L'air est, pour beaucoup de médecins, non-seulement le véhicule des miasmes morbifiques, il en est encore le créateur. Pour
eux, sous certaines influences d'humidité ou de sécheresse, de
chaleur ou de froid, d'accumulation de matières organiques animales ou végétales en décomposition, d'excès ou de défaut d'électricité et d'ozone, un miasme se crée ; ici miasme cholérique, là
miasme de fièvre typhoïde ou d'infection purulente. Il s'arrête en
un lieu, exerce ses ravages, et comme Antée, prenant de nouvelles
forces chaque fois qu'il touche la terre, après avoir créé un foyer
d'infection, il s'élance plus loin faire de nouvelles victimes. Ce
Protée insaisissable venant on ne sait d'où, ce *quid ignotum*, mais
aussi ce *quid divinum* voyageant par les airs ne peut être arrêté
nulle part, et trop souvent, du reste, l'on n'oppose à ses progrès
qu'une sorte de fatalisme oriental. Le choléra, né sur les bords

du Gange, apporté par les musulmans indiens à la Mecque, transporté par les pèlerins au Caire, à Alexandrie, menace de traverser la mer et de débarquer à Marseille avec les fidèles croyants de l'Algérie, comment s'en garantir? Faut-il mettre en quarantaine rigoureuse les hommes et les choses provenant des pays infectés? A quoi bon! la maladie n'est pas contagieuse, elle est dans l'air, vient avec l'air, et comme par une influence catalytique, fait éclore, crée le choléra dans les endroits où cette sorte de ferment porte son action. Que faire donc? brûler de la paille ou de la poudre à canon; vaporiser du chlore ou des acides; cacher la vérité; pour éviter la peur du mal, faire naître le mal de la peur; nier les décès et... enterrer les morts.

Un cas de fièvre puerpérale se développe primitivement dans une Maternité et chez une accouchée prédisposée, que faire? Isoler rigoureusement et de suite l'accouchée devenue malade, purifier ou brûler tout ce qui lui a servi, laver le parquet et repeindre les murs de sa chambre, empêcher toute communication même indirecte entre la malade et les autres accouchées? A quoi bon? la maladie n'est pas contagieuse : c'est une épidémie qui voyage et qui est venue un instant se reposer dans la Maternité. Résignons-nous, et lorsqu'une mortalité excessive aura montré que le miasme voyageur, que l'épidémie ne veut pas quitter son asile, cédons-lui la place et... fermons l'établissement.

Voilà où conduisent ces idées d'épidémies sans contagion directe ou indirecte, alors que la contagiosité est presque toujours la première condition de l'épidémicité, alors qu'on pourrait poser cette loi : TOUTE MALADIE SUSCEPTIBLE DE SE TRANSPORTER D'UN LIEU A UN AUTRE, SOUS FORME ÉPIDÉMIQUE, EST CONTAGIEUSE.

Quelques exemples feront mieux comprendre ces propositions : Des marécages existent dans un pays ; sous l'influence d'une température plus ou moins élevée, d'une modification quelconque dans l'état de l'atmosphère et du marais lui-même, les effluves paludéens se dégagent ; la fièvre intermittente attaque à la fois un

grand nombre de personnes, il y a une épidémie de fièvre intermittente. Mais la fièvre intermittente paludéenne n'est pas contagieuse; elle ne s'étendra qu'aussi loin que les miasmes insalubres
pourront être portés par les vents, et la maladie ne dépassera pas
la sphère d'action *directe* des causes capables de l'engendrer.

Supposons, au contraire, le cas d'une maladie endémique, spéciale à certaines conditions du sol, mais *contagieuse* : la fièvre
jaune ou le choléra, que voyons-nous?

Sous des influences purement locales, naît sur les bords du
Gange et comme une sorte de fièvre pernicieuse, à un seul accès,
le choléra asiatique. Dans la limite de *sa sphère d'action directe*,
le miasme cholérique sorti du fleuve exerce ses ravages, et une
épidémie de choléra se développe dans les lieux où il est endémique. Malheureusement la maladie est contagieuse. Un individu
déjà malade s'éloigne et franchit les limites où s'arrête la sphère
d'action *directe* du miasme à sa naissance; foyer morbide ambu-
lant, il transporte la maladie à distance, la transmet à des individus sains, ceux-là la transmettent à d'autres, et la transmission
ainsi multipliée et étendue, donne naissance à une *épidémie* cholérique loin du lieu où la maladie a pris naissance. Ce n'est pas le
miasme dégagé du Gange qui va *directement*, transporté par les
vents, donner la maladie à Constantinople, à Marseille, à Paris;
c'est le cholérique venu dans ces diverses villes, et qui lui-même
n'est devenu malade qu'après une longue série de transmissions
par contagion. Aussi, nous verrons la maladie suivre non pas la
marche des vents, mais les routes ouvertes à l'activité humaine, et
le choléra, qui pour venir à travers l'Asie et le nord de l'Europe,
mettra, comme en 1832, trois ou quatre années à nous arriver,
nous arrivera en 1865 en quelques semaines ou en quelques mois
par la mer Rouge, l'Égypte et les communications maritimes.

Sous l'influence de causes qui nous échappent, la fièvre puerpérale
se développe chez une accouchée; celle-ci devient un foyer de contagion, et si cette contagion peut s'exercer et s'exerce librement,

l'épidémie sera constituée. Mais, dit-on, pourquoi cette contagion ne s'exercerait-elle pas toujours? Pourquoi, à de certaines époques, presque toutes les accouchées deviennent-elles malades, tandis qu'une fièvre puerpérale primitive subsiste parfois sans affecter les accouchées voisines couchées dans la même salle? Pourquoi l'épidémie cesse-t-elle d'elle-même alors que tous les moyens employés n'avaient pu garantir les accouchées? Pourquoi le choléra sévit-il dans une ville avec une grande violence, en épargnant la ville voisine? Pourquoi attaque-t-il telle classe de la population plutôt que telle autre. Qu'on me permette ici une comparaison un peu banale.

Une maladie contagieuse, qu'elle se développe spontanément ou par des causes inhérentes à l'individu malade, comme la fièvre puerpérale spontanée ; ou sous l'influence directe de causes extérieures, comme le choléra aux Indes, une maladie contagieuse, dis-je, est comme une graine. Pour que cette graine germe, il faut qu'elle trouve un terrain convenable, convenablement préparé, et sa germination sera facilitée, gênée et empêchée par des conditions biologiques et atmosphériques.

Un homme prend en Égypte le choléra d'un autre cholérique ; il débarque librement à Marseille, et la maladie, qui n'était qu'à sa période prodromique, éclate à sa période d'état. Voilà la graine importée en Europe. Cet homme se trouve en contact avec divers individus, les uns bien portants, bien nourris, les autres maladifs et débilités par les privations ; leur *réceptivité morbide* est donc différente ; chez les premiers, la graine morbifique trouve un terrain mal préparé ; elle les laisse indemnes ; chez les autres, elle trouve un terrain favorable à sa germination ; le choléra respecte les premiers et atteint les seconds. Quelques-uns de ces malades s'éloignent, et se rendent dans des localités diverses : les unes placées sur des terrains bas, humides, marécageux, les autres situées sur des collines boisées, dont le sol est sec et sablonneux; le choléra germe dans les premiers et s'éteint dans les seconds. Ce que je

dis pour le terrain, je puis le dire pour les conditions atmosphériques, sans pouvoir, il est vrai, préciser quelles seront les conditions
météorologiques favorables à l'éclosion de la maladie ou à sa
dissémination.

Une armée en campagne a subi toutes sortes de privations et de
fatigues; ses blessés, entassés dans des hôpitaux où existent les
conditions hygiéniques les plus fâcheuses, voient naître parmi eux
ce fléau qui naît de la concentration de toutes les misères : le typhus
des camps. L'air vicié que tous respirent fait directement sentir sur
tous son influence; un grand nombre deviennent malades et une épidémie se crée de toutes pièces. Deux de ces malades sont évacués sur
d'autres localités; l'un est placé dans un village, au milieu d'une
famille de paysans robustes, bien nourris, bien portants, sainement
logés, et il ne communique à personne sa maladie, quoiqu'elle soit
contagieuse. Le second est évacué sur un autre hôpital où le typhus
n'existe pas, mais où, par la réunion des mêmes causes, il est en
quelque sorte en imminence. Ce typhique y trouve des malheureux
dont la réceptivité morbide est extrêmement développée; là il agit
comme l'étincelle qui allume un vaste incendie, il contagionne
autour de lui et il devient le point de départ d'une épidémie qui,
sans lui, sans l'état déjà fâcheux des autres malades, n'eût peut-
être pas existé.

Une fièvre puerpérale éclate chez une accouchée; ses voisines,
ses compagnes d'hôpital ont eu des couches faciles, ou leur accouchement remonte déjà à quelques jours, la température est défavorable à la dissémination de la maladie : la fièvre puerpérale s'éteint
sur place; supposons les conditions inverses, cette première malade communique son affection à une seconde, et les causes de propagation augmentant en proportion des cas morbides, une épidémie
est dès lors constituée.

Toutes les maladies susceptibles de se transporter sous la forme
épidémique d'un lieu à un autre : typhus, fièvre jaune, choléra,
fièvre typhoïde, fièvres éruptives; toutes celles qui, exigeant une

disposition particulière de l'individu, cessent parfois d'être sporadiques pour devenir épidémiques : infection purulente, fièvre puerpérale, érysipèle traumatique, pourriture d'hôpital, ne sont épidémiques que parce qu'elles sont contagieuses ; c'est par l'isolement des premiers malades affectés qu'on arrivera à empêcher ou à limiter leurs ravages. Des études suivies, des recherches précises, des observations rigoureuses fourniront, j'en suis convaincu, les preuves qui manquent encore à la démonstration scientifique de ces idées ; mais ce que je soupçonne seulement pour ces maladies, je crois pouvoir l'établir aujourd'hui pour la fièvre puerpérale.

L'épidémie de 1664, décrite par Peu (*Pratique des accouchements*, p. 268) est la première dont l'histoire fasse mention. Elle s'était montrée à l'Hôtel-Dieu de Paris et devait y reparaître bien des fois. Toutes ces épidémies n'ont pas eu leur histoire, mais les principales ont été décrites par Malouin (1746) ; Pouteau (1750) ; Tenon (1774, 1775, 1781, 1786, 1816) ; Doucet (1782). L'Hôtel-Dieu fut plus tard remplacé par la Maternité, et l'on ne pourrait que difficilement mentionner les épidémies dont cet établissement est le théâtre ; car, depuis quelques années, ces épidémies y semblent permanentes.

Churchill[1] a rassemblé, dans un tableau, la mention de la date des principales épidémies et le nom de leurs historiens.

En 1760, onze ans après la création en Angleterre de la première Maternité, la fièvre puerpérale se montra à Londres sous forme d'épidémie ; du 12 juin à la fin de décembre, 24 accouchées moururent à British lying-in Hospital[2].

Elle reparut en 1770[3]. Sur 890 femmes accouchées à British lying-in Hospital, 35 moururent. C'était une mortalité de 3,9, et ce qui parut à White une épidémie grave et une mortalité excep-

---

[1] CHURCHILL. *Diseases of Pregnancy and Childbed*, p. 285.
[2] LEAKE. *On Childbed Fever*, p. 241.
[3] WHITE. *On Lying-in Women*, p. 337.

tionnelle, est malheureusement au-dessous de la mortalité moyenne de la Maternité de Paris.

A Westminster-Hospital, de novembre 1769 à mai 1770, 14 femmes moururent sur un total de 63 accouchées.

En 1773, la fièvre puerpérale[1] envahit les salles d'accouchement de Royal-Infirmary à Edinburgh ; la maladie n'existait pas en ville.

En 1767, elle s'était montrée à la Maternité de Dublin, ouverte seulement depuis six ans. Sept ans plus tard, en 1774, elle y reparut pour disparaître jusqu'en 1787 et 1788.

Gordon[2] nous a conservé l'histoire de l'épidémie qui envahit Aberdeen depuis 1789 jusqu'en 1792 ; Dun[3], celle de Holloway, près de Londres, en 1812.

En 1814, les comtés de Durham et de Northumberland furent ravagés par la fièvre puerpérale, qui parut surtout à Sunderland, où pratiquait Armstrong, qui la décrivit. Nous la voyons encore à Barnsley, dans le Yorkshire, en 1808 ; à Leeds en 1809, à Édinburgh en 1821 ; à Dublin en 1810 ; dans la Maternité de Great Britain-Street, à Londres en 1827 et en 1832 ; à Aylesbury en 1831 ; à Vienne en 1829, 1833, 1834, 1837, 1842, 1846. Il est même des établissements où, comme dans la Maternité, on pouvait la considérer à l'état d'épidémie permanente. « La fièvre puerpérale, dit « Collins[4], parut pour la première fois sous forme d'épidémie à la « Maternité de Dublin en 1767 ; elle s'y montra depuis dans les années « 1774, 1787, 1788, 1803, 1810, 1811, 1812, 1813, 1818, « 1819, 1820, 1823, 1826, 1828 et 1829. » Aussi l'on peut presque dire que si l'on excepte les établissements où quelques accouchements seulement ont lieu chaque année, il n'est pas une Maternité qui n'ait présenté des épidémies de fièvre puerpérale

---

[1] CLARKE. *Essays in Medic.* Comment., vol. 15.
[2] GORDON. *Essay*, p. 42.
[3] DUN. *Edinb. Med. and Surg. Journal*, vol. XII, p. 56.
[4] COLLINS. *Practical Treatise on Midwifery*, p. 380.

plus ou moins fréquentes, plus ou moins meurtrières. Parfois
on les observe dans la ville, dans des villages même. « En 1767,
« dit Lepecq de la Cloture, un genre particulier d'épidémie régna
« dans la paroisse d'Heugon ; elle ne s'étendit que sur les femmes
« en couches, dont le nombre était considérable, et leur fut si
« funeste que de toutes celles qui eurent le malheur d'enfanter
« dans ce temps, pas une n'en fut exempte; elles périrent toutes
« misérablement de la même manière. »

Pour beaucoup d'accoucheurs, surtout en France, la fièvre
puerpérale est une maladie non contagieuse, naissant sous l'influence de causes générales, atmosphériques et météorologiques,
dont l'éclosion est favorisée par l'encombrement, l'oubli des soins
hygiéniques, dont on peut, par conséquent, rendre l'apparition
un peu moins fréquente, la durée et la gravité un peu moins
grande, mais qu'on ne peut empêcher de survenir de temps en
temps, et surtout que l'on ne peut guère combattre que par l'évacuation momentanée des établissements où l'épidémie a en quelque
sorte élu domicile.

Cette opinion, trop généralement acceptée en France par la plupart de nos confrères, a eu pour la mortalité des femmes en couches
les plus déplorables conséquences. De longues discussions se sont
élevées en 1858, à l'Académie de médecine de Paris, sur la nature
intime de la fièvre puerpérale et sur son traitement; c'est à peine si
la question pratique, la plus importante de toutes, la prophylaxie,
a été observée à son véritable point de vue; et quoique M. Danyau,
partisan de la contagion comme MM. Depaul, Bouillaud et Trous-
seau, apportât dans la question sa vaste érudition, l'expérience
acquise pendant un long voyage en Angleterre, l'autorité incontestable que lui donnait une grande pratique spéciale et la direction
d'une importante Maternité, ses collègues continuèrent à regarder
la fièvre puerpérale comme une sorte de génie malfaisant qui vol-
tige dans l'air et se pose tantôt sur un hôpital, tantôt sur un
autre.

La fièvre puerpérale tient à un germe répandu dans l'air, dans l'atmosphère d'une cité; telle est l'idée qu'on se fait, à Paris du moins, de la cause des épidémies si fréquentes. L'air de Paris étant regardé comme mauvais pour les accouchées, on conseille aux femmes qui le peuvent, d'aller faire leurs couches à Versailles ou à Saint-Germain; le même air étant également mauvais pour les opérés, les chirurgiens font quelquefois transporter à la campagne ceux qu'ils doivent opérer. Mais on ne se préoccupe pas du danger principal, et certes, la plupart de nos accoucheurs et de nos chirurgiens ne croient pas possible qu'ils puissent, dans les plis de leurs vêtements, porter à leurs malades, à Versailles ou à Saint-Germain, la fièvre puerpérale et l'infection purulente.

Ce serait aller contre le résultat de l'observation, contre la vérité que de chercher à montrer que la fièvre puerpérale se développe indépendamment des causes générales ordinaires. Toutes les fièvres puerpérales ne sont pas dues à la contagion, car la première qui se développe dans un établissement où elle ne s'était pas encore montrée a été amenée par des causes souvent multiples : état général de l'accouchée, travail difficile, manœuvres obstétricales, auxquelles sont venues se joindre la viciation de l'air, l'encombrement et des influences atmosphériques inconnues dans leur mode d'action.

Suivant des circonstances dont la nature nous échappe, cette fièvre puerpérale qui s'est développée sur une accouchée placée dans une salle remplie de femmes en couches ne fait pas d'autres victimes, ne se propage pas et meurt avec la malade, tandis que d'autres fois elle s'étend avec une merveilleuse et déplorable facilité. Une épidémie est dès lors constituée, et tantôt elle se continue pendant plusieurs mois, tantôt elle cesse brusquement; parfois rien ne l'arrête que l'évacuation et la fermeture de l'établissement, tandis que dans d'autres circonstances, sans que rien n'ait été changé en apparence, elle s'éteint et disparaît d'elle-même.

Certes, il faut bien accepter l'influence des causes générales

extérieures : température, état hygrométrique de l'air, phénomènes atmosphériques, mais cette influence, il faut la ramener à
sa juste valeur, et cette valeur, déjà bien affaiblie par les recherches modernes, diminuera encore, j'en suis convaincu, par de
nouvelles et rigoureuses observations.

En n'attachant au mot épidémie que l'acception d'une maladie
régnant exceptionnellement et sur un grand nombre de personnes,
il n'y a, il me semble, que trois manières d'en expliquer l'apparition : 1° le miasme venant d'un lieu plus ou moins éloigné, apporté
par les airs et voyageant d'un lieu à un autre, s'étend sur une ville,
un pays, un continent tout entier, et empoisonne (non par une
série de transmissions par contagion, mais primitivement) un
grand nombre de personnes ; 2° le miasme est apporté dans la cale
d'un navire (où il est en quelque sorte mis en réserve), ou il est créé
au lieu même dans lequel il exerce son action par la combinaison
des influences de l'état de l'atmosphère et du sol auxquels viennent
se joindre les conditions biologiques de misère, d'affaiblissement,
de maladie antérieure, d'agglomération, d'encombrement, et il agit
primitivement sur ceux qui se trouvent dans le rayon d'action
directe de son foyer, mais il n'agit pas au delà de ces limites ; 3° la
maladie ne s'étend sur un grand nombre que parce que, indépendamment de sa cause productrice première, elle possède la faculté
de se transmettre par contagion, et que cette faculté est arrivée à un
degré suffisant d'acuïté par la combinaison d'influences atmosphériques et hygiéniques favorables à son extension. Ce n'est plus alors
primitivement, c'est par transmissions successives d'un malade
aux individus sains, mais en état de réceptivité morbide qu'un grand
nombre de personnes se trouvent frappées. Les deux dernières
théories sont vraies et conformes à l'observation. Je repousse d'une
manière absolue la première, entachée de mysticisme, qui introduit dans la science l'« Ange Exterminateur », et à laquelle l'examen des faits donne, pour ce qui regarde la fièvre puerpérale, un
énergique démenti.

Lorsque la fièvre puerpérale éclate dans un établissement hospitalier, elle devrait, si elle tenait à un germe spécial contenu dans
l'air, dans l'atmosphère d'une cité, s'étendre aussi plus ou moins
à toutes les femmes de la ville, et surtout apparaître simultanément
dans les établissements d'accouchements, voisins de celui primitivement frappé. Si, au contraire, la fièvre puerpérale ne se développe
dans un établissement qu'après qu'un cas accidentel s'y est
montré à la suite d'un accouchement opéré dans de mauvaises conditions; si elle ne s'y étend que parce que la contagion a pu librement s'y exercer, et parce que cette extension a été encore facilitée par les mauvaises conditions hygiéniques de l'hôpital, ou
même parce que toutes ces conditions mauvaises, ont déterminé
simultanément son éclosion sur un certain nombre d'accouchées ;
nous la verrons alors limitée tantôt à tel établissement, tantôt à tel
autre, frapper peut-être plus souvent celui-ci que celui-là ; mais se
concentrer dans les lieux où elle a pris naissance, à moins que par
l'évacuation des femmes déjà malades sur d'autres hôpitaux, jusque-là préservés, on n'étende ses ravages en disséminant les germes
de la maladie[1].

Or, nous verrons que pour Pétersbourg, Vienne, Paris, la non-
coïncidence des épidémies dans les Maternités de ces diverses villes
est la règle ; la coïncidence, l'exception, et nous mettrons ainsi en
évidence ce fait si important par ses conséquences pratiques : *La
fièvre puerpérale est épidémique ; mais ces épidémies ne sont
dues qu'à une contagion qu'on a laissée s'exercer librement.*

Saint-Pétersbourg. — Il existe à Saint-Pétersbourg deux Maternités principales : l'une dépendant du grand hôpital des Enfants-
Trouvés, est située sur la rive gauche du canal de la Moïka, branche

---

[1] On peut suivre quelquefois cette propagation des épidémies d'un établissement à l'autre.
La première épidémie de 1856, à l'hôpital Cochin, débute, dit M. Beau, au mois de mai, après la
réception des femmes qui avaient été évacuées de la Maternité, et s'étend jusqu'au mois d'août.
La seconde épidémie date du commencement d'octobre, elle avait été précédée par le décès de
deux femmes accouchées à la Maternité et apportées à Cochin lorsqu'elles étaient à la dernière
extrémité. (*Bull. de l'Acad. de Méd.* 1858. XXIII, p. 445.)

de la Néva ; l'autre placée à quelque distance de la première, sur la
rive gauche du canal de la Fontanka, formé également par la Néva,
est un établissement spécial fondé par l'impératrice Marie, et
depuis plusieurs années sous la protection directe de madame la
grande-duchesse Hélène, qui consacre à l'entretien de cette Maternité et de quelques autres fondations hospitalières une partie de
sa fortune et à leur direction toute la haute intelligence et l'amour
du bien qu'elle possède à un si haut degré. C'est de cette Maternité qu'est sorti un des plus beaux travaux sur la fièvre puerpérale :
le rapport de M. Hugenberger, son dernier médecin en chef.

Les deux Maternités se trouvent dans une situation topographique
à peu près semblable, toutefois il existe dans leur aménagement
intérieur des différences qui peuvent expliquer l'inégalité de leur
mortalité moyenne. La Maternité des Enfants-Trouvés, *Erziehungshaus*, dépend d'un grand établissement ; ses salles communiquent
les unes avec les autres et les accouchées malades ne sont que difficilement séparées des accouchées saines ; l'*Hebammen-Institut* est
isolé et de grandes améliorations effectuées depuis 1852 ont permis
d'y mettre en pratique l'isolement des malades.

Si ces différences peuvent expliquer comment la mortalité par la
fièvre puerpérale est plus élevée dans un établissement que dans
l'autre, comment les épidémies peuvent prendre un plus facile
développement dans le premier que dans le second, elles ne sauraient expliquer, pour les partisans de la non-contagiosité, comment les miasmes spéciaux que contiendrait l'air de Saint-Pétersbourg s'arrêteraient tantôt sur une Maternité, tantôt sur l'autre,
sans les attaquer simultanément et sans attaquer en même temps
les femmes accouchées en ville. Rappelons d'abord que la mortalité moyenne, de 1845 à 1859, a été :

Pour la ville de Saint-Pétersbourg. . . . . 0,7 pour 100
Pour l'Hebammen-Institut. 2,9   —
Pour l'Erziehungshaus. 5,1   —

La mortalité dans la ville s'est parfois élevée pendant que l'état des deux établissements était satisfaisant ; le plus souvent, cependant, le contraire existait, car si on peut trouver en ville une épidémie dans la *clientèle privée* d'un accoucheur, on ne trouvera nulle part l'exemple d'une épidémie répandue indistinctement sur les accouchées d'une grande ville.

Cette absence de coïncidence apparaît dans les relevés suivants :

Faible mortalité en ville, mortalité élevée dans les deux établissements d'accouchements :

ANNÉES	MOIS	VILLE pour 100	HEBAMMEN-INSTITUT pour 100	ERZIEHUNGSHAUS pour 100
1845.	Février........	0,3	7	6
1846.	Juin........	0,4	13	5
1848.	Octobre.......	0,6	25	8
1849.	Février.......	0,3	4	12
1850.	Avril........	0,5	4	14
—	Mai.........	0,6	7	27
—	Juin........	0,3	3	26
1852.	Juin........	0,3	6	14
1858.	Avril........	0,6	5	10

Mortalité faible en ville et dans un des deux établissements, élevée dans l'autre.

ANNÉES	MOIS	VILLE pour 100	HEBAMMEN pour 100	ERZIEHUNGSHAUS pour 100
1845.	Mai..........	0,5	2	13
—	Juin........	0,3	3	14
—	Juillet.......	0,6	0	7
—	Novembre.....	0,7	0	7
1848.	Mars........	0,2	7	0
—	Mai........	0,6	13	4
—	Juillet......	0,6	0	9
—	Août........	0,3	12	5
1849.	Avril.......	0,5	11	3
1850.	Octobre......	0,4	0	6
1852.	Janvier......	0,9	0	22
—	Juillet......	1	0	22
1853.	Mars........	1,3	0	12

ANNÉES	MOIS	VILLE POUR 100	HEBAMMEN POUR 100	ERZIEHUNGSHAUS POUR 100
1856.	Mai..	0,1	2	14
—	Juillet..	0,2	2	14
1857.	Octobre.	0,5	1	8
1859.	Février..	0,5	20	5
—	Mai..	0,4	0	8

Si nous comparons la marche de la mortalité dans les deux établissements, pour 1847, 1848, 1849, 1850, 1851, 1852, 1853, nous voyons des différences considérables se produire (*voir* pl. II).

Ainsi, en mai 1848, tandis que la mortalité de la Maternité des Enfants-Trouvés est au-dessous de 4 pour 100, elle dépasse 13 pour 100 à l'Institut des sages-femmes; mais pendant que l'état sanitaire s'améliore dans le premier établissement, il s'aggrave dans le second, et en juillet, tandis que la mortalité est nulle dans le premier, elle s'élève dans le second à plus de 8 pour 100. Trois mois après, la relation se renverse de nouveau : l'Institut perd 25 pour 100 sur le nombre des accouchées, et la Maternité des Enfants-Trouvés conserve le chiffre élevé toutefois de 8 pour 100.

Dans les années suivantes, 1850, 1851, 1852, les épidémies continuent à se montrer aux Enfants-Trouvés, tout en respectant l'Institut. En mai 1850, tandis que l'Institut perd 7 pour 100, l'autre établissement voit sa mortalité monter à 27 pour 100.

En 1852, la différence se prononce encore bien davantage. En janvier, février, mai et juillet, aucune femme ne meurt à l'Institut, et pendant ce temps la mortalité monte, dans la Maternité des Enfants-Trouvés, à 22, 11, 8 et 21 pour 100.

Paris possède deux établissements spéciaux d'accouchements : la *Maternité*, située rue du Port-Royal, est destinée à l'éducation des sages-femmes; la *Clinique*, située place de l'École-de-Médecine, tout en recevant des élèves sages-femmes, est surtout consacrée à l'enseignement clinique de l'obstétrique pour les étudiants en médecine de la Faculté. Comme à Saint-Pétersbourg, une différence notable existe dans la mortalité moyenne de ces deux établissements ; mais, contrairement à ce que pourrait faire croire la situation topographique des deux Maternités, c'est la Clinique, placée au milieu d'un centre populeux, à côté d'un service de chirurgie et des amphithéâtres de dissection, qui perd le moins de monde. Je chercherai plus tard si l'on trouve dans l'organisation intérieure de la Maternité, dans les facilités qu'elle offre à l'extension par contagion de la fièvre puerpérale les raisons de son excessive mortalité, ce que j'ai à montrer maintenant, c'est que les épidémies de fièvre puerpérale existant dans un des deux établissements, n'ont aucune influence directe sur l'état sanitaire de l'autre. Le tableau suivant constate ces différences[1].

ANNÉES	MOIS	CLINIQUE	MATERNITÉ	ANNÉES	MOIS	CLINIQUE	MATERNITÉ
1860.	Février. . . .	0	13,1	1863.	Juillet.	5,7	15,8
—	Mars	5,5	12,5	—	Octobre . . .	5,1	20,1
—	Octobre.. . . .	2,5	15,2	1864.	Janvier. . . .	4,1	23,3
1861.	Septembre...	13,8	6,0	—	Février. . . .	1,5	52,0
1862.	Juin..	2,9	14,4	—	Août	1,9	22,0
—	Juillet	20,0	3,5	—	Octobre. . . .	3,6	26,0
1863.	Avril. . . .	4,9	19,4	—	Décembre. . .	5,6	58,8

La marche des épidémies, dans les deux hôpitaux, est intéressante à suivre (*voir* pl. III). Jusqu'au mois d'avril 1861, la mortalité de la Maternité dépasse celle de la Clinique ; mais, à partir du mois de mai, la mortalité s'élève dans ce dernier établissement ; elle atteint 13,8 pour 100 en septembre 1861, s'abaisse brusquement en octobre, et remonte en novembre à 13 pour 100. L'état sanitaire devient encore plus mauvais en janvier et février 1862, il suc-

---

[1] La mortalité mensuelle ne répond pas d'une manière absolue à la morbidité. Telle femme devenue malade le 28 janvier et mourant le 2 février, charge la mortalité de février et diminue celle du mois de janvier ; mais cette légère cause d'erreur peut être négligée, car d'une part la durée moyenne d'une fièvre puerpérale mortelle n'est que de quatre à cinq jours, et d'autre part la compensation s'établit entre le commencement et la fin du mois.

combe, pendant ces deux mois, **16** et **17** pour **100** des femmes
accouchées, puis en mars, avril et mai, les choses reviennent peu
à peu à l'état normal; en juin, tandis que la Maternité de Port-
Royal est le siége d'une épidémie de fièvre puerpérale qui enlève
14,4 pour **100** des accouchées, la Clinique voit sa mortalité descendre à **2,9** pour **100**. Tout à coup la fièvre puerpérale y éclate,
s'étend à un grand nombre de femmes, et, dans le mois de juillet,
13 accouchées sur **65** succombent, donnant une mortalité de
20 pour **100**. Pendant ce temps, la Maternité, ordinairement si
meurtrière, présente une mortalité exceptionnellement faible (pour
elle du moins) de **3,5**; **3,5** et **2,2** pour **100**.

Mais à partir du mois de novembre 1862, tout rapport cesse
d'exister dans la mortalité des deux établissements; tandis que la
moyenne des décès, pour 1863 et 1864 réunis, est, pour la Clinique, de **4,3** pour **100** accouchées; elle est, pour la Maternité, de
16,5 pour **100**, et elle y atteint, en janvier, **23** pour **100**; en février,
52 pour **100**; en octobre, **26** pour **100**, et, enfin, en décembre,
58 pour **100**, chiffre sans précédent; aussi, après que sur **34** accouchements effectués pendant ce dernier mois, il y eut eu **20**
décès, on se décida enfin à fermer l'établissement.

Une seule fois, en mars 1861, il y eut une coïncidence dans
l'existence d'une épidémie à la Clinique et à la Maternité. Ce fait
est tellement exceptionnel que je me suis rendu à la maison d'accouchement de la rue de Port-Royal, pour savoir quels étaient à
cette époque les médecins ou l'interne chargés du service de cette
maison, car ils auraient pu être les agents de transmission de l'épidémie de l'un à l'autre des deux établissements, mais je dois avouer
que s'il existe à cet égard des probabilités, je n'ai pu acquérir de
certitude pour la négative ou l'affirmative.

Vienne. — La non-coïncidence des épidémies entre deux établissements voisins est bien plus remarquable encore quant à ce qui
concerne les deux Maternités de Vienne.

Les deux cliniques d'accouchements de Vienne, celle des élèves en médecine et celle des sages-femmes sont placées dans le même hôpital (Allgemein Krankenhaus), et comme il est facile de le voir (Pl. VI, fig. 2) dans deux cours contiguës, dans deux bâtiments faisant partie des mêmes constructions. Si la fièvre puerpérale est une maladie épidémique dont le développement soit dû à ces influences atmosphériques occultes, à ces miasmes créés de toutes pièces et voyageant avec les vents, elle devra régner simultanément dans les deux services d'accouchements, y faire un nombre de victimes variable sans doute; mais il paraît impossible que la mortalité descende en même temps dans l'un au-dessous de la moyenne, tandis qu'elle arrive dans l'autre à un chiffre élevé. Le tableau suivant démontre cependant, d'une manière évidente, cette absence de coïncidence dans l'état sanitaire, la non-coïncidence des épidémies.

		MORTALITÉ POUR 100	
		1re CLINIQUE	2e CLINIQUE
1838.	Juillet.	0,9	24,7
1839.	Juin.	15,»	3,4
1840.	Octobre.	29,5	5,8
1842.	Décembre.	31,3	3,7
1844.	Mars.	17,0	3,5
1844.	Novembre.	11,0	0,7
1845.	Octobre.	14,8	1,3
1846.	Mai.	13,4	0,4
1847.	Avril..	17,9	0,7
1856.	Septembre.	1,5	10,5
1862.	Décembre.	6,5	0,2

On ne saurait invoquer, pour expliquer ces différences, l'état fâcheux de l'une des cliniques, puisque c'est tantôt l'une, tantôt l'autre qui est le théâtre de l'épidémie.

Dans un tableau ci-joint (Pl. IV), j'ai, à l'exemple de M. Späth, représenté par un tracé graphique la courbe de la mortalité dans les deux cliniques en prenant pour exemple les années 1840, 1841, 1842, 1843, 1844, 1845 et 1846.

En mai 1840, l'état sanitaire des deux cliniques était assez satisfaisant, car la mortalité y était descendue à 1,1 et 1,2 pour 100 ;
elle diminua encore les deux mois suivants dans la seconde clinique (0,6) et son maximum, qu'elle atteignit en octobre, fut de
5,8 pour 100. Pendant ce temps la mortalité s'éleva graduellement dans la première clinique ; elle atteignit successivement les
chiffres de 10 ; 14 ; 19 ; 21 pour 100 en août, septembre, novembre,
décembre ; elle était montée, en octobre, à 29 pour 100, et en six
mois, sur 1393 femmes, il en mourut 250 ; tandis que dans la
seconde clinique, celle des sages-femmes, sur 1064 accouchées, il
en était mort 45, c'est-à-dire que la seconde clinique avait conservé
sa mortalité moyenne de 4 pour 100, tandis qu'elle s'était élevée
dans la première à 17 pour 100.

En janvier et février 1841, l'épidémie entra en décroissance,
l'état sanitaire redevint assez satisfaisant en mars, avril et mai, et,
sauf une légère aggravation en juin dans les deux cliniques, cet état
se continua assez bon jusqu'en octobre. Mais, à partir de cette époque,
une grave épidémie envahit la première clinique, et la mortalité s'y
éleva en novembre et décembre 1841, janvier et février 1842 à 22 ;
19 ; 20 et 12 pour 100, tandis que la seconde clinique, placée dans
les mêmes constructions, mais sans communication de personnel
avec la première, n'avait qu'une mortalité de 3 ; 5 ; 2 et 4 pour 100.
Bientôt cependant la seconde clinique voit cesser son immunité relative, sa mortalité s'élève et reste élevée toute l'année (5 ; 12 ; 7
pour 100) ; mais celle de la première clinique s'élève bien davantage : une effroyable épidémie y fait périr en 8 mois 432 accouchées,
et la mortalité y atteint, en décembre 1842, 31 pour 100, tandis
qu'elle n'est dans l'autre clinique que de 2 pour 100.

A partir de ce moment le nombre des décès diminue dans la première clinique d'une manière constante, et en juillet la mortalité
tombe à 0,5 pour 100. Elle suit une marche absolument inverse
dans la seconde clinique, et du mois de décembre 1842 au mois
d'avril 1848, elle monte graduellement et arrive à 20 pour 100.

Pendant toutes les années suivantes, la mortalité de la première clinique reste toujours plus élevée que celle de la seconde ; cette différence se prononce surtout en octobre 1845 ; elle se continue pendant treize mois jusqu'en novembre 1846.

Pendant que 543 femmes sur 3881 accouchées succombent dans la première clinique, donnant une mortalité moyenne de 13,9 pour 100, la seconde clinique perd 104 accouchées sur 3732 ou 2,7 pour 100.

Les mêmes divergences se sont montrées dans les années 1854, 1855, 1856, 1857 et 1858. En février 1854, la première clinique a 10 pour 100 de mortalité ; la deuxième, 1,7 pour 100 seulement. En septembre, le rapport se renverse, tandis que la première garde sa moyenne (5 pour 100), la seconde perd 15 pour 100 des accouchées. En décembre, nouveau changement, la mortalité s'élève à 7 pour 100 dans la première, mais elle s'élève dans la seconde au chiffre élevé de 18 pour 100.

De telles différences ne sauraient exister si la maladie était purement épidémique dans le sens hippocratique donné ordinairement à ce mot. A quoi tiennent donc les différences si grandes dans la mortalité simultanée des deux établissements voisins ? C'est que la contagion ne s'est exercée que trop facilement dans la clinique envahie, dans des salles renfermant un grand nombre d'accouchées ; mais que cette contagion n'a pu s'exercer de l'une vers l'autre clinique, la première étant réservée exclusivement aux étudiants, la seconde exclusivement aux sages-femmes, et qu'aucune communication directe ou indirecte n'existait entre elles.

Peut-on, en présence de pareilles divergences dans la mortalité de deux établissements aussi voisins, admettre aujourd'hui que l'on a affaire à des épidémies pures de toute contagion ? Si l'éclosion et le développement de la maladie étaient dus à des miasmes répandus dans l'air et s'arrêtant au-dessus d'une Maternité, ou à un état particulier de l'atmosphère : chaleur, humidité, électricité, pression barométrique, etc., *capable de développer primitivement et dans le même temps la fièvre puerpérale chez un grand nombre d'accou-chées,* l'épidémie devrait sévir à la fois dans deux services placés dans le même établissement, presque dans la même cour, dans le même bâtiment ; la coïncidence devrait surtout exister lorsqu'une mortalité exceptionnellement élevée frappe une des Maternités ; or, cette coïncidence dans la mortalité n'existe que lorsque cette mortalité est peu élevée, et elle disparaît, au contraire, quand la mortalité s'élève notablement ; de telle sorte qu'il faudrait admettre *que ces prétendues influences épidémiques exercent d'autant moins largement leur action qu'elles sont plus actives, et qu'une épidémie se localise d'autant plus qu'elle sévit avec plus de force.* Soutenir une pareille proposition serait se mettre en contradiction avec tout ce que nous a appris l'observation, avec la logique la plus élémen-taire. Les épidémies de fièvre puerpérale tiennent à la contagion, c'est ce que j'espère démontrer par de nombreux exemples.

PROPAGATION PAR CONTAGION

« La contagion est le mode suivant lequel l'homme malade trans-
« met à l'homme sain, plus ou moins prédisposé, la maladie dont il
« est lui-même affecté.

« Sortie le plus souvent d'une semence spécifique communiquée,
« la maladie contagieuse peut cependant se développer d'une ma-
« nière toute spontanée chaque fois que les conditions qui lui ont
« donné naissance une première fois se trouvent de nouveau réu-
« nies. »

Telles sont un peu modifiées les définitions données par M. Mon-neret, et je les accepte en ajoutant que la transmission peut avoir lieu par intermédiaire, c'est-à-dire que le germe morbifique, pris sur un individu malade par un individu sain, peut contaminer une troisième personne, l'intermédiaire étant et restant sain.

Si l'on veut rechercher par quelles voies se fait la contagion, quel est le mode de transmission, l'obscurité commence. Découvrir les voies que suit la contagion serait en même temps découvrir les moyens certains de la supprimer; mais si nous ne pouvons percer les ténèbres qui couvrent les mystères du mode de propagation des maladies contagieuses, nous pouvons du moins constater si cette propagation existe, dans quelles circonstances elle s'exerce, quelles circonstances la facilitent ou s'opposent à ses progrès.

La fièvre puerpérale, née spontanément chez une femme accouchée dans une Maternité, se propage par contagion, et cette propagation peut se faire de manières très-différentes : 1° directement d'une femme malade à une autre; 2° par l'intermédiaire des élèves et des médecins pendant ou après l'accouchement; 3° par les miasmes contagieux conservés dans les salles de femmes en couches par les murs, les matelas, les lits, les rideaux, les objets de pansement, etc.

1° *Propagation par les malades.* — C'est le mode de contagion le plus ordinaire, et c'est aussi celui qui amène la mortalité la plus grande. C'est à la contagion directe qu'est dû principalement la différence si considérable qui existe dans la mortalité des femmes accouchées en ville et celles accouchées à l'hôpital ou dans les Maternités.

En dehors même de cette considération si importante de la non-coïncidence des épidémies dans des établissements voisins, mais absolument séparés, la marche même des épidémies qui sévissent dans une Maternité est une preuve du mode de propagation par voie de contagion.

Pour quelques médecins, cependant, il semble qu'une maladie ne peut être réputée réellement contagieuse qu'à la condition d'attaquer indistinctement toutes les personnes qui se trouvent dans le foyer de la contagion, et s'il s'agit d'un hôpital, qu'à la condition d'attaquer successivement, et de proche en proche les malades occupant les lits contigus. M. P. Dubois, dans la discussion à l'Académie de médecine, donnait sérieusement comme une preuve de la non-contagiosité de la maladie ce fait: que les accouchées successivement atteintes à la Clinique n'étaient placées ni dans les mêmes salles, ni dans des lits contigus. « L'influence épidémique a *plané*, « dit-il, sur tout l'établissement. » Le professeur de la Faculté oubliait ou plutôt méconnaissait l'influence que lui-même, ses aides et ses élèves avaient sur la propagation de la maladie ; c'était la date des accouchements qu'il eût fallu considérer, et non la place occupée par le lit de la malade ; car si le lit était immobile, le médecin, lui, portait la contagion de salle en salle, et de lit en lit, contaminant les accouchées en état de réceptivité morbide. Niera-t-on la contagiosité de la rougeole, de la scarlatine, parce que tous les individus en rapport avec un rubéoleux ou un scarlatineux n'ont pas pris la maladie ?

Un exemple, pris à Paris, nous montrera comment se propage la fièvre puerpérale et comment on crée une épidémie.

L'administration des hôpitaux a construit à l'hôpital Cochin, mais sans en soumettre les plans à l'approbation du corps des médecins et chirurgiens des hôpitaux, une petite Maternité. Inaugurée le 15 juin 1865, placée dans une bonne situation topographique, on se flattait que la fièvre puerpérale ne s'y montrerait pas, du moins sous forme d'épidémie.

Mais déjà, au mois d'août, pendant une période de moins de quinze jours, cinq femmes y moururent de fièvre puerpérale ; c'était une épidémie. Ce fléau qui ne respecte rien, avait de son souffle empoisonné, dit-on, l'hôpital modèle. J'ai voulu à mon tour voir de près les faits, et voici ce que cette courte enquête m'a montré.

Le 16 août entra dans cet établissement une femme Bonnin, qui fut couchée au n° 39 de la salle 4, salle qui s'ouvrait pour la première fois et dans laquelle se trouvaient déjà cinq malades. La nouvelle arrivée était pâle et amaigrie ; elle était à sa cinquième grossesse, et ses couches antérieures avaient été peu heureuses, car elle avait eu des accidents puerpéraux six ans auparavant et encore l'année précédente. L'accouchement, qui eut lieu le 16, à minuit, ne présenta rien de remarquable. Le lendemain, 18, elle eut du frisson, et il se déclara une fièvre puerpérale bien caractérisée. Cependant on laissa cette malade quarante-huit heures dans la salle, et on ne la transféra au deuxième étage, dans une chambre isolée, que quatre heures avant sa mort, arrivée le 20. Pendant que cette malade était encore à son lit (n° 39), on mit dans les lits contigus, aux n°ˢ 38 et 40, deux primipares jeunes et fortes.

Au n° 38, la femme Deliste, entrée le 19 août, accouchée le 21, fut prise de fièvre puerpérale le 22, fut transportée dans les salles isolées du second étage, le 23 seulement, et mourut le 24.

Au n° 40, la femme Blanchière, entrée le 20 août, accouchée le 21, fut prise de fièvre puerpérale le 22, fut transférée le 24 seulement, et mourut le 27.

Le mal ne devait pas s'arrêter là. Cette salle n° 4, située au premier étage, communique librement, par l'intermédiaire d'un large corridor avec la salle n° 3. Le 25 août, entrait au n° 24 de cette salle 3 une femme Guillaume, qui accoucha le même jour, fut prise le 28 de fièvre puerpérale, fut transférée le 29, et mourut le même jour.

Le même jour, 25 août, entrait et accouchait, une femme Aucagne, qu'on plaça au n° 28 de la salle 3. Prise de fièvre puerpérale le 29 août, cette malade mourait le 2 septembre, et l'épidémie cessait momentanément. La fièvre puerpérale devait cependant encore faire d'autres victimes dans le nouvel établissement.

Au n° 26 de la salle 3 entrait, le 8 octobre, une femme Baratte, qui accoucha le même jour; mais qui, prise bientôt de fièvre puerpérale, succomba le 20 octobre.

Au même n° 26, dans ce même lit, on plaça, le 27 octobre, une femme Saint-Saulieu, qui accoucha le 28, fut atteinte ensuite de la fièvre puerpérale, et mourut le 7 novembre.

Ajoutons à ces malheureuses victimes une femme Bonaventure, entrée le 6 octobre, accouchée le même jour, morte ensuite du choléra, et nous aurons, depuis le 15 juin jusqu'au 15 novembre 1865, 8 décès dans la nouvelle Maternité, sur un total de 238 accouchées, c'est-à-dire une mortalité de 3,3 pour 100 ou de 1 accouchée sur 30, résultat presqu'aussi désastreux que ceux donnés par les établissements si défectueux comme installations, la Clinique et la Maternité; sept des huit décès furent dus à la fièvre puerpérale.

Peut-on ici douter un seul instant que la contagion seule a été cause de cette épidémie qu'on attribuait à une influence occulte, à une cause insaisissable et impossible à combattre? Mais on se trouve toujours en présence de ce problème impossible à résoudre pour ceux qui ne tiennent pas compte du degré plus ou moins grand de la réceptivité morbide: pourquoi la contagion n'a-t-elle pas continué à faire des victimes puisque d'autres accouchées se trouvaient encore dans la salle? Si nous ne pouvons savoir quelles sont les conditions qui rendent tel individu susceptible de subir l'influence d'une cause morbifique et tel autre capable d'y résister; si nous ne pouvons expliquer pourquoi celui-ci prend une scarlatine, une rougeole, une variole, tandis que celui-là séjourne impunément au milieu des scarlatineux et des rubéoleux, prétendrons-nous pour cela que la rougeole, la scarlatine, la variole ne sont pas contagieuses? Il en est de la fièvre puerpérale comme de ces maladies. Il est inutile, du reste, de m'étendre davantage sur ce point, et j'aurai suffisamment prouvé l'existence de la contagion directe si je montre la fièvre puerpérale transmise par les élèves, les sages-femmes, les médecins, et entretenue à l'état d'endémie par l'insalubrité *spéciale* des salles.

Je dois dire, toutefois, que plusieurs de nos confrères d'Angleterre, partisans très-déclarés de la contagion par l'intermédiaire de l'accoucheur, ont cru pouvoir attribuer à cette cause la propagation de la fièvre puerpérale et mettre en doute la fréquence et même l'existence de la contagion s'exerçant, sans intermédiaires, de malade à accouchée. On peut arguer, en effet, que les femmes placées dans le même établissement, dans les mêmes salles, sont ordinairement soignées par les mêmes personnes; cependant, en présence des exemples nombreux où la contagion s'est exercée indépendamment de l'intervention directe et immédiate de l'accoucheur, on ne peut mettre en doute le mode de propagation de la maladie d'une accouchée à l'autre.

2° *Propagation par les élèves, les sages-femmes et les accoucheurs.* — L'idée que la fièvre puerpérale est contagieuse par l'intermédiaire des personnes qui soignent les femmes affectées de la maladie est loin d'être nouvelle.

Les mesures prophylactiques recommandées par Armstrong[1] indiquent assez ses idées à cet égard. « Il faut, dit-il, empêcher « les infirmiers et autres personnes ayant donné leurs soins aux « femmes affectées d'approcher des femmes sur le point d'accou- « cher et de leur donner des soins. Il faut veiller scrupuleusement « à ce qu'elles prennent pour elles-mêmes les plus grands soins de « propreté, leur faire faire chaque jour des ablutions sur tout le « corps, et leur faire changer fréquemment de linge et de vête- « ments. »

Et plus loin, Armstrong ajoute en note cette phrase tirée de Gordon : « J'ai des preuves évidentes que toute personne ayant « approché une malade atteinte de fièvre puerpérale se chargeait « d'une atmosphère d'infection qu'elle communiquait à toutes les « femmes en couches qui se trouvaient à sa portée. »

« Je n'ai jamais, que je sache, dit Gooch[2], communiqué la ma- « ladie à aucune femme; cependant quelques exemples authen- « tiques plaident en faveur de la contagion. Plusieurs médecins « m'ont dit avoir transmis la maladie d'une malade à une autre, « et ce, après un voyage de 6 milles (9 kilomètres) fait pendant

---

[1] Armstrong. *Facts and Observations*, p. 46.
[2] Gooch's. *Pratical Compendium of Midwifery*, p. 285.

« un vent violent. Un praticien me dit qu'après avoir assisté à l'au-
« topsie d'une femme morte de la maladie, il transporta l'infection
« à une Maternité, et presque toutes les accouchées moururent de
« la maladie. Quelquefois elle se montre seulement dans l'hôpital
« d'une ville, d'autres fois elle se montre dans la pratique privée.
« Quoique ma propre pratique ne m'ait jamais fourni de preuves de
« la contagion de cette maladie, je crois qu'il faut agir avec pré-
« caution, et je me suis fait une règle, après avoir vu une femme
« atteinte de fièvre puerpérale, de ne jamais visiter une accouchée
« sans changer au préalable de vêtements, et cette règle m'oblige à
« conserver quelques costumes complets uniquement destinés aux
« visites que je puis faire aux malades contaminées. Les fous n'ap-
« prennent jamais qu'à l'école qui coûte si cher, celle de l'ex-
« périence; je ne me sens pas disposé à prendre sur ce chapitre
« une leçon à cette école. »

Gordon, qui a décrit l'épidémie d'Aberdeen, rapporte que la fièvre
puerpérale se montrait surtout chez les femmes accouchées ou soignées par des médecins ou des sages-femmes ayant été déjà en contact avec d'autres malades.

M. Botrel, de Saint-Malo, a raconté à M. Tarnier qu'un médecin
de cette ville ayant perdu sept femmes de fièvre puerpérale, tandis
que ses collègues n'en perdaient aucune, ne voulut plus faire d'accouchements. L'épidémie s'arrêta brusquement.

Dans une communication faite à la Société médico-chirurgicale
d'Édimbourg, le docteur Paddie [1] montra dans sa propre pratique
des exemples incontestables de contagion.

Le 2 septembre, il accoucha une femme de 32 ans, d'une
mauvaise santé antérieure; le troisième jour, elle fut prise de fièvre
puerpérale, et mourut le huitième.

Le 7 septembre, il accoucha une femme de 23 ans; elle devin
malade le troisième jour, et mourut le sixième.

---

[1] *North. Journ. of Medecine*, janvier 1846.

Le 14 septembre, il accoucha une troisième femme âgée de 25 ans; prise de fièvre le deuxième jour, elle mourut le septième.

Lorsque cette dernière accouchée devint malade, M. Paddie comprit que la fièvre puerpérale faisait irruption dans sa clientèle; il assembla plusieurs confrères et les consulta sur l'opportunité d'une abstention momentanée de sa part. Ses collègues furent d'avis qu'il devait se borner à employer toutes les précautions possibles contre la contagion; en conséquence, il changea ses vêtements, même ses gants, employa les lotions sur les mains avec une solution de chlorure de chaux, et continua sa pratique. Les 19, 22 et 25 septembre, il fit trois accouchements qui ne furent suivis d'aucun accident. Mais le 26, il accoucha une femme de 29 ans, qui mourut trois jours après de fièvre puerpérale; et le 27, une autre femme de 23 ans, qui mourut en moins de trois jours. Or, en prenant quelques informations, M. Paddie vit que la femme accouchée le 26 avait été visiter l'accouchée du 14 septembre, sa voisine, pendant que celle-ci était atteinte de fièvre puerpérale : c'est à cette visite que cette femme avait pris le germe de la maladie, et le docteur Paddie l'avait transmis encore de la malade accouchée le 26 à celle accouchée le 27. C'est alors que le médecin crut devoir, pendant un certain temps, s'abstenir de tout accouchement et de toute visite.

Armstrong, Ramsbotham, Lee, Gooch, Robertson, Hutchinson, Blundell, Danyau, citent des exemples où ces prétendues épidémies s'étaient limitées à la clientèle d'un même médecin.

Jackson, de Philadelphie[1], pendant qu'il pratiquait dans le comté de Northumberland, eut de suite sept accouchements suivis de fièvre puerpérale. Les autres femmes enceintes, effrayées, s'adressèrent à un médecin d'une ville voisine; aucune d'elles, aucune de celles accouchées par des sages-femmes, ne furent malades.

---

[1] *American. Jour. of Med. Sciences*, octobre 1842.

Le docteur Storer, du 10 au 28 février 1830, accoucha six femmes; la dernière seule fut prise de fièvre puerpérale, et mourut le 8 mars. Le 9, le docteur Storer fit l'autopsie; dans la nuit, il accoucha une femme qui mourut le 16; le 10, nouvel accouchement, fièvre puerpérale, mais guérison; le 16, autre accouchement, mort le 21; le 17, le 19, il fit deux autres accouchements; les deux accouchées moururent le 22. « Jusqu'au 20 mars, dit M. Storer, « j'avais porté les mêmes vêtements; je refusai alors tout accouche- « ment jusqu'au 21 avril; je repris ensuite ma clientèle après « avoir renouvelé mes habits; je n'eus plus aucun cas de fièvre « puerpérale. »

Dans la discussion soulevée à la Société obstétricale d'Edinburgh, par la lecture du travail de M. Arneth, M. Simpson mentionna le fait suivant : En 1836, M. Sidey, d'Edinburgh, eut dans sa clientèle cinq ou six cas de fièvre puerpérale à une époque où il n'en existait aucun cas dans la pratique de ses confrères.

M. Simpson, qui n'avait pas à cette époque les mêmes idées qu'aujourd'hui sur la contagion, assista à l'autopsie de deux des malades de M. Sidey, et mania les pièces anatomiques; les quatre premières femmes que M. Simpson accoucha après cela furent prises de fièvre puerpérale.

En 1821, le docteur Campbell, d'Edinburgh[1], fit l'autopsie d'une femme morte de fièvre puerpérale consécutive à un avortement. Il mit la pièce anatomique dans la poche de son habit d'hôpital; le lendemain, ayant les mêmes vêtements, il assista à un accouchement; l'accouchée fut prise de fièvre puerpérale et mourut. Quatre autres femmes vues par lui consécutivement eurent le même sort.

Le docteur Rigby[2] rapporte que, contrairement à ses avis, un jeune médecin fit l'autopsie d'une femme atteinte de fièvre puerpérale; trois femmes accouchées peu après par lui, et une quatrième, chez laquelle il retira quelques caillots utérins, moururent.

---

[1] *Half Yearly Abst.*, IV, p. 323.
[2] *British and Foreign Med. Review*, janvier 1842.

De nombreux exemples analogues sont rapportés dans le *London Encyclopædia of Pratical Medecine*. Merriman, cité par Holmer, croit même qu'il suffit d'avoir été présent à une autopsie de fièvre puerpérale pour transmettre la maladie.

M. Depaul[1] a montré, dans la discussion de l'Académie de médecine en 1858, comment il avait pu être lui-même l'agent de la contagion.

« En 1839, dit-il, pendant mon internat à la Maternité, un jour
« que je venais de faire plusieurs autopsies de femmes mortes de
« fièvre puerpérale, on vint me chercher pour donner des soins à
« une dame en travail dont l'habitation était assez éloignée de la
« Maternité. Avant de me rendre près d'elle, je pris toutes les pré-
« cautions recommandées en pareille circonstance ; je changeai de
« vêtements et me lavai les mains avec le plus grand soin ; elles
« conservaient cependant cette odeur si tenace dont les imprè-
« gnent pour plus de vingt-quatre heures les autopsies de ce
« genre. Cette dame accouchait pour la seconde fois ; sa délivrance
« fut naturelle et des plus faciles. Dans la soirée, et sans qu'au-
« cune imprudence pût l'expliquer, un violent frisson se déclara, et
« bientôt apparurent tous les phénomènes habituels de la fièvre
« puerpérale, qui se termina très-rapidement par la mort, malgré
« tous les moyens que je mis en usage et les savants conseils de
« M. Dubois, que j'avais fait appeler en consultation. L'autopsie ne
« put être faite.

« En 1849, alors que j'étais chargé des fonctions de chef de cli-
« nique dans le service d'accouchement de la Faculté, étant à l'am-
« phithéâtre, occupé à faire l'autopsie d'une fièvre puerpérale, on
« réclama mes soins pour une dame de la rue de l'Ancienne-Comé-
« die. Je pris les mêmes précautions que dans le cas précédent ; mais
« mes mains emportaient la même odeur. Il s'agissait d'une sep-
« tième grossesse, qui se termina avec promptitude et sans aucune

---

[1] *Bull. de l'Acad. de Méd.* 1858. XXIII, p. 404.

« complication. Tout alla bien jusqu'au soir, mais alors éclatèrent
« les accidents de la fièvre puerpérale : frissons, douleur abdomi-
« nale, etc. M. Dubois voulut bien encore m'aider de ses conseils,
« mais tous ses efforts furent inutiles ; cette malade succomba aussi
« rapidement que la première. Le cadavre ne fut pas ouvert. »

Dans son travail récent sur la fièvre puerpérale, M. Hugenberger,
de Saint-Pétersbourg, avoue aussi avoir communiqué lui-même la
fièvre puerpérale à quelques accouchées de l'institut qu'il diri-
geait.

Les épidémies, dit-on, règnent aussi bien en ville qu'à l'hôpital,
et l'on cite, par exemple, le fait publié par Lee, d'une épidémie
régnant à la fois dans les *in-patients* et les *out-patients* du British
lying-in Hospital, à Londres. Sur 100 malades, 75 accouchèrent
chez elles ; il en mourut 24, ou 32 pour 100, et la mortalité ne fut
guère plus forte à l'hôpital, où, sur 25, il en mourut 9, c'est-à-dire
36 pour 100. Peut-on, avec les faits aujourd'hui connus, s'étonner
de cette coïncidence ? Les personnes chargées du service à domicile
venaient à l'hôpital, visitaient les femmes malades, et allaient porter
en ville la contagion aux *out-patients* ; il y avait épidémie, si l'on
veut prendre ce mot dans le sens de maladie portant sur un grand
nombre de personnes, mais épidémie par extension donnée à la
contagion.

Veut-on savoir ce que sont et comment se produisent ces épidémies qui se montrent en ville, nous en trouvons un bel exemple
rapporté par Robertson. Il existait en 1830, à Manchester, un service d'accouchement à domicile dépendant de *Manchester lying-in
Charity*, et fait par douze sages-femmes. Ces sages-femmes ne
limitaient pas leurs fonctions à certains quartiers de la ville ; elles
allaient indistinctement pratiquer les accouchements chacune dans
toutes les parties de la ville sans qu'un quartier fût plus spécialement affecté à l'une qu'à l'autre. En 1830, quatre cents accouchements furent faits en ville par ces douze sages-femmes ; seize
femmes moururent de fièvre puerpérale, et ces cas ne s'étaient pas

présentés dans le même quartier; ils étaient disséminés dans toutes les parties de la ville de Manchester. Or, ces seize accouchements suivis de mort par fièvre puerpérale, s'étaient *tous* montrés dans l'espace d'un mois et dans la clientèle de la même sage-femme; aucune de ses onze autres collègues n'avaient eu dans la leur de cas de fièvre puerpérale. L'examen du registre-agenda de la sage-femme révéla les faits suivants, résumés dans ce tableau :

DATES		NOMBRE DES ACCOUCHEMENTS	RÉSULTATS MORTE DE LA FIÈVRE PUERPÉRALE
1830.	Décembre 4.	1	1
	5.	1	»
	6.	2	1
	17.	4	1
	18.	3	2
	22.	1	»
	23.	1	1
	24.	1	1
	25.	2	2
	26.	2	»
	28.	1	1
	30.	1	1
	31.	1	»
1831.	Janvier 1er.	4	2
	2.	2	1
	5.	2	2
		29	16

Y a t-il là influence atmosphérique, intervention d'un génie épidémique malfaisant ou contagion par intermédiaire? La réponse est facile.

Veut-on savoir ce que sont et comment se produisent ses soi-disant épidémies dans les petites villes ou les villages; un autre exemple va nous montrer l'accoucheur comme la sage-femme n'ayant d'épidémie que dans leur clientèle, qu'ils ont contaminée sans le savoir. Un médecin belge, M. Grisar, de Hasselt, avec une abnégation et un amour du bien qui l'honorent, a communiqué l'année dernière à l'Académie de médecine de Belgique, les fait suivants :

Le 2 décembre 1842, M. Grisar fut appelé auprès d'une femme qui était dans les douleurs depuis vingt-quatre heures. Il appliqua le forceps et amena un enfant mort. Le lendemain, tous les symptômes de la fièvre puerpérale se manifestaient, et la malade succombait le même jour.

Du 2 décembre 1842 au 19 mars suivant, c'est-à-dire dans l'espace de trois mois et demi, sur soixante-quatre femmes accouchées par M. Grisar, seize (c'est-à-dire 1 sur 4) furent atteintes de fièvre puerpérale et onze (2 sur 3 malades) en furent victimes.

Comme ses confrères de la même ville n'observaient absolument rien de semblable dans leur clientèle, M. Grisar ne tarda pas à penser qu'il transmettait lui-même un principe éminemment contagieux, et il prit en conséquence toutes les précautions possibles, telles que changements fréquents d'habits, ablutions réitérées des mains, etc.

A partir du 19 mars 1843 jusqu'à la fin de 1862, c'est-à-dire pendant près de vingt ans, il ne rencontra plus un seul cas de fièvre puerpérale.

Mais le 5 décembre 1862, une jeune femme des environs de Hasselt, à laquelle M. Grisar avait appliqué le forceps, mourut de fièvre puerpérale. Du 5 décembre 1862 au 26 janvier 1863, c'est-à-dire en sept semaines, sur *neuf femmes* accouchées par M. Grisar, *huit* étaient atteintes de fièvre puerpérale et quatre succombaient.

Ce médecin se fit alors un devoir de renoncer momentanément à la pratique obstétricale. Il la reprit au bout d'un mois, et il eut alors la satisfaction de ne plus observer cette terrible maladie.

En 1862 comme en 1842, la fièvre puerpérale s'était montrée uniquement dans la clientèle de M. Grisar.

Nous pourrions ajouter à ces exemples un assez grand nombre de faits analogues disséminés dans les recueils scientifiques, mais ceux-là suffisent pour démontrer une vérité acceptée aujourd'hui comme telle par la plupart des accoucheurs étrangers la possibilité de la transmission par le médecin de la fièvre puerpérale.

Cette propriété si redoutable de la fièvre puerpérale de se transmettre par l'intermédiaire de l'accoucheur explique comment des épidémies apparentes ont pu exister partout, même dans les campagnes. On parle quelquefois à Paris d'épidémies de fièvre puerpérale existant en ville en même temps qu'à la Maternité; mais personne n'a jamais décrit de ces épidémies; du reste, comme l'administration n'a jamais publié mensuellement la mortalité de la Clinique ou de la maison d'accouchements, il eût été difficile à d'autres médecins qu'à ceux attachés à ces établissements de savoir s'il y avait coïncidence dans une épidémie sévissant à la fois sur l'hôpital et sur la ville, et peut-être même ces médecins auraient-ils pu voir que cette épidémie de la ville était limitée à leur clientèle [1].

Propagation de la fièvre puerpérale par inoculation des matières septiques. — Il ne suffit pas de constater l'existence de la contagion par l'intermédiaire de l'accoucheur, des élèves, des sages-femmes, il serait fort utile de savoir quel est l'agent, le mode de contamination.

En 1847, Semmelweis crut pouvoir attribuer le grand développement de la fièvre puerpérale dans la première clinique de Vienne, à l'inoculation par le toucher vaginal de matières septiques imprégnant les mains d'élèves venant de l'amphithéâtre de dissection.

Cette thèse fut soutenue avec un grand talent par M. Arneth, alors assistant d'accouchement à la Maternité de Vienne, et depuis

---

[1] J'aurais vivement désiré pouvoir compulser les relevés de la mortalité dressés dans chacune des mairies de Paris, et concentrés à l'Hôtel de Ville dans les bureaux de la mairie centrale. La mention de chaque décès étant accompagnée de celle du nom du médecin traitant, il eut été on ne peut plus important de voir, si ces décès étaient (sans citer aucun nom propre) plus fréquents dans la clientèle de tel ou tel médecin ; c'était suivre à la trace la contamination. Malheureusement j'ai dû à mon grand regret, après plusieurs visites infructueuses, renoncer à cette intéressante enquête.

médecin ordinaire de madame la grande-duchesse Hélène. Le docteur Arneth fit sur ce sujet, le 7 janvier 1851, une communication à l'Académie de médecine de Paris; mais elle passa à peu près inaperçue. Il n'en fut heureusement pas de même en Angleterre; une communication semblable, faite en mai de la même année à la Société obstétricale d'Édimbourg souleva une discussion qui attira l'attention des médecins de toute l'Angleterre sur la contagion de la fièvre puerpérale et produisit des résultats importants pour le salut des accouchées. En 1858, l'Académie de médecine de Paris s'occupa incidemment de la contagion dans la discussion sur le traitement de la fièvre puerpérale; enfin, deux ouvrages sur la matière ont été publiés par MM. Arneth[1] et Semmelweis[2].

Voici quels furent les faits qui donnèrent naissance à la théorie de l'infection par les matières septiques, et qui pendant quelque temps parurent la justifier.

Jusqu'en 1839, il n'existait à l'hôpital de Vienne qu'un seul service d'accouchement ouvert à la fois aux élèves en médecine et aux sages-femmes. En 1839, on sépara le service en deux cliniques, l'une destinée aux étudiants, l'autre aux élèves sages-femmes. Cette séparation exerça une grande influence sur la santé des femmes. Dans la première clinique (celle des étudiants), la mortalité augmenta rapidement d'une manière formidable, et des épidémies meurtrières s'y montrèrent fréquemment. De 1839 au mois de juin 1847, c'est-à-dire dans un espace de huit années, sur 24,455 accouchements, il y eut 2,482 morts ou 10,1 pour 100 de mortalité.

Les chiffres de la mortalité les plus élevés furent :

```
En juin      1859. . . . . . . . . . . . . . . .  15   pour 100
     décembre 1840. . . . . . . . . . . . . .  21,6   —
```

---

[1] Arneth. *Ueber Geburtshülfe und Gynæologie in Frankreich, Gross-Britannien und Irland.* Wien 1855.

[2] J. P. Semmelweis. *Die Etiologie, der Begriff und die Prophylaxis des Kindbett-Fiebers.* Pesth, Wien, Leipzig, 1861.

En novembre 1841 . . . . 22,5 —
   décembre 1842.. . . . . 31,3 —
   janvier   1843. ., ... 19,1 —
   avril   1844.. . . . . 17,3 —
   octobre 1845.. . . . . 14,8 —
   avril   1846.. . . . . 18,9 —
   avril   1847.. . . . . 17,9 —

Du mois d'octobre 1841 au mois de mai 1843, c'est-à-dire pendant vingt mois, sur 5139 accouchements, il y eut 829 morts, ou 16,1 pour 100 de mortalité. (On trouve, pendant cette période, 22,5 pour 100 en novembre 1841 ; 20,8 pour 100 en janvier 1842 ; 25,2 pour 100 en août ; 29,3 pour 100 en octobre, et en décembre 31 pour 100, chiffre inconnu jusqu'alors à la Maternité de Vienne.) Ajoutons de plus que cette mortalité effrayante a dû être plus considérable encore ; car un certain nombre de malades ont été transportées dans les services de médecine de l'hôpital, et ne sont pas comprises dans la statistique.

Pendant cette même période de 1839 à 1847, la clinique des sages-femmes donnait des résultats bien différents : sur 21,155 accouchements, il n'y eut que 810 morts, c'est-à-dire 3,8 pour 100 de mortalité. Il y avait donc 6,3 pour 100 de différence dans la mortalité des deux cliniques.

De pareils faits ne pouvaient manquer d'appeler l'attention. En mai 1847, M. Semmelweis, chargé du service de la première clinique (celle qui précisément était si gravement atteinte), crut que la fièvre puerpérale pourrait bien être provoquée par l'inoculation de matières septiques. L'utérus, après l'accouchement, les parties génitales excoriées, et souvent légèrement déchirées, offraient à l'absorption des surfaces analogues à celle d'une plaie récente. Les élèves venant de l'amphithéâtre de dissection ne pouvaient-ils, en pratiquant le toucher sans s'être lavé les mains d'une manière suffisante, inoculer aux accouchées des matières septiques, leur occasionner les accidents que donnent les piqûres anatomiques ? Il accepta et défendit chaudement cette idée toute théorique, mais en prescrivaut des précautions excellentes dans la pratique. Il insista sur la nécessité de grands soins de propreté, et ne permit à aucun élève d'entrer dans les salles de la Maternité sans s'être, au préalable, lavé les mains dans une solution de chlorure de chaux.

Ces mesures eurent le plus heureux résultat. En avril 1847, la mortalité, dans la première clinique, avait été de 17,9 pour 100 et de 12,2 pour 100 dans le mois de mai ; à partir du moment où ces précautions furent employées, la mortalité diminua rapidement, de sorte que dans les autres mois de 1847, sur 1841 accouchées, 56 seulement, ou 3 sur 100 moururent. L'année suivante (1848), la mortalité fut encore plus faible, elle ne s'éleva qu'à 1,2 pour 100, chiffre qui ne s'était pas encore présenté depuis 1822.

Je dois faire remarquer, toutefois, que pendant cette même période, l'état de la seconde clinique avait été favorable, puisque la mortalité n'y avait été, depuis le 1ᵉʳ février 1847 jusqu'au 1ᵉʳ décembre 1848, que de 0,8 pour 100 (50 morts sur 5794 accouchements). Mais, à partir de cette époque, la mortalité augmenta, atteignit 6,5 pour 100, tandis qu'il restait plus favorable dans la première clinique.

Les bons effets produits par les précautions prises par Semmelweis ont dû engager à les étendre ainsi à la seconde clinique, et l'on peut dire que l'état sanitaire des deux départements de la Maternité à l'hôpital général de Vienne est resté assez satisfaisant depuis cette époque, puisque du mois de juin 1847 au mois de janvier 1864, il y eut, dans la première clinique, 67,784 accouchements avec 2176 morts, ou 3,2 pour 100, et, dans la seconde, 57,575 accouchements, avec 1634 décès ou 2,8 pour 100. Il y avait eu, pour la période de 1834 à 1843, 8,9 pour 100 en moyenne dans la première, et 5,8 pour 100 dans la seconde, de sorte qu'en même temps que le nombre des naissances montait à peu près au double, la mortalité s'abaissait à un chiffre moindre que la moitié.

Les idées de Semmelweis ont été adoptées par un assez grand nombre d'accoucheurs. A l'*Hebammen-Institut,* de Saint-Pétersbourg, l'entrée des salles des femmes en couches est interdite à ceux qui viennent de pratiquer des autopsies, à moins qu'ils n'aient pris les précautions spéciales dont je parlerai plus loin.

A Guy's Hospital, de Londres, ou plutôt dans le service à domicile qui en dépend, les élèves qui ont été à l'amphithéâtre ne peuvent se livrer aussitôt à des opérations obstétricales. Si la femme qu'ils ont accouché ou soigné est morte de fièvre puerpérale, ils doivent rester quelque temps sans faire aucun accouchement.

Mais, au point de vue de la théorie, ces faits peuvent recevoir une autre interprétation que celle que leur donnait Semmelweis. D'après la théorie énoncée par ce médecin en 1847, il s'agirait d'une véritable inoculation des matières septiques, et la maladie serait identique à l'empoisonnement consécutif aux piqûres anatomiques. Sur ce point je ne suis pas de l'avis de Semmelweis, et je crois qu'on doit donner aux faits une interprétation théorique différente.

Les élèves de la première clinique de Vienne transmettaient la fièvre puerpérale, non parce qu'ils avaient fait une autopsie quelconque, mais parce que, attachés à la Maternité, ils avaient fait des autopsies de femmes mortes de fièvre puerpérale. Cette même circonstance se trouve spécifiée dans la plupart des cas cités plus haut ou des médecins ont transmis la maladie en venant visiter des accouchées, et surtout pratiquer des accouchements alors que leurs mains étaient encore imprégnées de l'odeur des cadavres de femmes mortes en couches dont ils venaient de faire l'autopsie.

C'est peut-être à cette cause qu'on pourrait attribuer la mortalité plus élevée en général dans les Maternités desservies par des étudiants que dans celles où il ne se trouve que des sages-femmes ; aussi je crois fermement que rien n'est plus dangereux que de donner ses soins à une femme en travail ou accouchée après avoir fait l'autopsie d'une malade morte de fièvre puerpérale ; l'entrée des amphithéâtres devrait être partout interdite aux élèves sages-femmes qui, ne devant pas avoir qualité pour soigner plus tard dans leur clientèle privé leurs accouchées devenues malades, n'ont pas besoin de

connaître les lésions anatomiques de la fièvre puerpérale; quant
aux étudiants et aux médecins, leur conscience, le respect du
devoir, leur imposent les plus minutieuses précautions.

Voici ce que disait en juillet 1846 le rédacteur du *Medico-chirur-
gical Review :* « Les faits qui témoignent en faveur de la conta-
« gion sont tellement probants, les conséquences qui résultent de
« l'absence de précautions sont si effrayantes que nous croyons jus-
« ticiable de nos tribunaux criminels le médecin qui continue à faire
« des accouchements quand un seul cas évident de fièvre puerpérale
« s'est montré dans sa clientèle. Une femme a confié sa vie à son
« habileté, à son honneur, et il ne craint pas d'en approcher alors
« qu'il porte sur lui ce que les plus sages de sa profession regar-
« dent comme un poison mortel. Ce n'est pas à l'humanité de son
« médecin, c'est à sa propre idio-syncrasie que la femme qui y
« échappe doit son salut.

« Les médecins transmettent peut-être à leur insu d'autres mala-
« dies, mais ici leur intervention est si évidente, les conséquences
« sont si fatales que tout homme possédant un reste de conscience
« doit éviter cette terrible responsabilité au prix de tous les sacri-
« fices... De simples ablutions ne suffisent pas plus que le change-
« ment d'habits, il faut, pour plusieurs mois, abandonner la pra-
« tique des accouchements. »

Je réprouve, il est à peine besoin de le dire, cet appel à l'intervention judiciaire, car sa conscience est le meilleur et souvent le
seul juge de la conduite du médecin. Peut-être y a-t-il ici excès de
précautions; mais il vaut mieux, en pareille circonstance, l'excès
que l'insuffisance; c'est ce que pensent et c'est ainsi qu'agissent
beaucoup de nos confrères d'Angleterre. « Quelques accoucheurs
« de Londres, me disait il y a quelque temps l'un des plus émi-
« nents d'entre eux, ont l'habitude de brûler leurs vêtements de
« peur de s'en servir de nouveau par mégarde, quand ils ont eu
« dans leur clientèle un cas de fièvre puerpérale. » C'est avec
regret que j'ai vu accueillir avec un sourire d'ironie, par quelques-

uns de nos collègues la mention de ce moyen, un peu radical je l'avoue; mais la vie des malades est chose sacrée, et la pratique de nos voisins témoigne du moins d'un sentiment élevé du devoir et montre la manière sérieuse dont ils comprennent la mission imposée à la profession qu'ils honorent.

3° *Contagion par l'hôpital.* — Une affection capable de se transmettre par l'intermédiaire de l'accoucheur doit se propager mieux encore par l'habitation dans des salles communes où sont mortes et où sont encore en traitement des femmes atteintes de fièvre puerpérale. Les miasmes contagieux imprègnent les murs, les plafonds, les appareils, les lits, les matelas, les linges, et c'est dans ce mode de contagion que nous trouverons surtout la raison de l'endémicité de la maladie dans presque tous les établissements hospitaliers, et de la différence considérable qui existe entre la mortalité des femmes accouchées en ville et la mortalité de celles qui sont reçues dans les Maternités.

Il y a longtemps déjà que l'attention a été attirée sur ce point.

En 1790, le docteur Clarke, de Dublin, remarquant que l'hôpital n'avait pas été repeint depuis longtemps, demanda à ce que l'on réparât la maison. Quand cela eut été fait, l'état sanitaire devint excellent. De nouvelles épidémies survinrent plus tard, et on eut encore recours avec le même succès à ce procédé, coûteux sans doute, mais efficace.

« En 1829, dit M. Robert Collins [1], à l'époque où j'étais chargé « de la direction du *Dublin lying-in Hospital*, la fièvre puerpérale, « qui depuis quelques mois régnait dans cet établissement, aug- « menta considérablement d'intensité. Nous fîmes faire dans chaque « salle alternativement des fumigations complètes avec du chlore « gazeux très-condensé, pendant une durée de 48 heures. Pendant « tout ce temps les fenêtres, les portes, les cheminées étaient her- « métiquement closes, afin de prévenir l'issue du gaz; les plan-

---

[1] Robert Collins. *A Practical Treatise of Midwifery.* p. 386.

« chers et tout ce qui était de bois furent lavés avec une solution de
« chlorure de chaux ; on les essuya seulement après 48 heures ; on
« les repeignit ensuite, et l'on badigeonna à la chaux les murs et le
« plafond. Les couvertures, les draps, les matelas furent soumis à
« une température de 120 à 130 degrés. »

En Allemagne, des précautions analogues sont prises, puisque dans
beaucoup de Maternités les matelas, remplis seulement avec de la
paille, sont brûlés après avoir servi, et les murs sont, comme dans
presque tous les établissements hospitaliers, badigeonnés à la chaux
vive tous les deux ans au moins, presque toujours tous les ans, et
quelquefois tous les six mois.

L'idée que la maladie se propage par l'accoucheur, la sage-femme,
et aussi par les miasmes fixés dans les murs et le mobilier de la
salle est acceptée aujourd'hui à peu près partout en Europe ; seule
elle peut expliquer des faits dont il est sans cela bien difficile de
se rendre compte. Ainsi, par exemple, un hôpital nouvellement
construit reste pendant longues années indemne de toute épidémie ; un jour, la fièvre puerpérale s'y développe épidémiquement, et
comme si elle y élisait dès lors domicile, c'est à peine si quelques
mois se passent sans de nouvelles épidémies. L'hôpital Saint-Louis
a été témoin de faits semblables. L'ancien bâtiment, destiné spécialement au service d'accouchement, malgré son apparence de vétusté
et de délabrement ne voyait que très-exceptionnellement la fièvre
puerpérale se montrer dans l'enceinte de ses murailles ; un nouvel
édifice le remplace, et, malgré des conditions en apparence meilleures, la fièvre puerpérale s'y installe, s'y développe, et l'a rendu
aussi meurtrier que d'autres, puisque la mortalité s'y est élevée
parfois, dans les deux dernières années, à 12, 15, 16 et 18 pour 100.

Dans son discours à l'Académie de médecine en 1858, M. Depaul
ne pouvait s'expliquer comment le vieux bâtiment dont je viens de
parler était si salubre, tandis que Lariboisière, « ce Versailles de
« la misère, » perdait tant de femmes en couches. L'explication
me paraît assez facile. Le nouveau bâtiment est formé de salles

renfermant de huit à douze malades, et celles de Lariboisière en renferment bien davantage; si donc une femme se trouve prise de fièvre puerpérale, elle peut facilement communiquer la maladie à huit ou dix autres accouchées, et devenir le centre d'une de ces pseudo-épidémies. L'ancien bâtiment, au contraire, où j'ai autrefois pratiqué bien des accouchements, contenait deux salles de huit lits chacune et huit petites chambres à un seul lit; or c'était de préférence dans les chambres isolées qu'on plaçait les accouchées, surtout si elles devenaient malades, et on restreignait ainsi la facilité et l'extension de la contagion. Ne voyant que rarement apparaître la fièvre puerpérale, les murs, les lits, les rideaux ne s'étaient pas imprégnés du germe morbide qui, une fois installé dans le nouveau bâtiment, y exerce d'autant mieux ses ravages qu'on ne prend pour les prévenir aucune des précautions fondamentales que je signalerai plus loin.

Une nouvelle Maternité modèle a été inaugurée cette année à l'hôpital Cochin. J'ai montré comment un cas isolé de fièvre puerpérale s'y est transformé en épidémie; d'autres cas s'y sont montrés depuis, et peut-être s'en montrera-t-il encore jusqu'à ce que l'on se décide à rebadigeonner les salles du premier étage, dans lesquelles la maladie s'est manifestée, et qui en conservent peut-être les germes.

L'existence ou l'absence de miasmes de fièvre puerpérale, les précautions mises en usage dans une Maternité rendent compte de son état de salubrité ou d'insalubrité; le luxe des peintures et de l'ameublement n'a rien à faire avec l'hygiène, rien ne remplace la propreté et les précautions contre la contagion. Certes, on ne citera pas pour son luxe l'infirmerie du Workhouse de Marylebône; les murs sont nus, mais ils sont badigeonnés à la chaux tous les ans et plus souvent si le besoin l'exige; les lits n'ont pas de rideaux, mais si une fièvre puerpérale se développe, on isole soigneusement la malade et l'on épure avec soin tout ce qui peut recéler un germe de la maladie. Grâce à ces précautions, aucun miasme spécial n'imprègne les salles d'accouchement et elles peuvent pendant plusieurs années ne pas voir éclore un seul cas de fièvre puerpérale. La bienveillance du médecin qui le dirige m'a permis, il y a quelques semaines, de consulter le registre du service d'accouchement de ce Workhouse et de constater les faits suivants:

1863.	215 accouchements,	3 morts,	1,3 pour 100
1864.	254	—	3	—	1,1	—
Janvier à octobre 1865.	213	—	0	—	»	—

Aucun de ces décès du reste n'était dû à la fièvre puerpérale.

La Maternité de Paris, telle que je l'ai visitée à la fin de 1864, avant les améliorations notables qui y ont été apportées, se trouvait dans des conditions qui n'expliquent que trop son excessive mortalité.

La salle principale renfermait un grand nombre de lits ; des deux côtés des murs principaux partaient des cloisons incomplètes qui n'arrivant pas jusqu'au milieu de la chambre, formaient au centre une longue allée, bordée par deux rangées d'alcôves dont chacun renfermait un ou deux lits. Aération complète presque impossible, fixation des miasmes, tel était le résultat d'une pareille disposition, à laquelle venait se joindre l'absence de lavage journalier (peut-être même mensuel) du parquet, et ce qui était pis encore, l'absence de badigeonnage des murs, des cloisons et du plafond, car la couleur enfumée des parois témoignait que depuis de longues années on n'y avait fait aucun travail de peinture. Enfin, l'on transférait les accouchées malades dans une infirmerie fort bien tenue, je me plais à le reconnaître, mais on les y transférait toutes, quelle que fût leur maladie ; de sorte qu'une malade atteinte de fièvre puerpérale suffisait pour contaminer d'autres accouchées atteintes d'angine, de diarrhée, de rougeole ou de toute autre fièvre éruptive. Contagion facile dans les salles, contagion facile dans l'infirmerie : avec ces deux conditions, il n'est pas étonnant que la Maternité de Paris ait fourni une mortalité sans exemple dans aucun autre pays de l'Europe. Les améliorations notables effectuées cette année changeront, il faut l'espérer, cet état de chose ; mais ce n'est qu'à la condition que médecins et administrateurs seront convaincus de la contagiosité de la fièvre puerpérale, et prendront pour arrêter son développement toutes les précautions qu'enseigne l'expérience.

PROPHYLAXIE

L'hygiène hospitalière ne se réduit pas à des questions de bâtiments à orienter ou à espacer, de fenêtres à ouvrir, de mètres superficiels de terrain ou de mètres cubes d'air à distribuer à chaque malade ; c'est la science qui, par l'étude approfondie des causes qui font naître et s'étendre les maladies nosocomiales, apprend à les prévenir ou à les arrêter dans leur développement.

Les précautions prises contre l'apparition de la fièvre puerpérale et contre sa propagation varient nécessairement suivant l'idée théorique que se font les médecins quant à la contagiosité de la maladie.

L'opinion si longtemps fatale aux malades, que la fièvre puerpérale, nullement ou à peine contagieuse, se développe sous l'influence d'une cause générale, dite épidémique, ne laissait guère applicable d'autre moyen que l'évacuation de l'établissement où elle sévissait à la fois et exceptionnellement sur un grand nombre d'accouchées. Le moyen était sans nul doute efficace, mais il avait l'immense inconvénient de priver d'asile les femmes que la misère ou l'abandon forçaient à recourir temporairement à la charité publique ; aussi ne fermait-on que très-rarement les Maternités malgré l'énorme mortalité qui y régnait quelquefois pendant plusieurs mois.

Heureusement, l'idée que la fièvre puerpérale est surtout contagieuse et ne prend les caractères d'une épidémie qu'alors que les conditions atmosphériques favorisent le développement de la contagion; l'idée qui considère cette maladie, née spontanément chez une femme en couches, comme une graine semée dans le terrain plus ou moins favorable d'une salle d'accouchées, germant plus ou moins facilement sous des influences inconnues dans leur essence, cette idée est depuis plusieurs années déjà acceptée assez généralement à l'étranger.

Les précautions prises se sont adressées aux trois agents principaux de contagion : l'hôpital, les malades, les médecins.

1° L'Hôpital. Dans les Maternités anciennes, telles que Vienne, Dresde, Paris, Prague, Moscou, etc., les salles, comme je le dirai plus loin, présentent des conditions fâcheuses sous le rapport de la facilité de la contagion : elles sont en général assez grandes, renfermant par conséquent un grand nombre de malades et communiquent plus ou moins facilement les unes avec les autres.

Dans les Maternités nouvelles, au contraire, à Leipzig, Munich, Hanovre, Wurzburg, Francfort-sur-Mein, Stuttgart, Zurich, Kiel, Saint-Pétersbourg, on a cherché autant que possible à limiter la possibilité ou la facilité de la contagion en faisant de petites salles. Mais l'isolement absolu des malades étant à peu près impossible dans un hôpital, il n'est pas étonnant d'y voir la mortalité s'y élever encore notablement plus qu'en ville, malgré les précautions qui y sont employées et que je vais rapidement passer en revue.

Le blanchiment complet de l'hôpital est effectué presque partout en Europe (excepté en France) une fois au moins tous les ans et quelquefois même tous les six mois. Le blanchiment consiste en un simple badigeonnage à la chaux ou à la colle, moyen qui me paraît préférable au lavage des murs préalablement peints à l'huile.

Nettoyage des parquets. Dans la plupart des nouvelles Maternités, comme dans la plupart des hôpitaux que j'ai visités en Allemagne et en Russie, les planches qui forment le parquet sont imbibées avec une huile spécialement préparée ; cette opération se

pratique tous les six mois ou tous les ans; mais chaque jour le parquet est nettoyé à l'éponge ou au linge humide et un lavage à grande
eau se fait tous les huit jours ou lors de l'évacuation périodique
des salles. En Angleterre, en Hollande, en Belgique, le parquet ne
subit aucune préparation préalable, mais il est chaque matin lavé
à l'éponge. En France, à Paris du moins, on semble avoir horreur
de l'eau, et l'on croit avoir fait de la propreté (qu'on qualifie de
propreté sèche) quand on a, au moyen d'une brosse, fait voltiger
la poussière dans toute la salle et qu'on a recouvert d'une nouvelle
couche de cire les impuretés incrustées dans le parquet. La propreté humide est la seule réelle; c'est la seule qui convienne à un
hôpital comme à une Maternité.

Alternance des salles. A Leipzig, à Wurzburg, à Munich, etc.,
l'alternance des salles se fait d'une manière régulière et l'on pourrait dire constante. A Munich, par exemple, chaque salle renferme
cinq lits, dont quatre seulement sont occupés par les femmes
accouchées, le cinquième servant de réserve pour le change des
malades. Chacune de ces salles, celles situées, par exemple, dans
la moitié droite du bâtiment, est d'abord remplie avec quatre
accouchées; lorsque ces quatre malades sortent de l'établissement,
après dix à douze jours de séjour, la salle est aérée par l'ouverture
permanente des fenêtres; les lits sont démontés et lavés; les literies enlevées et changées, et cette salle reste vide pendant une durée
de dix à douze jours. Pendant ce temps on remplit de la même
manière les chambres situées dans la moitié gauche du bâtiment
et l'on produit ainsi une alternance à courtes périodes.

A Rouen, il y a dans l'hospice général, où a été transférée la
Maternité, quatre salles garnies de 10 à 12 lits, total 50 lits, séparés les uns des autres par un espace de 2 mètres 50 centimètres.
Lorsqu'une ou deux de ces salles ont été occupées un certain
temps, d'abord on cesse d'y recevoir des malades qui sont admises
dans les salles jusque-là restées vides; puis, à mesure qu'une
femme arrive à sa guérison, on la renvoie, et quand il n'en reste

plus qu'une, on la transfère dans les autres salles. Les salles évacuées sont livrées aux ouvriers pour nettoyer la literie et la salle
même ; la laine des matelas est nettoyée, peignée, cardée, la
plume est épurée, les rideaux sont blanchis. Il faut ajouter qu'en
outre de cet assainissement général, après chaque accouchement
on carde les matelas. Grâce à ces précautions, depuis quatre ans
le nombre des accouchées étant de 1,731, le nombre des morts
est descendu à 13, soit 1 sur 133.

A Bruxelles, les salles sont alternativement occupées, de manière
à pouvoir être convenablement aérées. Les couchettes sont en fer.
On a supprimé les matelas en laine, qui sont remplacés par de la
paille de seigle ; à chaque sortie la paille est renouvelée[1].

C'est là, il est facile de le voir, une excellente pratique ; mais
elle n'est pas encore suffisante, car si l'une des quatre malades
contracte la fièvre puerpérale, elle peut encore la communiquer
aux trois autres. Si l'on ajoute, comme à Saint-Pétersbourg, la
séparation immédiate des accouchées malades avec les accouchées
saines, on diminue plus notablement encore les chances de contagion.

L'Institut des sages-femmes de la grande-duchesse Hélène, agrandi
en 1852 par l'adjonction d'un bâtiment nouveau construit sur les
plans du docteur Etlinger, aujourd'hui médecin en chef de cet établissement, réalise dans la partie nouvelle le système des chambres
séparées affectées aux femmes en couches malades. Chaque femme
tombant malade est aussitôt transportée dans cette partie de la maison, où elle s'y trouve soignée par un personnel spécial. Toutefois,
comme je le dirai plus loin en donnant la description sommaire de
cette Maternité, la séparation n'est pas absolue, puisque les deux
divisions (l'ancienne affectée aux accouchées bien portantes et la
nouvelle destinée aux accouchées malades) font partie du même
bâtiment.

---

[1] MALGAIGNE, *Bull. du ministère de l'intérieur*, 1864, n° 7.

Ce qu'il faut c'est une séparation complète, absolue, dans un bâtiment séparé, c'est une infirmerie *spécialement* affectée aux femmes atteintes de fièvre puerpérale.

Infirmeries. Plusieurs établissements, et la Maternité de Paris peut nous servir d'exemple, possèdent une infirmerie, mais où l'on place indistinctement toutes les accouchées malades. La contagiosité de la fièvre puerpérale une fois démontrée et acceptée, on comprend qu'il y a dans la création d'une infirmerie ainsi disposée plus d'inconvénients peut-être que d'avantages. En effet, une femme atteinte d'angine, d'abcès du sein, d'arthrite rhumatismale, transportée dans un milieu où les miasmes contagieux sont en quelque sorte concentrés, est à peu près certaine de contracter la maladie, tandis qu'elle aurait pu, en demeurant dans la salle commune éviter la contagion.

Deux principes doivent donc guider le médecin et l'hygiéniste dans la construction des Maternités : 1° Empêcher que la maladie développée chez une accouchée ne se transmette à un grand nombre de femmes saines, avant que la malade ait pu être isolée. 2° Séparer d'une manière absolue les femmes atteintes de fièvre puerpérale dans une infirmerie spéciale. .

Le second principe est facile à réaliser. Il suffit de consacrer un petit bâtiment spécial à la réception de ces malades, qui peuvent y être transportées avec la plus grande facilité, sur un brancard fermé, soit à travers la cour ou le jardin, soit par une galerie couverte.

Rien n'est plus facile que l'isolement dans ces circonstances, car l'infirmerie spéciale doit avoir son personnel spécial. Il y aurait peut-être inconvénient à établir pour chaque section une cuisine spéciale, et quoique cette disposition existe quelquefois (à l'hôpital de Copenhague, par exemple, pour les bâtiments affectés aux maladies contagieuses), on peut se contenter d'un tunnel analogue à celui qui est établi à l'hôpital de Kiel, entre l'hôpital et la Maternité. Un tuyau acoustique permet de communiquer de la Maternité à l'hôpital où est placée la cuisine, et un petit wagon, roulant sur des rails, transporte par un mouvement de va-et-vient tout ce qui doit être porté d'un établissement dans l'autre, sans que le personnel respectif soit en communication directe.

Le premier principe présente plus de difficultés dans son application. On a déjà plusieurs fois caractérisé sous une forme plaisante cet important *desideratum*, en disant qu'il faudrait à chaque malade son bâtiment, son infirmière et son médecin. C'est là un idéal irréalisable sans doute, mais il faut très-sérieusement chercher à s'en rapprocher le plus possible.

Dans une publication faite récemment, mon ami le docteur Tarnier a proposé la construction d'un bâtiment à corridor central, ayant de chaque côté une rangée de petites salles à deux lits, sans communication directe avec ce corridor, autrement que par un vitrage hermétiquement clos permettant seulement la surveillance. L'accès de ces cellules n'aurait lieu que par une galerie extérieure existant sur les deux faces du bâtiment; c'est sur cette galerie que s'ouvrirait la porte de chacune de ces chambres, et chacune d'elles renfermerait deux femmes : une accouchée et une femme enceinte, chargée de remplir auprès de la première le rôle de garde-malade. La femme enceinte séjournerait dans la chambre jusqu'au moment où elle-même, arrivant au terme de sa grossesse, remplacerait l'accouchée sortie de l'établissement, pour être à son tour gardée de la même façon par une nouvelle pensionnaire.

L'idée émise par M. Tarnier est certainement excellente; mais son application présenterait quelques difficultés au point de vue du service, et l'on pourrait peut-être à moins de frais arriver au même résultat; c'est ce que j'examinerai plus loin, mais je puis dire, dès à présent, que je ne trouve pas contre elle d'objection grave.

De petites chambres à quatre lits; dont l'un servirait à recevoir une femme enceinte, le second à changer les deux accouchées occupant les deux autres; chambres s'ouvrant sur un corridor commun largement aéré; l'alternance des salles ; le transport immédiat à l'infirmerie spéciale des femmes atteintes de fièvre puerpérale; l'observation attentive des précautions dont il me reste à parler ; la séparation du service médical des femmes atteintes de fièvre puerpérale, rendraient, j'en suis convaincu, les plus grands services.

Chauffage et ventilation. Je ne dois pas discuter ici cet important sujet, du moins quant à ce qui regarde le choix des systèmes et des appareils. Si l'on ne veut pas provoquer le transport et la dissémination des miasmes contagieux, il faut que chaque salle soit chauffée par une cheminée ouverte et que la prise d'air nécessaire pour la ventilation soit faite directement à l'extérieur.

Dans les pays très-froids, comme dans le nord de l'Allemagne et surtout en Russie, une cheminée ouverte ne suffirait pas à fournir le calorique nécessaire ; mais si à Saint-Pétersbourg, par exemple, nous trouvons dans chaque chambre des poêles fermés, nous y trouvons aussi en même temps une cheminée ouverte, et je regrette de voir la nouvelle Maternité de Saint-Pétersbourg, non encore occupée lors de ma visite, chauffée par l'air chaud et non par des cheminées ordinaires.

La ventilation, comme tout ce qui s'oppose à la fixation des miasmes contagieux, doit avoir, on le conçoit, une grande influence sur la salubrité des salles. M. Braün, chargé de la seconde clinique de la Maternité de Vienne, y a fait installer de nouveaux appareils de chauffage et de ventilation auxquels il attribue avec raison une influence marquée sur les résultats favorables obtenus par lui depuis cette époque ; mais cet habile et si distingué médecin me paraît se faire illusion quand il semble croire avoir opposé un obstacle *définitif* à la propagation de la maladie. Ces appareils dont je parlerai dans mon rapport général sur les hôpitaux de l'Allemagne et de la Russie quoique réalisant un progrès sur l'état antérieur des salles, sont passibles de graves reproches, et d'ailleurs, la réunion dans les salles d'un grand nombre d'accouchées saines ou malades, peut nous faire prédire, comme nous l'avons fait à Vienne, l'année dernière, avec l'espoir d'être démenti par les événements, que la fièvre puerpérale pourrait diminuer, mais ne cesserait pas ses ravages dans la seconde clinique, pas plus que dans les autres Maternités, tant que, par l'isolement à peu près absolu des accouchées malades, on n'aura pas rendu la contagion, sinon impossible, du moins aussi difficile que le permettent les exigences du service.

L'air atmosphérique peut dans certaines circonstances devenir l'agent de dissémination des miasmes contagieux, mais il faut éviter toute équivoque à l'égard de ce mode de transmission. Si je laisse de côté la transmission par inoculation de matières septiques, d'une malade sur une accouchée saine, il est évident qu'à distance l'air est le seul véhicule de la contagion : pourquoi alors, dira-t-on, repousser l'idée d'un miasme s'abattant sur une ville, sur une Maternité ? C'est que si entre cette opinion et celle de la transmission à faible distance, il y a un certain rapprochement dans l'idée abstraite de la contagion ; il y a un abîme pour ce qui regarde la pratique. L'air ne transporte pas à de grandes distances des germes invisibles, des effluves de fièvre puerpérale ; partout où la maladie se développe à la fois sur plusieurs accouchées, partout on trouve la probabilité et souvent la certitude d'une transmission au contact ou à faible distance, transmission qu'on eût pu éviter et qui, dans les Maternités, s'exerce souvent par les objets qui composent le mobilier des salles.

2° MALADES. Les malades transmettent aux accouchées saines par tout ce qui constitue le mobilier des salles et les objets de pansement la fièvre puerpérale dont elles sont atteintes.

Lits. Les *rideaux* ne se voient guère plus dans les Maternités que dans les hôpitaux de l'Angleterre, de l'Allemagne, de la Russie ; cependant, j'en ai rencontré exceptionnellement dans quelques établissements. En Allemagne, ils sont très-avantageusement remplacés par des paravents mobiles, cadres de bois sur lesquels se trouve tendue une pièce d'étoffe qu'il est facile de laver ou de renouveler.

Je me suis déjà, dans beaucoup d'autres circonstances, expliqué sur la question des rideaux : j'en repousse l'emploi d'une manière absolue. On peut d'ailleurs les remplacer quand besoin est par des paravents mobiles, et, quand bien même ce mode d'isolement n'aurait pas été imaginé, je proscrirais encore les rideaux, car je ne saurais m'arrêter à un sentiment même aussi respectable que celui de la pudeur, quand il s'agit de la vie.

Les *matelas* sont le plus souvent en crin de cheval. Dans quelques établissements de l'Allemagne, j'ai été d'abord péniblement impressionné en trouvant les accouchées reposant sur un seul matelas rempli de paille. Quelques observations qui me furent faites par les médecins, et un instant de réflexion, m'ont, au contraire, rendu partisan de cette pratique.

Les pensionnaires que reçoivent les Maternités n'appartiennent pas à une classe de la société habituée au luxe, et un lit peu moelleux ne leur paraît pas aussi pénible qu'aux femmes mieux partagées sous le rapport de la fortune.

J'ai interrogé sur ce point de nombreuses malades, et toutes m'ont affirmé ne pas souffrir d'un séjour de huit à dix jours sur un seul matelas de paille.

Pendant les jours qui suivent l'accouchement, l'écoulement constant des lochies souille inévitablement le matelas, quelques précautions que l'on prenne de le garnir d'alèzes. Après chaque accouchement, surtout si l'accouchée a été malade, *il faut renouveler la literie d'une manière complète*, et c'est une pratique universellement suivie en Angleterre, à Bruxelles, à Rouen, en Allemagne et en Russie.

Si les matelas sont en crin, ou en laine, il faut les purifier. Après chaque accouchement, une semblable précaution, que je regarde comme indispensable, est possible dans de petits établissements ; elle devient plus difficile dans les grandes Maternités qui ont un mouvement considérable. Ajoutons aussi (avec l'expérience des hôpitaux) que, malgré les ordres formels des administrateurs et des médecins, les gens de service chercheraient toujours à s'éviter un peu de travail, en faisant servir de nouveau un matelas de laine ou de crin qui ne leur paraîtrait pas souillé. Si l'on ne met qu'un matelas, la malade ne sera guère moelleusement couchée; si on y ajoute un sommier de paille, on ajoute son prix à la dépense du cardage du matelas après chaque accouchement ; car la paille qui remplit le sommier doit *toujours être brûlée*. Il y aurait donc avantage à n'employer que des matelas de paille de seigle, comme à Londres, à Bruxelles, et dans beaucoup de villes d'Allemagne.

A l'Institut des sages-femmes de Saint-Pétersbourg, les matelas et les oreillers sont exposés pendant quelque temps dans un grenier; on nettoie, on lave les toiles, et on expose le crin et la plume à une température élevée dans un appareil construit sur des indications du docteur Etlinger. Quant à la paille qui remplit le sommier placé sous le matelas, on la retire et on la brûle, ce qui n'empêche pas de laver également la toile.

Les *draps* du lit doivent être changés le plus souvent possible ; dans quelques établissements, ils le sont tous les jours, ne séjournent pas dans la salle, et sont presque partout précipités aussitôt, par une trémie, dans le sous-sol, où se trouve la buanderie.

Les *éponges*, les linges servant aux soins de propreté ne servent qu'à une seule femme, telle est la règle presque invariable ; lorsque l'accouchée sort de l'hôpital, l'éponge est passée au chlore, et peut ainsi servir de nouveau sans danger.

Dans quelques établissements, où existe l'alternance régulière, le lit lui-même est après chaque accouchement démonté, lavé et nettoyé complétement.

Ces soins paraissent excessifs lorsqu'on les applique à l'égard de femmes non malades, cependant nous sommes convaincu de leur nécessité si l'on veut empêcher le développement de la fièvre puerpérale.

3° PERSONNEL. Les médecins, les sages-femmes, les élèves et les infirmières peuvent, nous l'avons vu, transmettre la maladie aux femmes saines. Sous ce rapport, il existe pour bien des Maternités des lacunes regrettables dans les précautions à prendre. Je me bornerai à signaler les précautions prises dans quelques établissements.

Dans l'*Hebammen-Institut* de la grande-duchesse Hélène à Saint-Pétersbourg, établissement qui peut, à bien des égards, nous servir comme modèle, la visite des médecins commence par les femmes saines et finit par celles qui sont malades.

Il est défendu d'entrer dans les salles après avoir fait une autopsie ou après avoir manié ou touché des produits morbides et des pièces d'appareils imbibées de liquides purulents. Le personnel des infirmières est absolument séparé ; une partie soigne les femmes saines, l'autre les accouchées malades.

A Vienne, on a continué à prendre les précautions indiquées par Semmelweis ; c'est-à-dire de ne pas pratiquer le toucher après avoir fait une autopsie. Quant au lavage des mains au chlore, M. Späth doute, avec quelque raison, de son efficacité absolue.

A Londres, aucun des élèves attaché au service de Guy's Hospital ayant assisté à une autopsie ne peut soigner une accouchée ; il en est de même, mais pour une période plus longue, de toute personne ayant donné ses soins à une malade atteinte de fièvre puerpérale.

Toutes ces précautions sont bonnes, nous pourrions même dire indispensables et la plupart sont faciles à réaliser ; il faut y joindre la séparation dans une infirmerie spéciale des femmes atteintes de fièvre puerpérale et la séparation du personnel des serviteurs attachés à cette infirmerie.

Le problème semblerait plus difficile à résoudre quand il s'agit des médecins ; car il s'ajoute ici encore une indication importante : il faut non-seulement que le médecin ne soit pas l'agent de transmission dans l'hôpital même, il faut encore qu'il ne transporte pas à ses malades de la ville, la maladie prise à la Maternité, comme l'ont montré de trop nombreux exemples.

Visiter en dernier lieu les accouchées malades n'est pas une mesure suffisante, car vingt-quatre heures ne suffisent pas pour purifier les vêtements ; dans tous les cas, il reste toujours la clientèle civile, et l'on ne peut obliger l'accoucheur à se limiter à un service public, qui dans quelques pays est peu ou pas rétribué. Le remède à cet état de choses me paraît cependant assez facile.

Les connaissances spéciales en obstétrique ne sont nécessaires que pour ce qui concerne le travail de l'accouchement; c'est comme chirurgien qu'intervient alors l'accoucheur; après la délivrance s'il survient des accidents son rôle est tout médical. Il serait donc à désirer que l'accoucheur fût chargé *uniquement* des soins à donner pendant le travail; à cette époque il n'y a pas encore de fièvre puerpérale et il pourrait, sans crainte de contaminer ses clientes, se livrer en ville à la pratique de son art.

Quant aux accouchées, malades de fièvre puerpérale, elles pourraient être, avec tout avantage, soignées par un médecin d'hôpital ne se livrant pas à la pratique des accouchements ; mais ce médecin ne devrait sous aucun prétexte entrer dans les salles occupées par les femmes en couches. De cette manière, sans annihiler pour la clientèle civile l'expérience et l'habileté des professeurs d'accouchement ou des chirurgiens spéciaux, on empêcherait en grande partie la transmission de la fièvre puerpérale à l'intérieur et à l'extérieur de l'hôpital.

En résumé, les moyens prophylactiques peuvent se traduire par les propositions suivantes :

1° Une infirmerie spéciale, ayant un personnel spécial, sera affectée aux femmes atteintes de fièvre puerpérale.

2° Les femmes en couches, non malades, seront placées autant que possible dans des salles ne renfermant que trois accouchées au plus.

3° Après avoir été occupées pendant la période de douze à quinze jours, les salles se reposeront pendant un temps égal.

4° Après chaque accouchement les literies seront renouvelées entièrement, le contenu des matelas sera brûlé, s'ils sont remplis de paille; il sera porté à l'étuve, s'ils sont faits de crin. Les toiles seront soigneusement lavées.

5° En cas où une fièvre puerpérale se serait développée dans une salle, cette dernière sera rebadigeonnée à la chaux et le parquet lavé à grande eau. Le mobilier sera retiré et soigneusement nettoyé.

6° Les linges, les objets de pansement ne séjourneront pas dans les salles avant d'être mis en usage ; souillés ils seront immédiatement enlevés.

7° Chaque femme devra avoir son éponge, sa serviette, etc.

8° Les plus grands soins de propreté seront pris par les gens de service : lavage des mains, nettoyage des ongles, changement de linge et d'effets.

9° Aucune personne étant entrée dans l'infirmerie spéciale ou ayant pratiqué une autopsie ne pourra avant vingt-quatre heures revenir dans les salles des accouchées.

10° Le service médical des deux sections de l'établissement sera confié à deux médecins différents.

Ces précautions ne suffiront pas malheureusement à supprimer le fléau de la fièvre puerpérale dans les Maternités ; mais en la réduisant aux cas spontanés elles en diminueront notablement les ravages. Ce qu'il faudrait, ce serait de supprimer les Maternités pour les remplacer par les services d'assistance à domicile. Si ce rêve est malheureusement irréalisable, je montrerai cependant qu'il y a encore beaucoup de choses pratiquement possibles à faire dans cette voie ; mais, avant de parler de la manière dont ces institutions d'assistance à domicile fonctionnent à l'étranger et en France, je crois utile de donner une histoire et une description abrégées des principales Maternités que j'ai pu visiter et qui présentent quelques particularités intéressantes dans leur construction ou dans leur organisation

III

ORGANISATION DES MATERNITÉS

———

Presque toutes les Maternités d'Europe répondent à deux destinations : donner un asile aux femmes qui doivent accoucher et qui ne peuvent le faire à leur domicile ; utiliser pour l'éducation des sages-femmes et des élèves en médecine l'enseignement spécial dont ces établissements concentrent les éléments.

Suivant que le but principal sera la bienfaisance ou l'enseignement, de grandes différences existeront dans l'organisation de ces institutions. Beaucoup de Maternités d'Allemagne destinées spécialement à l'enseignement clinique de l'obstétrique, comme celle de l'Académie médico-chirurgicale de Saint-Pétersbourg, se ferment pendant la durée des vacances scolaires et cessent pendant plusieurs mois de recevoir des pensionnaires ; il est vrai que ces écoles spéciales sont largement suppléées par les hôpitaux généraux et que nulle part il n'y a interruption dans les secours.

Quelques Maternités, Wurzburg, Munich, Berlin, etc., reçoivent des étudiants en médecine pendant la durée de l'année scolaire et des élèves sages-femmes pendant les quatre ou cinq mois de vacances.

Les Maternités de Londres sont, au contraire exclusivement des institutions charitables, et si des élèves sages-femmes y puisent les

éléments d'une instruction spéciale, en se consacrant momentanément au service de l'établissement, on ne saurait en aucune façon
assimiler ces Maternités, où trois ou quatre sages-femmes suffisent
aux soins à donner aux femmes en couches, à des écoles d'accouchement.

Le plus souvent la Maternité forme un établissement distinct et
isolé, comme à Wurzburg, Munich, Dresde, Paris (maison d'accou-
chement), Berlin (clinique de la faculté), Leipzig, Francfort, etc.,
d'autres fois elle forme une section d'un hôpital général comme à
Paris (Clinique), Vienne, Bruxelles, Berlin (Charité), Stuttgart,
Zurich, etc. D'autres fois enfin elle se réunit à l'hospice des
Enfants-Trouvés dans lequel elle se trouve placée comme à Saint-
Pétersbourg, à Moscou, à Prague, etc.

Les différences ne sont pas moins grandes si nous recherchons
de qui relèvent ces établissements, où ils puisent leurs ressources,
à quelles personnes est confiée leur direction supérieure. Les Maternités de Saint-Pétersbourg, de Moscou (Enfants-Trouvés), de Vienne,
etc., appartiennent à l'État qui en a la direction et la surveillance supérieure. En Prusse, chaque province a sa Maternité destinée à recevoir les accouchées de la province et à servir d'école de sages-
femmes. Dans beaucoup de villes de second ordre et même dans
quelques capitales, à Munich par exemple, c'est la ville qui entretient
la Maternité comme les autres établissements hospitaliers et le plus
souvent alors la direction supérieure appartient au conseil com-
munal ou au magistrat supérieur de la cité. Souvent aussi un conseil
spécial est chargé, comme à Bruxelles et dans la plupart de nos
villes de province, de tout ce qui regarde l'administration du bien
des pauvres et des établissements hospitaliers; en Angleterre enfin,
la plupart des Maternités sont comme les hôpitaux des institutions
particulières, fondées et entretenues par des souscriptions volontaires.

L'unification devient plus complète si l'on étudie l'organisation
intérieure et la direction immédiate des établissements destinés à
recevoir les femmes en couches; c'est ce que va nous montrer l'exa-

men rapide de la composition et des attributions du personnel des
Maternités.

Direction.—Si j'excepte la Belgique, dont l'organisation est basée
sur la nôtre, presque toutes les nations de l'Europe dont j'ai
pu étudier sur place l'organisation hospitalière, c'est-à-dire l'Angleterre, la Prusse, l'Autriche, les États allemands, le Danemark, la
Russie, la Suisse, l'Italie ont leurs hôpitaux dirigés par des médecins. Le plus ordinairement le médecin en chef de l'hôpital en est le
directeur, et tout en rendant justice à l'esprit de dévouement qui
anime les directeurs administratifs des hôpitaux belges et des
nôtres; mais en me rappelant que mon premier devoir est l'exposition sincère de mon opinion, qu'elle soit juste ou erronée, j'a-
joute : je crois, que les immenses progrès réalisés dans l'organisation des hôpitaux étrangers tiennent à la large part laissée à
l'élément médical dans la direction de ces établissements. Ainsi
pour les Maternités, il est facile à un directeur médecin acceptant
l'idée de la contagion de la fièvre puerpérale d'agir par la persuasion, de demander à ses subordonnés l'observation de bien des précautions minutieuses et de l'obtenir, qu'ils en comprennent ou
non la valeur, car il peut prescrire les modifications matérielles
qu'il croit nécessaire à la salubrité de l'établissement ; il est
presque impossible, au contraire, à un directeur non médecin d'obtenir la même obéissance, puisqu'il s'adresse à des personnes qui à
tort ou à raison croiront avoir plus de compétence que lui sur la
matière, et la persuasion lui étant interdite il ne pourra avoir
comme moyen d'action sur son personnel subalterne, que l'injonc-
tion ou la menace de peines disciplinaires. Que de fois voyons-nous
une mesure très-simple, mais importante, demandée par un médecin, repoussée par un directeur administratif qui n'en comprend
pas la portée et qui, s'il n'oppose pas un refus formel à une
demande d'amélioration, y oppose du moins la force de résistance
la plus efficace, celle d'inertie.

Mais on ne saurait demander à un médecin, fût-il le plus habile dans son art, le plus versé dans l'étude de la science, de s'occuper des détails matériels et financiers si nombreux dans un établissement de quelque importance. Aussi, presque partout, il y a à côté du directeur-médecin, un agent administratif qui lui est subordonné pour ce qui concerne l'ordre général ; mais qui en est indépendant pour ce qui regarde la gestion financière. Enfin, un conseil de surveillance forme un véritable comité d'administration. A Londres, les Maternités sont dirigées en général par une dame qui prend le nom de *matron* et qui a sous sa direction les sages-femmes attachées à la maison. Un secrétaire remplit le rôle d'agent administratif, il est, comme la *matron*, nommé par le comité dirigeant, nommé lui-même par l'assemblée générale des souscripteurs.

Parfois, dans les Maternités dirigées par le médecin en chef, c'est la sage-femme en chef qui remplit les fonctions d'économe, et dans ce cas un ou plusieurs employés sont chargés de la tenue des livres de dépense, de la correspondance financière, etc. Dans beaucoup de Maternités d'Allemagne, de Prusse, d'Autriche, de Suisse, d'Angleterre, les registres de l'entrée et de la sortie des malades sont confiés aux assistants, de là une grande simplification du personnel, facilité, il est vrai, par une grande simplification des écritures.

Assistants. — Dans l'ordre de la hiérarchie médicale, l'assistant arrive après le directeur, lorsque celui-ci est le seul médecin de la Maternité. L'assistant remplit des fonctions analogues à celles de nos chefs de clinique ; docteur en médecine, il remplace le médecin en chef et se trouve plus immédiatement chargé de la surveillance des malades et de l'établissement. Tout le personnel des sages-femmes lui est subordonné. L'ordinateur des hôpitaux russes répond à l'assistant des hôpitaux allemands.

Sage-femme en chef. — Elle a la surveillance directe et spéciale des élèves sages-femmes ; mais elle est subordonnée au directeur et à l'assistant, condition indispensable pour le bien du service. Elle loge à la Maternité et se trouve souvent chargée de l'administration de la cuisine, de la lingerie, etc. Elle est aidée par un nombre plus ou moins considérable d'aides-sages-femmes, suivant l'importance de l'établissement.

Élèves sages-femmes. — Dans beaucoup de Maternités, il y a alternance dans le service des élèves en médecine et des élèves sages-femmes; la clinique des étudiants se faisant pendant les six ou huit mois d'hiver, tandis que pendant les vacances, de juillet à novembre, la Maternité est utilisée pour l'éducation des sages‑femmes. Il y a cependant de nombreuses exceptions. Ainsi, à Vienne, il y a deux services séparés pour les sages-femmes et les étudiants. A Saint-Pétersbourg, la Maternité de l'Académie médico-chirurgicale sert à l'instruction des étudiants, tandis que les Maternités de l'Hospice des enfants trouvés et de l'Institut patronné par la grande-duchesse Hélène sont occupées d'une manière permanente par les élèves sages-femmes.

Conditions d'admissibilité. — « Le manque d'asile et la peur de « la honte ne serviront plus d'excuse aux mères pour tuer leur « enfant, l'asile pour les femmes enceintes et malheureuses existe, « et elles sont invitées à y venir. On ne s'inquiètera ni de leur « religion ni de leur position sociale. » Ces belles paroles de l'empereur Joseph II en fondant la Maternité de Prague sont dignes de sa philanthropie éclairée. Il faut, en effet, qu'une femme puisse, dans quelques circonstances, venir accoucher dans une Maternité sans être obligée de dire qui elle est, d'où elle vient, où elle ira après ses couches.

La division des accouchements secrets existe à Saint-Pétersbourg, à Moscou, à Vienne, à Prague, à Pesth, mais la gratuité n'existe qu'en Russie; à la Maternité de Bruxelles, l'accouchée ne donne son nom qu'au directeur, qui est tenu de garder le secret qu'on lui confie.

La gratuité des secours hospitaliers pour les accouchées ordinaires est la règle en France, en Belgique, en Russie, en Angleterre; elle existe à Vienne, à Prague, à Munich, à Dresde, comme à Saint-Pétersbourg, à Moscou, à Paris. Mais absolue en Russie, cette gratuité n'est que relative en Autriche, en Prusse, en Saxe, en Bavière, en Wurtemberg, à Paris. Les Maternités non payantes de Vienne et de Prague ne sont ouvertes qu'aux filles-mères, et là, comme à Wurzburg, à Munich, à Dresde, à Leipzig, à Paris, si la femme reçoit gratuitement les secours médicaux et matériels, elle doit en échange devenir un moyen d'instruction pour les étudiants en médecine ou les élèves sages-femmes.

L'histoire particulière des Maternités les plus importantes, fera mieux saisir les différences qui existent dans l'organisation de ces établissements en Angleterre, en Autriche, en Prusse, en Russie, en France et dans la Confédération germanique.

AUTRICHE

VIENNE

Sous le règne de Marie-Thérèse, en 1752, Van Swieten obtint la création à Vienne d'un établissement pour l'enseignement de l'obstétrique. On désigna à cet usage la division d'accouchement qui existait déjà dans le *Saint-Marxer-Spital*[1].

Cet établissement fut bientôt insuffisant. En 1784, Joseph II ouvrit l'Hôpital général (*Allgemeines Krankenhaus*) et on y transféra la Maternité, à laquelle on donna le nom de Maison générale d'accouchements. Comme l'hôpital et la maison des aliénés, avec lesquels elle était réunie, elle fut successivement sous la direction de Quarin, Nord, Frank, Hildenbrand, Raiman, Güntner, Schiffner et

---

[1] Spæth. *Loco citato.*

Helm. En 1851, elle eut une direction séparée. Établissement d'État, c'est de l'État qu'elle reçoit sa dotation.

La maison d'accouchements a pour but principal de donner asile avec ou sans payement, aux femmes enceintes non mariées; et pour but accessoire de servir à l'enseignement des élèves et des sages-femmes ; de donner des nourrices à la maison des enfants trouvés et de recevoir au besoin des femmes enceintes mariées. Le secret le plus absolu est gardé envers les femmes qui viennent y demander asile.

Jusqu'en 1834, la section gratuite servant également à l'éducation des élèves en médecine et des élèves sages-femmes fut divisée en deux services. En 1839, on fit une nouvelle division et on transforma ces deux services en cliniques spéciales : l'une pour les étudiants (première), l'autre pour les sages-femmes (deuxième clinique). La Maternité de Vienne se compose donc actuellement de trois sections distinctes : l'une où les femmes sont reçues moyennant payement, les deux autres où elles sont admises gratuitement, mais où elles sont utilisées pour l'enseignement de l'obstétrique.

1° Maternité payante (Zahlgebärhaus).

Cet établissement est situé dans un faubourg de Vienne, Alser-vorstadt, Alserstrasse, n° 21, à peu près en face du grand hôpital, tenant d'un côté à la maison des Enfants-Trouvés (Findelhaus), de l'autre à une habitation privée. C'est une maison particulière appropriée à sa destination nouvelle depuis 1854, recevant annuellement 4 à 500 personnes. Les chambres, chauffées au bois, ne sont pas munies d'appareils spéciaux pour la ventilation.

Suivant la quotité du payement, les femmes sont réparties en trois classes. Six lits sont affectés à la première classe, dix à la deuxième et vingt à la troisième. Les chambres de la première classe ne renferment qu'un seul lit d'accouchée, les autres en renferment deux, trois ou un plus grand nombre, suivant qu'elles appartiennent à la seconde ou à la troisième classe.

Le prix du séjour est fixé de la manière suivante :

1re classe, 3 florins 20 kreutzer par jour (8 fr. 66 c.)
2e   —   1 florin 50 kreutzer   —   (4 fr. 75 c.)
3e   —   ,   —   30 kreutzer   —   (1 fr. 29 c.)

Les payements se font d'avance, savoir :

1re classe, 4 jours d'avance = 13 florins 20 kr. (34 fr. 66 c.)
2e   —   6   —   = 11   —   »   (28 fr. 60 c.)
3e   —   8   —   = 4   —   »   (10 fr. 40 c.)

Si après quelque temps de séjour dans une meilleure classe, la femme ne peut plus continuer le payement de cette classe, on la transporte dans la dernière classe.

Les femmes enceintes *payantes* peuvent cacher leur nom et leur nationalité; elles doivent seulement écrire leur nom sur un billet cacheté qu'elles remettent à l'accoucheur. Celui-ci écrit sur l'enveloppe le numéro de la chambre et du lit. En cas de décès, le billet est ouvert; dans le cas contraire, il est remis intact à la femme lors de sa sortie.

Les femmes, surtout celles de la première classe, peuvent être reçues masquées, arriver longtemps avant l'accouchement, sortir immédiatement après ou prolonger leur séjour.

Elles peuvent se refuser à tout examen fait par le médecin dans un but d'instruction personnelle, et nul ne peut entrer chez elles sans leur autorisation.

Les femmes de la deuxième et de la troisième classe ont un parloir particulier, pour que nul ne puisse voir les femmes couchées dans les lits voisins, en venant visiter une accouchée dans la salle même.

Enfants. — L'accouchée peut garder son enfant ou l'envoyer dans la maison des Enfants-Trouvés. Si après avoir renoncé à cet abandon, elles veulent placer plus tard leur enfant dans cet hospice, il ne peut y être admis que dans les mêmes conditions que ceux qui sont nés hors de la maison d'accouchement.

Une femme de la première classe paye pour l'admission de l'enfant qu'elle abandonne 50 florins ; celles des autres classes 20 florins ; mais si elle veut avoir le droit de choisir la famille nourricière, elle doit payer 50 florins.

Si la femme payante veut prendre du service comme nourrice à la maison des Enfants-Trouvés, elle ne paye rien pour la réception de son enfant à cet hospice.

Nous ne pouvons rien dire de la mortalité après l'accouchement, dans cet établissement, les femmes malades étant le plus souvent transportées dans le grand hôpital.

Personnel. — Le personnel se compose du

Médecin en chef, logé dans la maison avec 1200 florins d'appointements.
Médecin en second. 400
Sage-femme en chef. 500
Sage-femme en second. 80

Le médecin et la sage-femme en chef ont la durée de leurs fonctions illimitée ; le médecin en second et l'aide-sage-femme ne sont nommés que pour deux ans.

La nomination a lieu sur présentation faite par la direction à la Statt-Halterei (gouvernement de la province) des personnes paraissant devoir être nommées.

2° Maternité non payante (Gratis Gebärhaus).

Destinées à recevoir les femmes enceintes non mariées et à concourir à l'enseignement de l'obstétrique, la Maternité de Vienne se composait autrefois d'une seule section, commune aux étudiants en médecine et aux élèves sages-femmes. En 1834, on construisit de nouveaux bâtiments et, en 1839, on sépara la Maternité en deux divisions. L'une, première clinique, destinée aux étudiants, aujourd'hui confiée au docteur Braun ; l'autre, seconde clinique, occupée par les sages-femmes, dirigée par le docteur Späth. Toutes deux font partie de l'*Allgemeines Krankenhaus* compris entre l'hôpital militaire, n° 1, et la caserne d'infanterie dont l'entrée est Alserstrasse.

La Maternité de Vienne est donc assez mal située, puisqu'elle fait en définitive partie intégrante d'un établissement hospitalier de plus de deux mille lits, qu'elle est voisine du bel amphithéâtre destiné à l'étude de l'anatomie pathologique, et que de plus elle est comprise entre un hôpital militaire et une caserne.

Les deux cliniques, au point de vue de l'installation, sont organisées de la manière suivante :

Ire Clinique.

POPULATION	NOMBRE DE LITS	NUMÉRO DE LA CHAMBRE	SITUATION
Femmes enceintes.. 94	60	71	2e étage.
	25	9	Rez-de-chaussée.
Femmes récemment accouchées. 22	18	2	1er étage.
(Gebärende)	4	2'	1er étage.
Femmes en couches. 120	50	4	1er étage.
	25	5	1er étage.
(Wöchnerinnen)	51	7	1er étage.
	18	105	2e étage.
	25	106	2e étage.
Malades..	18	10	1er étage.

2ᵉ Clinique.

POPULATION	NOMBRE DE LITS	NUMÉRO DE LA CHAMBRE	SITUATION
Femmes enceintes........ 66	48	99	2ᵉ étage.
	18	M	Rez-de-chaussée.
Femmes récemment accouchées. 19 (Gebärende)	15	B	1ᵉʳ étage.
	4	G	1ᵉʳ étage.
Femmes en couches...... 113 (Wöchnerinnen)	19	A	1ᵉʳ étage.
	24	E	1ᵉʳ étage.
	18	F	1ᵉʳ étage.
	16	G	2ᵉ étage.
	18	H	2ᵉ étage.
	18	L	1ᵉʳ étage.
Malades............ 18	18	I	1ᵉʳ étage.

La première clinique, celle du professeur Braun, nous présente d'intéressant un système particulier de chauffage et de ventilation, que j'étudierai dans mon rapport général sur les hôpitaux.

Le personnel se compose pour la première clinique (professeur Braun) :

1 médecin en chef.............	1800 florins
2 assistants.................	400 —
1 sage-femme en chef...........	600 —
8 aides-sages femmes............	120 —
17 infirmières.................	à 12, 11 et 10 fl. pʳ mois.

Le personnel de la seconde clinique, dirigée par le professeur Späth, est à peu près identique.

Le professeur, l'assistant et la sage-femme ont leur logement particulier à l'hôpital. Le professeur est nommé par le ministre ;

les assistants et la sage-femme sont nommés sur la présentation du professeur.

Admission. —L'admission gratuite n'est accordée qu'aux femmes non mariées, sans égard à leur religion, mais elles doivent remplir les conditions suivantes :

1° Être autrichienne, ou avoir séjourné dix ans en Autriche.

2° Avoir dépassé le septième mois de la grossesse, ou être sur le point d'accoucher prématurément.

3° Posséder un certificat d'indigence délivré par le curé, la police ou les autorités municipales.

4° Se soumettre aux explorations obstétricales nécessaires pour l'enseignement clinique, ou consentir à entrer après l'accouchement en qualité de nourrice à l'hospice des Enfants-Trouvés. L'acceptation de ces deux dernières conditions exempte du certificat d'indigence.

L'admission indéterminée, provisoire (*die Aufnahme ist noch eine unbestimmte*), s'exerce envers les femmes qui ne payent pas à leur entrée, mais ne remplissent pas les conditions de la réception gratuite. Dans ces cas, on cherche ensuite à obtenir des parents le payement des frais d'hôpital.

Ce mode d'admission a lieu dans les circonstances suivantes :

1° Quand leur état ne permet pas de les refuser.

2° Quand le travail de l'accouchement est commencé.

3° Quand, accouchant chez une sage-femme, les difficultés qui se présentent dans la terminaison de l'accouchement exigent les secours d'un accoucheur habile.

4° Quand elles sont envoyées à l'hôpital par un établissement public.

5° Quand elles sont étrangères.

6° Lorsqu'après avoir payé les premiers frais, le non-payement des frais ultérieurs d'un plus long séjour les fait transférer de la section payante dans la division gratuite.

Les femmes mariées, abandonnées par leur mari, ne peuvent jamais être reçues gratuitement.

Les veuves devenues enceintes après la mort de leur mari sont reçues comme les femmes non mariées, si elles apportent le certificat du décès de leur mari.

Les femmes de soldats ne peuvent être reçues dans un établissement civil.

Les femmes surprises dans la rue par le travail de l'accouchement sont reçues immédiatement et gratuitement.

Les femmes enceintes affectées de syphilis ne peuvent être reçues dans la section d'accouchement ; elles sont envoyées dans la section spéciale de l'hôpital.

Les femmes enceintes qu'on a été forcé de recevoir gratuitement doivent, lorsqu'elles ne remplissent pas les conditions exigées pour l'admission gratuite chercher les moyens de payer les frais exigibles. Elles sont obligées de se soumettre aux explorations nécessaires à l'enseignement de l'obstétrique, même quand le payement a lieu quelques jours après leur entrée ; car c'était (dit le règlement) leur devoir de se pourvoir de l'argent ou des documents nécessaires en temps utile, c'est-à-dire avant leur entrée [1].

La répartition des femmes enceintes est faite entre les deux cliniques de la manière suivante : La première clinique (étudiants) reçoit celles entrées les dimanche, mardi, jeudi et samedi ; la deuxième clinique (sages-femmes) reçoit celles qui se sont présentées les lundi, mercredi et vendredi.

Les femmes sont examinées à leur entrée par la sage-femme en chef, les assistants ou les sages-femmes pratiquantes (élèves ayant passé leur examen de capacité et reçues sages-femmes).

Les accouchées sont ordinairement gardées neuf jours après l'accouchement, excepté lorsqu'elles sont atteintes d'une maladie puerpérale sporadique ; si elles sont affectées d'une maladie non

---

[1] WITTELSHÖFER. *Wien's Heil- und Humanitäts-Anstalten.* 1856.

puerpérale on les transporte dans les services de médecine de l'hôpital général.

Les femmes accouchées dans les divisions gratuites et qui désirent faire admettre gratuitement leur enfant à la maison des Enfants-Trouvés sont envoyées dans cette maison. Il y a exception pour les suivantes :

1° Les femmes malades. L'enfant seul y est envoyé et la mère n'y entre qu'après sa guérison.

2° Les accouchées dont l'enfant est mort.

3° Celles qui ont été amenées par la police qui les réclame après leurs couches.

La Maternité de Vienne a été pendant longtemps une des plus meurtrières de l'Europe. Ses premières années furent cependant très-favorables; à cette époque la division en deux cliniques n'avait pas encore eu lieu. De 1784 à 1822, sous la direction successive de Zeller et de Boër, la Maternité eut 71,395 accouchements avec 897 morts ou 1,25 pour 100 de mortalité.

La plus grande mortalité fut en 1814 et 1819. En 1814, sur 2,062 accouchements il y eut 66 morts ou 3,7 pour 100 ; en 1819, 3,089 accouchements, 154 morts ou 4,9 pour 100.

Boër prit sa retraite en 1822 et fut remplacé par Johannes Klein. Dès la première année, la mortalité monta à 7,4 pour 100 (2,872 accouchements, 214 morts). Ces fâcheux résultats se continuèrent les années suivantes, car sur 32,326 accouchées 1,714 moururent ou 5 pour 100. Le minimum de 1823 à 1834, fut pour une seule année de 3 pour 100.

En 1834, l'augmentation du chiffre des femmes reçues à la Maternité engagea à ouvrir une nouvelle section. Barges garda l'ancienne section, Klein prit la nouvelle. Il n'y fut pas plus heureux que précédemment; quoique le nombre des accouchées eût diminué, quoique le bâtiment fût nouveau la fièvre puerpérale s'y installa et la mortalité augmenta. Du 1ᵉʳ janvier 1834 au 30 avril 1839, sur 12,253 accouchées 902 moururent : 7,3 pour 100.

Du mois de novembre 1836 au mois d'août (inclusivement) 1837, sur 1975 accouchements il y eut 288 morts : 14 pour 100. La mortalité avait été au mois d'août 1837 de 22,7 pour 100.

L'autre clinique (l'ancienne) n'était pas, il est vrai, beaucoup plus heureuse, car sur 9,363 accouchements il y eut 620 morts ou 6,6 pour 100.

Les deux sections de la Maternité étaient alors communes aux étudiants et aux élèves sages-femmes. Cette coïncidence dans la mortalité n'a rien d'étonnant pour nous qui croyons à la contagion puisque rien ne s'opposait à sa dissémination par les élèves de l'un et de l'autre sexe. Une excellente mesure devait amener une différence remarquable dans la mortalité.

En 1839 on sépara les deux cliniques, l'une fut destinée aux sages-femmes, l'autre aux étudiants.

Dans la clinique des étudiants (première clinique), la mortalité augmenta d'une manière formidable, et, jusqu'au mois de juin 1847, elle fut le siége d'une endémie meurtrière. Dans cette période de huit ans et un mois, la mortalité fut de 10,4 pour 100 (24,455 accouchements, 2,482 décès). Les principales épidémies furent :

Juin	1839.	15,	pour 100 de mortalité
Décembre	1840.	21,6	—
Novembre	1841.	22,5	—
Décembre	1842.	31,3	—
Janvier	1843.	19,4	—
Avril	1844.	17,5	—
Octobre	1845.	14,8	—
Avril	1846.	18,9	—
Avril	1847.	17,9	—

En 30 ans il y eut dans les deux cliniques, 192575 et 8624 ou 4,5 pour 100
La 1re clinique celle des médecins compte, 104492 et 5560 ou 5,3 —
La 2e — sages-femmes, 88083 et 5064 ou 5,4 —

Ces chiffres déjà si élevés sont cependant encore au-dessous de la réalité, car il est presque certain, d'après M. Spӓth, qu'on n'y a pas compris les femmes transférées malades de l'hôpital général et qui y ont succombé.

Dans la clinique des sages-femmes, les cinq premiers mois furent assez favorables, cependant elle fut en 1842 le siége d'une épidémie qui dura seize mois avec une mortalité de 9,1 pour 100. Mais après cette époque cette clinique présenta si peu de mortalité qu'en y comprenant tout le temps écoulé du 1er mai 1839 au 1er juin 1847, il n'y eut que 810 morts sur 21,155 accouchements, c'est-à-dire 3,8 pour 100 de mortalité, tandis que l'autre clinique perdait 10,4 pour 100. Il y avait par conséquent, en moyenne 6 pour 100 de différence dans la mortalité des deux cliniques.

Un pareil état de choses ne pouvait manquer d'attirer l'attention : Semelweis chargé de la première clinique, attribua cette différence à la propagation de la fièvre puerpérale par l'inoculation de matières septiques. En mai 1847, il prit toutes les précautions contre cette cause de contagion, et quoique se trompant, à notre avis, sur sa véritable cause, les précautions prises devaient, on le conçoit, avoir la plus favorable influence. La mortalité diminua d'une manière notable, elle s'abaissa au-dessous de la moyenne de la clinique des sages-femmes, et depuis cette époque dans l'une et l'autre clinique les épidémies très-meurtrières ont à peu près disparu. Dans ces deux dernières années, surtout 1863-1864, les résultats ont été des plus remarquables, la mortalité moyenne arrive à peine à 2 pour 100. Les moyens nouveaux de ventilation employés par M. Braun peuvent, sans aucun doute, avoir une part notable dans ce résultat favorable ; mais nous affirmons, avec l'espoir d'être démenti par les faits, qu'ils seront insuffisants, et, tant que les femmes accouchées seront réunies en si grand nombre dans des salles communes, la fièvre puerpérale se montrera encore trop souvent à la Maternité de Vienne.

PRAGUE

Le 17 août 1789, l'empereur Joseph II créa à Prague un établissement spécial pour les accouchements et l'entretien des enfants trouvés. Les femmes enceintes étaient antérieurement reçues dans le *Wälsche Spital*, qui ne renfermait pour elles que trente lit.

Le décret qui annonçait la création de la Maternité renfermait une phrase qui mérite d'être citée, et qui mériterait plus encore d'être méditée à l'époque actuelle. D'une philanthropie éclairée, sachant que ce n'est pas moraliser les femmes que de les pousser à l'infanticide et à l'avortement en les forçant, pour être secourues, à divulguer leur faute, Joseph II disait : « La maison d'accouchements « offre aux femmes enceintes et malheureuses les secours néces- « saires et prend l'enfant sous sa protection. Désormais le manque « d'asile et la peur de la honte ne servira plus d'excuse aux mères « pour tuer leur enfant. L'asile pour les femmes enceintes et mal- « heureuses existe ; elles sont invitées à y venir, et l'on ne s'in- « quiétera ni de leur religion ni de leur position sociale. » On gardait en effet le secret le plus absolu [1].

Depuis, la maison a été modifiée et augmentée matériellement, surtout en 1824 et 1825, époque où l'on construisit la façade principale, tout une aile latérale et un autre bâtiment isolé.

La Maternité de Prague est située à l'extrémité sud-est de la ville, entre l'hôpital et la maison des incurables. Placée sur une colline élevée, elle est séparée par un ravin de ces deux établissements. On y jouit d'une vue splendide sur la ville, sur la campagne et sur la Moldau qui traverse la ville de Prague.

L'établissement sert à la fois de Maternité et d'hospice d'enfants trouvés. Il se compose de deux maisons, une grande et une petite, séparées par une cour ; en arrière, se trouve le jardin. Avant 1860,

---

[1] Naumann *Prager Vierteljahrsschrift.* 1863, p. 7.

la grande maison était destinée aux accouchements, la petite aux enfants trouvés ; mais par suite de l'augmentation des pensionnaires, l'établissement se trouva insuffisant, et on dut louer au voisinage quatre maisons particulières. Dans l'une, on a placé les femmes accouchées, dans la seconde les médecins, et dans les deux autres les enfants trouvés. La maison principale sert aux accouchements, sauf le rez-de-chaussée, où se trouvent les services généraux et la communauté.

La maison a deux entrées : la grande porte et la *porte secrète*. Cette dernière, placée près de l'église, est surveillée par la sage-femme chargée de la division secrète, qui a pour cet effet sa demeure au-dessus de cette porte.

La division secrète a un jardin et un escalier particuliers. La sage-femme et l'accoucheur en chef peuvent seuls y entrer.

Il y a quatre classes de malades : les trois premières appartiennent à la division secrète.

Première classe. — Chambre particulière, payement : 1 florin 5 kreuzer par jour (2 fr. 81) ; en cas d'abandon de l'enfant, il y a à payer 63 florins (158 fr. 60) ; c'est ce qu'on appelle taxe des enfants (*Kindes-Taxe*).

Deuxième classe. — Une chambre pour deux personnes, 63 kreuzer par jour (2 fr. 90) ; Kindes-Taxe, 31 florins 50 kreuzers (82 fr. 75).

Troisième classe. — Deux chambres pour toutes les malades, 52 kreuzer 1/2 par jour (2 fr. 29) ; Kindes-Taxe, 12 florins (31 fr. 20).

La femme qui peut payer d'avance les frais d'entretien de l'enfant pour dix ans, a le droit de choisir la famille nourricière, et si l'enfant meurt avant dix ans, le restant du prix lui est remboursé.

Lorsque le séjour de la mère à l'hôpital ou en prison force à placer momentanément aux Enfants-Trouvés un enfant à la mamelle, le prix d'entretien est de 43 kreuzer 3/4 par jour (1 fr. 89). Le prix pour les enfants sevrés, jusqu'à l'âge de dix ans est de 33 kreuzer 1/2 (1 fr. 43).

Pour les enfants naturels apportés du dehors, la taxe est de 63 kreuzer (2 fr. 70); elle est réduite à moitié sur présentation d'un certificat d'indigence. Pour les enfants nés dans les provinces autrichiennes autres que la Bohême, leur admission aux Enfants-Trouvés n'a lieu qu'après payement de 126 florins (327 fr. 60).

Les accouchées de la première classe peuvent arriver *voilées* ou *masquées*. Toutes les femmes de la division payante peuvent taire leur nom et donner à leur enfant celui qui leur convient. Les enfants sont transportés dans la maison des Enfants-Trouvés aussitôt après leur naissance, à moins que la mère ne veuille garder le sien avec elle et le conserver plus tard à sa sortie, ce qui nécessairement arrive très-rarement.

Quatrième classe, Clinique d'accouchement. — La clinique d'accouchement comprend les femmes appartenant à la quatrième classe. On leur accordait jadis le secret quand elles le demandaient; mais depuis 1854 elles doivent montrer un certificat de domicile.

Celles qui ont un certificat d'indigence (*testimonium paupertatis*) sont reçues gratuitement; les autres payent 52 kreuzer 1/2 par jour (2 fr. 24); pour toutes, la réception et l'entretien de l'enfant aux Enfants-Trouvés a lieu sans rétribution; mais la femme doit se prêter aux observations obstétricales, servir comme nourrice dans l'hospice des Enfants-Trouvés, mais pour un temps qui ne peut en aucun cas excéder quatre mois.

Depuis le 1ᵉʳ novembre 1861, l'établissement est entré dans l'administration de l'État (*Verwaltung des Landes*).

Malgré sa situation favorable au dehors de la ville et son isolement, la Maternité de Prague a toujours eu une mortalité assez élevée. Les épidémies y sont assez fréquentes, et si dans la statistique que nous avons produite, la mortalité n'arrive pas en moyenne à 4 pour 100, il ne faut pas oublier qu'un assez grand nombre des femmes affectées de fièvre puerpérale sont transportées à l'hôpital général, ce qui diminue notablement le chiffre de la mortalité à la Maternité.

L'impression que m'a fait éprouver la section clinique d'accouchement, lors de la visite que j'y fis avec mon ami M. Liouville (juin 1864), fut des plus défavorables. Les salles sont en général trop remplies ; elles communiquent directement, ou par l'intermédiaire de corridors, les unes avec les autres. Nous y avons trouvé un assez grand nombre de femmes malades ou mourantes de fièvre puerpérale au milieu d'accouchées non malades, et l'on me pardonnera de dire que je serai heureux le jour où j'apprendrai la démolition de l'établissement actuel et son remplacement par une construction nouvelle, où seront observées les règles de l'hygiène spéciale des Maternités, tant pour ce qui regarde le bâtiment, que pour ce qui concerne les précautions qu'on peut prendre plus ou moins partout, comme l'isolement des malades.

Détruire la Maternité actuelle de Prague nous paraît le seul moyen de l'améliorer, car on ne peut la détruire avant d'en avoir créé une nouvelle.

RUSSIE

—

SAINT-PÉTERSBOURG

Hebammen-Institut — Institut de Mᵐᵉ la grande-duchesse Hélène Pawlowna

En 1797, l'impératrice Maria Federowna fit l'acquisition d'une maison appartenant au comte Subow, et située dans la partie sud de la ville, vers l'embouchure du canal de la Fontanka.

Elle la disposa pour servir d'école de sages-femmes et de maison d'accouchement pour les femmes indigentes et celles d'employés

subalternes ; elle constitua pour l'entretien de la maison un
capital considérable confié au conseil des pupilles de Saint-Pétersbourg.

Le docteur Mohrenheim, médecin de Sa Majesté, directeur de la
division d'accouchements de la maison d'éducation (Enfant-Trou-
vés) fut chargé de la direction médicale et administrative du
nouvel établissement. Pendant plus de trente ans cette nouvelle Maternité fut une dépendance ou une annexe de la maison impériale d'é-
ducation ; ne recevant que peu d'accouchées, elle était surtout destinée à l'enseignement théorique de l'obstétrique ; la division
d'accouchements de la maison d'éducation par le grand nombre de
ses lits servant surtout à l'enseignement pratique.

En 1829, lorsque la grande-duchesse Hélène Pawlowna succéda
à l'impératrice, dans le rôle de protectrice de cet établissement, elle
rendit indépendante les deux directions et confia celle du nouvel
institut à son médecin particulier le docteur Ockel. De cette mesure date pour l'Institut une période de trente-quatre ans, pendant
laquelle l'impulsion que lui donna une femme plus grande encore
par le cœur et l'intelligence que par le rang, fut pour lui la cause
d'un état prospère et qui prit sa source dans des améliorations incessamment cherchées et aussitôt exécutées que conçues.

Le nombre des accouchements qui n'avait été, de 1797 à 1828,
que de 2,047, ou en moyenne annuelle de 64, fut, de 1829 à 1862,
de 13,182, ou 400 environ par an. Pendant la première période,
512 sages-femmes y ont fait leur éducation, 975 y ont été instruites pendant la seconde.

En 1844, on adjoignit à l'établissement un service de gynécologie. En 1850, 50,000 roubles (environ 200,000 francs) furent
affectés à l'agrandissement de la maison, qui de 25 lits put en
renfermer 50, tout en effectuant la séparation des accouchées saines
et malades.

En 1856, la grande-duchesse modifia l'organisation de l'établissement, le personnel fut augmenté de quatre médecins et d'une

sage-femme, attachés à l'Institut, les uns d'une manière permanente, les autres temporairement.

Le personnel permanent se compose d'un directeur, d'un professeur, d'un répétiteur, d'une sage-femme en chef et de trois
aides sages-femmes ; d'un économe, d'une gouvernante, d'une surveillante des élèves internes [1].

Le personnel temporaire comprend quatre médecins assistants
nommés pour trois ans.

Le directeur (Dr Etlinger) a pour fonctions de diriger l'établissement sous le rapport médical et administratif. Le professeur fait le
cours (en russe) et dirige la section d'accouchement. Le répétiteur
est chargé de l'éducation des sages-femmes allemandes et dirige la
section de gynécologie.

Les quatre assistants se partagent entre eux le service de la garde
et de la consultation ; le plus ancien est chargé de la direction de
l'infirmerie des accouchées malades.

Les élèves sages-femmes logées dans l'établissement sont annuellement au nombre de douze ; elles doivent être âgées de 18 ans au
moins et n'avoir pas plus de 26 ans, on leur donne gratuitement
l'entretien et l'instruction. Élèves de la couronne, elles reçoivent à
leur sortie, pour frais de première installation, une certaine somme
d'argent et sont envoyées, par le ministre, dans les domaines de la
couronne de diverses provinces où elles sont engagées pour un service de six ans.

En dehors de ces élèves de la couronne, on reçoit six ou huit pensionnaires payant annuellement 100 roubles (400 francs) pour frais
d'instruction et d'entretien. Si ces pensionnaires sont des paysannes
envoyées par le seigneur dans le but d'en faire une sage-femme
pouvant soigner ses paysannes dans leurs accouchements, ces frais
sont payés par le seigneur. L'abolition du servage a modifié cette
partie du règlement.

---

[1] Eugenberger. *Loco citato.*

Les élèves libres, externes, payent annuellement 30 roubles (120 francs). La durée du cours est de deux années ; après l'examen les élèves reçoivent un diplôme.

Le traitement et l'entretien des accouchées et des malades sont gratuits ; seulement, si une femme désire une chambre particulière, elle doit payer 60 kopecks par jour (2 fr. 40 c.).

La dépense totale de la maison, y compris les gages des serviteurs et les appointements des médecins et des sages-femmes, est de 20,000 roubles (80,000 fr.) par an, dont 3,000 (12,000 fr.) sont couverts par le payement des élèves et des malades payantes.

Le nouveau plan, présenté par le docteur Etlinger et réalisé en 1852, a non-seulement permis de porter de 25 à 50 le nombre des lits, il a aussi permis de combattre la contagion par l'application du système des chambres séparées, réalisé dans le nouveau bâtiment.

L'Institut des sages-femmes est, comme je l'ai dit, situé sur le quai de la Fontanka. Il se compose de deux bâtiments, l'un principal destiné aux femmes en couches, l'autre accessoire renfermant la buanderie, les remises, les écuries ; il renferme aussi les logements de l'économe, des médecins, la salle de garde, la bibliothèque. Ce bâtiment, qui ne figure pas dans le plan ci-joint (pl. VII, fig. 1), est tout à fait distinct de la Maternité et en est séparé par une cour.

Le bâtiment principal est divisé en deux : l'ancien et le nouveau ; l'ancien a deux étages, le nouveau en a trois, en y comprenant le rez-de-chaussée. L'ancien bâtiment renferme au rez-de-chaussée l'appartement du docteur Etlinger médecin en chef et directeur de l'établissement ; au premier étage, la salle de réception des malades arrivant, la chapelle et quatre salles de femmes en couches (deux plus grandes renfermant de 5 à 8 lits, deux plus petites n'en contenant que 3 à 4).

Le bâtiment ancien communique avec le nouveau par un escalier chauffé. Le rez-de-chaussée de la nouvelle construction est occupé

par les services généraux : chambre de réserve pour le linge sale et
pour les habits des malades, chambre pour les laveuses, salle des
provisions, réfectoire des gens de service, cuisine, boulangerie,
chambre des infirmières chargées du soin des malades, etc.

Le premier étage renferme le logement de la sage-femme en chef,
les chambres à coucher et le réfectoire des élèves, les logements de
la surveillante, de la seconde sage-femme, de l'économe, etc.

Le second étage, que reproduit le plan ci-joint, est consacré aux
accouchées. Il comprend une salle de bain, une petite cuisine
ou office, la chambre où se fait l'accouchement et qui renferme deux lits, trois chambres, pouvant communiquer ou être
isolées, destinées aux accouchées non malades ; enfin, dans l'angle
du bâtiment, une grande chambre de six lits, destinée aux femmes
enceintes, et formant une sorte de séparation entre la partie destinée aux femmes malades et la précédente. Les petites chambres
sont consacrées aux accouchées malades, les deux salles aux
femmes atteintes d'affection de l'utérus et des voies génitales ; les
deux dernières sont réservées pour les accouchements secrets. Une
porte sépare le bâtiment en deux parties distinctes.

La ventilation de l'édifice principal et de l'aile surajoutée est ef-
fectuée par des fenêtres à valves (Klappen-Fenster), des poêles avec
foyers d'appel, et des cheminées à foyers ouverts. Le chauffage se
fait surtout par les poêles (Zug-Ofen) placés dans les salles et
dans les corridors, la ventilation par les cheminées.

Les chambres non occupées restent ouvertes, quelle que soit la
saison, et l'on y fait des fumigations de chlore, de vinaigre et de
sureau. J'ai parlé plus haut (*voir* Prophylaxie) des moyens hygiéniques employés pour les objets mobiliers et des précautions prises
pour empêcher la contagion par les malades et les médecins.

« Quand ces précautions venaient à être négligées, la fièvre puer-
« pérale, dit M. Hugenberger, ne tardait pas à se manifester, de
« sorte qu'une fièvre puerpérale, développée à la suite d'un accou-
« chement pathologique, en déterminait d'autres par transmission.

« Quand les infractions aux lois de la propreté amenaient une épi-
« démie, elle ne cessait qu'à l'arrivée d'une saison chaude, alors
« que la ventilation pouvait être faite d'une manière plus complète,
« ou seulement par la fermeture momentanée de la maison, comme
« en 1846, 1848 et 1859. Aussi la prophylaxie consiste dans la
« ventilation, la propreté et l'ordre. »

De 1845 à 1859, l'établissement a reçu 8,319 femmes enceintes,
597 femmes atteintes d'affections gynécologiques, et 5,911
malades diverses. 8,036 ont accouché, 20 sont mortes avant l'accouchement, 262 ont quitté la maison avant d'être accouchées.

Sur les 8,036 accouchements, 7,852 étaient dus à des grossesses simples, 181 à des grossesses gémellaires; trois fois, il y eut
trois enfants à la fois. 7,598 accouchements eurent lieu à terme,
428 avant terme, 478 réclamèrent des opérations.

Maternité des Enfants-Trouvés.

Ce que je viens de dire de l'Institut des sages-femmes me dispense de détails sur la Maternité annexée à l'établissement impé-
rial d'éducation des Enfants-Trouvés. Celui-ci est également destiné
à l'éducation des sages-femmes; mais il est loin de pouvoir nous
servir de modèle. Les salles communiquent les unes avec les autres; la plupart des précautions prises contre la contagion, dans
l'Institut de la grande-duchesse, y sont négligées; mais ce qui
nous engage surtout à ne pas entrer dans une description inutile
de cet établissement, c'est qu'il va bientôt être supprimé, et que
peut-être il l'est déjà à l'heure qu'il est. Un nouveau bâtiment,
situé près de l'hôpital Marie, et dont je donne le plan, a été construit récemment pour le remplacer.

Clinique obstétricale de l'Académie.

Cette clinique est une section des hôpitaux que renferme l'Académie médico-chirurgicale, située sur les bords de la Néva; elle n'est ouverte que pendant la période scolaire, c'est-à-dire pendant l'hiver et ne renferme que 14 lits. 376 accouchements seulement y ont eu lieu de 1854 à 1859, avec une mortalité moyenne considérable, 9 pour 100 (34 morts). Il est vrai que la plupart des accouchements sont pathologiques. Je citerai plus loin quelques particularités appartenant à cette clinique, quant à ce qui concerne la manière assez ingénieuse dont se fait la démonstration pratique du travail de l'accouchement et des manœuvres obstétricales.

Nouvelle Maternité.

Les mauvaises conditions dans lesquelles se trouvait placée la Maternité, dépendant de la maison des Enfants-Trouvés de Saint-Pétersbourg, a déterminé le gouvernement à construire un nouvel établissement. Lorsque nous l'avons visité, au mois d'avril 1864, il était à peu près complétement terminé, mais non encore habité.

La nouvelle Maternité est située dans la Nadejdinskaïa, large rue, aboutissant à la perspective Newski et aux environs des jardins qui dépendent du grand hôpital Marie. Le bâtiment principal, parallèle à la rue, en est séparé par une grille et une petite avant-cour très-étroite. Deux ailes surajoutées, faisant retour en arrière, constituent une cour incomplétement fermée par une construction parallèle au bâtiment principal, destinée (je crois) à servir d'hôpital d'été.

A droite de l'édifice, se trouve une entrée particulière, conduisant dans une petite cour latérale, dans laquelle se trouve l'am-

phithéâtre d'autopsie, qui, pour le dire en passant, laisse fort à
désirer quant aux dimensions et à la clarté.

Le plan, reproduit pl. 8, fig. 1, me dispense d'une description toujours fort difficile à rendre intelligible, et je me bornerai à
parler de la destination affectée aux deux étages principaux, en
faisant part des observations que m'a suggérées la visite attentive et
trois fois répétée du nouvel établissement.

On s'habitue si vite, en Russie, au grandiose des établissements
publics, on s'habitue surtout si facilement à voir de grands espaces
affectés aux jardins et aux cours des hôpitaux civils ou militaires,
qu'on est impressionné d'une manière fâcheuse en trouvant si res-
serrées les unes sur les autres les constructions qui constituent la
nouvelle Maternité, et je n'ai pu m'empêcher d'en faire la remarque. Il n'est pas besoin, me répondit-on, de jardins pour un hôpital de femmes en couches, puisque aussitôt qu'elles peuvent se
lever, elles quittent la Maternité. Cela est vrai ; mais qui dit jardin,
dit en même temps isolement et aération ; aussi je continue à regretter qu'il n'y ait pas plus d'espace vide autour des bâtiments
nouveaux, cela eût permis déjà d'éloigner l'amphithéâtre et les dépendances.

Si je passe maintenant à l'examen des étages occupés par les accouchées, j'aurai à faire des objections plus graves. Le deuxième
étage au-dessus du rez-de-chaussée est, comme le troisième, destiné
aux femmes en couches. On y arrive par un large escalier placé au
centre du bâtiment ; sur les côtés se trouvent la lingerie et l'appartement de la surveillante du linge ; en face, la salle des conférences
et les chambres pour le médecin et la sage-femme de service.

A droite et à gauche règne un large corridor prenant jour sur la
cour intérieure, et sur lequel s'ouvrent les salles. A une des extrémités du bâtiment de façade se trouvent deux chambres pour l'accouchement, une salle pour quatre femmes enceintes ; puis sept
chambres à quatre lits pour femmes en couches (non mariées).

Cette disposition, qui peut-être n'aura pas été conservée, ce que j'ignore, ne me paraît pas sans reproches. Il est indispensable d'empêcher, autant que possible, que les cris des femmes accouchant ne viennent troubler le sommeil des accouchées. Or, les deux salles pour l'accouchement s'ouvrant directement sur le corridor commun, les cris doivent s'entendre dans toute la partie correspondante toutes les fois qu'on ouvre les portes de ces salles. De plus, les quatre femmes enceintes couchées dans la chambre voisine ont d'autant plus sujet d'être troublées par ces cris qu'ils leur annoncent les douleurs qu'elles auront bientôt à subir.

Ces inconvénients eussent pu être évités en partie en affectant à l'accouchement la salle affectée aux conférences, à la condition de supprimer la porte donnant directement sur le corridor, et en la reportant dans celui qui donne accès à la chambre de la sage-femme ou à celle du médecin de service.

Dans les ailes latérales se trouvent, de chaque côté, quatre chambres à un seul lit, pour accouchements secrets ; une chambre d'infirmières ; un office ou petite cuisine ; deux chambres à quatre lits pour accouchées mariées ; une salle de bain. Enfin, dans l'aile droite, une chambre pour accouchée gravement malade.

Ici, les objections deviennent plus sérieuses ; car, à côté de très-bonnes dispositions, il en est d'autres que je trouve tout à fait mauvaises. Chaque accouchée secrète occupe une petite chambre particulière, bien séparée du reste de l'hôpital, ce qui est excellent ; mais cet isolement exceptionnel n'a vraisemblablement pas été fait dans un but d'hygiène spéciale : entre cette section et celle des femmes mariées se place une chambre destinée à une accouchée gravement malade, c'est-à-dire presque toujours à une femme atteinte de fièvre puerpérale, et ce que j'ai dit dans la première partie de ce travail m'exempte de faire ressortir les graves inconvénients d'un pareil voisinage.

Les salles d'accouchées renferment quatre lits ; c'est, à mon avis, deux, ou au moins un de trop, car cela multiplie d'autant les chances de propagation de la fièvre puerpérale. Le bâtiment placé au fond de la cour servira, me dit-on, d'hôpital d'été; il est fâcheux qu'il ne serve pas plutôt d'infirmerie spéciale pour les femmes atteintes de fièvre puerpérale.

Mais ce que je reproche par-dessus tout à la nouvelle Maternité, c'est son mode de chauffage et de ventilation. La méthode de chauffage employée est celle par l'air chaud, et je dois dire tout d'abord que de très-grandes améliorations y ont été apportées par M. Derschau, l'habile ingénieur chargé de réaliser cette partie du programme. Le chauffage par l'air a deux inconvénients qu'il faut, avant tout, faire disparaître : la surchauffe de l'air, sa dessiccation.

Dans beaucoup d'appareils, l'air froid se chauffe au contact de cylindres de fer fortement chauffés ; la lame d'air qui touche les parois intérieures du cylindre, comme à Beaujon, où la surface extérieure du poêle, comme dans les salles de M. Braün, à Vienne, se chauffe à 100 degrés, et quelquefois bien au delà, et cet air prend une odeur particulière qui témoigne de son altération. En faisant traverser à l'air froid un fourneau épais de briques réfractaires, M. Derschau s'est assuré que le maximum de chauffe ne dépasserait pas 40 ou 50 degrés.

L'hydratation de l'air desséché par le chauffage sera, m'a-t-il été dit également, en examinant les appareils non encore en activité, opéré par un filet d'eau pulvérisée à l'intérieur du tuyau où circule l'air chauffé.

Je l'ai répété bien des fois déjà (et, dans mon rapport général sur les hôpitaux, je pourrai entrer, à cet égard, dans les développements que comporte cette importante question), le chauffage par l'air chaud est en même temps la ventilation par l'air chaud, et il faut au malade de l'air frais et *pur* pour la respiration, du calorique rayonnant pour réchauffer la surface extérieure du corps. Une cheminée à foyer ouvert chauffe par le calorique qui en rayonne directement, et une personne assise devant une cheminée où brûle à découvert du bois ou du charbon peut recevoir sur la surface extérieure de son corps des rayons de 30, 40 degrés de chaleur, sans que la température de la couche d'air au milieu duquel elle est plongée, et qu'elle respire, dépasse une température de 15 degrés, tandis que dans le chauffage par l'air chaud, l'air qui arrive aux poumons est à la même température que celui dans lequel le corps se trouve placé.

Le chauffage par l'air chaud, passible toujours de reproches, me paraît, malgré les raisons d'économie, devoir être absolument banni des hôpitaux. En vain objectera-t-on, spécialement pour la Russie, qu'on ne peut laisser entrer directement de l'air dont la température peut l'hiver être abaissée jusqu'à — 20°; entre l'échauffement préalable, jusqu'à + 6° ou 8°, de l'air extérieur ultérieurement échauffé par les poêles ou les cheminées de la salle, et l'échauffement complet et artificiel de tout l'air introduit, il y a pour le médecin et l'hygiéniste un abîme que la science de l'ingénieur ne saurait combler.

Je regrette d'autant plus de voir des systèmes malheureusement employés en France (sans avis préalable des médecins et des chirurgiens des hôpitaux, et qu'on emploiera peut-être encore, quoique la Société de chirurgie les ait formellement proscrits), s'introduire en Russie, c'est-à-dire dans un pays dans les hôpitaux duquel nous avions trouvé, avec un véritable bonheur, un mode de chauffage aussi simple qu'excellent : la réunion dans les mêmes salles des poêles en briques ou en faïence et de cheminées ouvertes; les poêles élevant à un degré suffisant la température de la chambre; la cheminée renouvelant incessamment l'air, et offrant au malade débile, affaibli, fébricitant, les douces influences d'un bon feu.

Ainsi que j'aurai plus tard l'occasion de le dire et de le montrer, les hôpitaux russes, pris dans leur ensemble, sont les mieux tenus et les plus satisfaisants de tous les hôpitaux de l'Europe. Le désir de mieux faire a fait adopter pour la nouvelle Maternité des dispositions empruntées à la Belgique et à la France, et je suis si convaincu de leur nocuité, que j'ai cru et que je crois encore pouvoir annoncer, avec l'espoir d'être démenti par les faits, que la nouvelle Maternité ne sera pas longtemps inaugurée sans qu'on y voie apparaître d'une façon inquiétante la fièvre puerpérale.

Maternité des Enfants-Trouvés.

L'hospice des Enfants-Trouvés, situé sur les bords de la Moskowa, de l'autre côté du Kremlin, qui le domine de ses minarets, de ses clochers et de ses tourelles, le plus splendide et le plus vaste établissement hospitalier qui existe au monde, renferme en même temps une Maternité.

Betskoy, son fondateur, ordonna d'y recevoir à toute heure du jour et de la nuit les femmes enceintes qui s'y présenteraient sans leur adresser aucune question sur leur nom et leur état civil. Elles pouvaient y arriver huit jours avant l'accouchement, et y séjourner quinze jours après ; en cas de maladie, la durée du séjour était prolongée. Depuis la fondation, en 1764, jusqu'en 1800, il y eut 7,592 accouchements.

Sous la direction de l'impératrice Marie, qui a laissé en Russie tant de traces de sa bienfaisance, on fonda, en 1800, l'Institut des Sages-Femmes, et il y eut à l'hôpital deux sections d'accouchement : la section commune, dans laquelle un grand nombre de femmes sont placées dans les mêmes salles, et la section secrète, où les personnes qui, par leur position sociale ou leur degré d'éducation, tiennent à cacher leur faute, sont placées dans des chambres isolées.

La Maternité reçoit aussi des femmes enceintes atteintes d'affections syphilitiques, de maladies contagieuses, d'aliénation mentale : celles sortant des prisons ou des maisons de correction ; mais ces malades ne sont reçues qu'au moment de leur accouchement, et les précautions les plus rigoureuses sont prises pour assurer leur isolement.

Dès l'origine, les enfants nés à la Maternité appartenaient à la maison des Enfants-Trouvés ; mais ce règlement en tenait éloignées

les femmes mariées et quelques-unes même qui ne l'étaient pas.
L'impératrice Marie décréta que les enfants pourraient être laissés
à leur mère lorsque celle-ci en manifesterait le désir devant le médecin ou les prêtres attachés à la maison. Plus tard même il fut
permis aux mères qui désiraient allaiter leur enfant d'entrer momentanément avec eux dans la section des Enfants-Trouvés, où, bien
que nourrissant leur propre enfant, elles recevaient le salaire
accordé aux nourrices.

Le nombre des accouchements allant en progressant, on dut
augmenter le local, et le conseil de tutelle vint en aide en allouant à
cet effet une somme d'argent provenant des revenus généraux de la
maison.

L'emplacement actuel n'est occupé que depuis 1858. C'est un
très-long bâtiment, complétement séparé de l'édifice principal, et se
composant essentiellement d'un corridor régnant, dans toute sa
longueur, et sur lequel viennent s'ouvrir toutes les chambres.

Le plafond et la partie supérieure de chaque salle sont blanchis
à la chaux, la partie inférieure des murs, à une hauteur de 1 mètre
et demi environ, est peinte à l'huile, afin de pouvoir être nettoyée
facilement; le plancher est également peint à l'huile.

Une table se trouve entre chaque lit, lesquels sont à plus de
1 mètre de distance les uns des autres.

Le *chauffage* est fait par des poêles placés dans les salles et dans
les corridors. Chaque salle a, de plus, pour la *ventilation*, une cheminée à foyer ouvert.

Lorsqu'une femme se présente pour accoucher, elle est reçue
par la sage-femme de garde. Si plus de huit jours doivent se passer
avant l'accouchement, on ne la reçoit pas, à moins qu'elle ne
vienne de loin, auquel cas elle est reçue.

Chaque femme à son entrée, sauf contre-indication, prend un
bain. On lui donne du linge, et, suivant la saison, une robe de
chambre d'été ou d'hiver. Ses vêtements particuliers sont mis en
réserve, et ne lui sont remis qu'à sa sortie.

Après l'accouchement qui se fait dans la chambre de travail en présence de deux à quatre élèves sages-femmes, l'accouchée est transportée dans les salles de la Maternité ou de l'infirmerie suivant son état de santé. Le médecin de garde est appelé si les couches ne sont pas régulières.

On inscrit, sur un registre spécial et avec un numéro d'ordre, l'état de l'enfant, le moment de sa naissance, la marche de l'accouchement, le tout signé par la sage-femme; s'il y a une intervention obstétricale, le médecin indique l'opération pratiquée.

Aussitôt après sa naissance, l'enfant est mis dans un bain; les baignoires servant à cet usage sont placées au milieu de la chambre de travail. Si la mère ne veut pas le conserver, on l'emporte dans la section des nourrices, et la mère reçoit une contre-marque portant le numéro de l'inscription, la date de la naissance et de l'entrée de son enfant à l'hospice des Enfants-Trouvés.

Le linge des accouchées est changé tous les jours, plus souvent même s'il en est besoin.

Quand une nouvelle accouchée tombe sérieusement malade, on la transporte dans une chambre où elle reste *seule*. En cas de mort, on procède avec soin à l'épuration de la chambre, dont les fenêtres restent ouvertes pendant un temps assez long; on fait des fumigations de menthe et de vinaigre, on suspend dans la chambre des linges imbibés d'une solution de chlorure de zinc; on brûle la paille des matelas.

Les personnes qui ont procédé à l'autopsie ne peuvent retourner le même jour dans les salles des femmes en couches.

L'été, les malades sont transportées dans un local spécial. Pendant la belle saison, on ventile et *on nettoie les salles qui ont servi l'hiver. Les murs et les plafonds sont grattés et blanchis à neuf,* le parquet et la partie des murs peints à l'huile sont lavés; tout l'été les croisées restent ouvertes, et avant de remettre l'hôpital en activité l'hiver suivant, on lave les lits et on renouvelle toutes les literies.

Grâce à ces mesures préservatrices, l'hôpital a eu à souffrir moins souvent le retour des épidémies de fièvre puerpérale. La plus forte fut celle de 1858 ; la maladie avait surtout le caractère inflammatoire, dit le rapport auquel nous empruntons la plupart de ces détails, sur 2,541 accouchées, 138 moururent tant de fièvre puerpérale que d'autres maladies, ce qui fait une mortalité de 5,4 pour 100, chiffre le plus élevé pendant une période de trente et une années. On provoqua des réunions médicales, afin de chercher les moyens de remédier à la mortalité et les mesures anticontagionistes prises furent suivies de succès.

SECTION DES FEMMES LÉGITIMES. — Elle existe depuis 1805. D'après l'ordonnance de l'impératrice Marie, les femmes enceintes soignent les femmes accouchées, et sont à leur tour soignées par les nouvelles arrivées. La femme légitime accouchée dans cette section peut, en cas de pauvreté constatée, faire soigner son enfant pendant un an dans la section des nourrices. En cas de mort ou de maladie de la mère, la maison donne également une nourrice à l'enfant.

SECTION DES ACCOUCHEMENTS SECRETS. — A Moscou comme à Pétersbourg, comme à Vienne, comme à Prague, etc., une femme peut accoucher sans être obligée de déclarer son nom. Mais la Russie, beaucoup plus libérale sur ce point que beaucoup d'États de l'Europe, permet l'entrée gratuite de la Maternité même aux femmes voulant accoucher secrètement. La femme arrive voilée ou masquée, reçoit une chambre particulière, garde si elle le veut son voile ou son masque, et personne autre que la sage-femme ne peut pénétrer dans sa chambre, et une anecdote que nous rapportait l'habile directeur de la section d'accouchement, nous montre que l'empereur Nicolas qui visitait très-souvent les hôpitaux respecta toujours lui-même cette consigne si libérale et surtout si réellement humaine.

De 1832 à 1863, 52,039 femmes sont accouchées dans les diverses sections de la Maternité, 1,011 eurent des jumeaux et 13 3 enfants. 4,116 enfants étaient mort-nés ; 49,696 enfants furent envoyés à la section des Enfants-Trouvés, dont 25,668 garçons et 24,028 filles. Sur 59,039 accouchées, 1,432 femmes moururent.

Depuis la fondation jusqu'à 1863, 78,562 femmes ont fait leurs couches à la Maternité de Moscou.

Élèves. — Les élèves de la couronne ne sont reçues qu'à l'âge de 18 ans, et jusqu'à 25 ans. La durée des études est de trois années. Outre la théorie et la pratique de l'accouchement, on leur enseigne la vaccination.

A la fin de leurs études, elles subissent un examen devant un jury médical, après quoi elles sont envoyées remplir en province les places vacantes de sages-femmes. S'il n'y en a pas à ce moment, les élèves reçues restent à la Maternité en qualité d'aides-sages-femmes. Après leur examen, chaque élève reçoit 300 francs, quelques livres, et des boîtes d'instruments nécessaires à leur art. L'attestation, délivrée à la sortie de la Maternité, se convertit en diplôme donné par l'Université de Moscou.

Outre les élèves de la couronne, l'institution reçoit quelques élèves, filles ou femmes de paysan, moyennant une rétribution annuelle de 200 francs. Les conditions requises sont : d'avoir de 20 à 30 ans, une bonne santé et une intelligence suffisante.

Les paysannes qui, au bout de trois mois sont reconnues incapables, sont renvoyées de la maison. Après un apprentissage exclusivement pratique de deux à trois ans, elles sortent de l'institution.

La maison reçoit, en outre, des élèves externes; celles qui font preuves de bonnes dispositions sont admises comme surveillantes dans la section des nourrices et à la Maternité. Après trois ans de fréquentation des cours, elles passent leur examen, et en cas de bon résultat, reçoivent de l'Université de Moscou un diplôme qui leur permet d'exercer dans toute l'étendue de l'empire.

ANGLETERRE

LONDRES

Londres. — Il existe à Londres plusieurs Maternités, désignées sous le nom de *Lying-in Hospital*, et disséminées dans divers quartiers de la ville. Les quatre principales sont : *British lying-in*, située au centre du quartier populeux de *Long-Acre* et de *Holborn; Queen Charlotte's lying-in*, dans la paroisse de *Marylebone; City of London lying-in*, dans *City-Road;* et *the General lying-in*, dans *York-Road-Lambeth.* Toutes sont des institutions privées, fondées et entretenues par des souscriptions volontaires ; toutes sont de petits établissements, renfermant de 40 à 50 lits seulement; toutes ne sont ouvertes qu'aux femmes mariées munies de lettres de recommandation. Quelques-unes cependant, comme *General lying-in*, ne repoussent pas les filles-mères d'une bonne conduite habituelle; mais l'exclusion existe lorsqu'il y a récidive [1].

Je n'ai rien de particulier à noter quant à la disposition intérieure de ces établissements. Tous ressemblent plus ou moins, à l'intérieur,

---

[1] Pour donner à cette exclusion regrettable des filles-mères sa juste valeur, il faut tenir compte de ce fait, incontestable pour qui connait l'état social à Londres et à Paris, que les naissances illégitimes sont beaucoup moins nombreuses à Londres qu'à Paris. Pour 1858, le nombre des naissances illégitimes a été pour le département de la Seine de 26,7 pour 100 du nombre total des naissances : plus d'un quart! Cette proportion n'a été à Londres que de 4,2 pour 100. Même en tenant compte de ce fait, qu'il suffit en Angleterre, pour faire inscrire l'enfant comme légitime, que la mère déclare sous serment qu'elle est légitimement mariée au père de l'enfant (ce qui doit amener un certain nombre de fausses déclarations), on peut affirmer que la différence, même en tenant compte des erreurs, est encore considérable. En effet, la loi anglaise autorise la recherche de la paternité; le père, déclaré tel par l'accouchée, est tenu (s'il ne fait pas opposition, suivie alors d'une enquête) à faire à l'enfant une pension payée à la mère, et dans la généralité des naissances illégitimes la femme ne manque pas de se mettre, elle et son enfant, à l'abri de l'abandon.

à une maison particulière, bien que quelques-unes (*General lying-in*, *British lying-in*) aient dans leurs façades, fort restreintes comme étendue, certaines prétentions architecturales. *Queen-Charlotte* est construit sur le type des hôpitaux à corridor central. Les chambres sont situées du côté de la façade, et s'ouvrent sur un corridor commun. Du côté de la façade postérieure se trouve, au centre, l'escalier, et sur les côtés une série de chambres qui toutes s'ouvrent également sur le corridor. Aucun de ces établissements ne possède de jardin, sauf celui qui précède souvent les habitations particulières en Angleterre. La Maternité de *Queen-Charlotte*, la plus importante comme étendue, était en réparation et évacuée lors de ma dernière visite.

Le *workhouse* représente la charité publique; les établissements que je viens de citer représentent la charité privée, et je ne puis mieux faire, pour donner une idée de la manière dont elle s'exerce envers les femmes enceintes et de la manière dont fonctionnent les établissements privés charitables, que de donner un aperçu des règlements de l'une de ces institutions. *British lying-in* me servira d'exemple.

British lying-in Hospital.

Cet établissement, le premier établi à Londres pour la réception des femmes en couche, fut ouvert, le 17 novembre 1749, sous le nom de *The lying-in Hospital for Married Women*, et sous la présidence du duc de Portland. Ce nom fut changé, en avril 1756, contre celui que porte aujourd'hui cette Maternité.

Le but de l'institution était de venir en aide aux femmes enceintes, mariées ou veuves, réduites à l'indigence après avoir eu de la fortune ou de l'aisance; aux femmes de pauvres marchands, artisans, soldats, matelots ou ouvriers. L'expérience cependant montra que l'institution rendrait de plus grands services en portant ses secours, quand cela était possible, au domicile même des femmes sur le point d'accoucher. On annexa, le 22 juin 1827, à la Maternité, un service d'assistance spéciale à domicile.

Pendant leur séjour à la Maternité, les accouchées et leurs enfants reçoivent gratuitement tous les aliments, les médicaments, et tous les soins que nécessitent leur état. L'établissement procure, de plus, des nourrices aux familles qui en demandent, et il admet des élèves en médecine, des élèves sages-femmes, à s'exercer à la pratique de l'obstétrique. Ces élèves, après avoir suivi les leçons que viennent faire des médecins professeurs, en reçoivent les certificats nécessaires pour obtenir la licence en accouchement.

Soutenu uniquement par des legs et des souscriptions volontaires, *British lying-in* est aujourd'hui dans un état de fortune peu prospère, depuis que l'état défectueux de l'ancien hôpital, condamné en 1849 par les autorités de la paroisse, a forcé de le démolir, pour le remplacer par la nouvelle construction. Pour couvrir ces dépenses, les gouverneurs durent aliéner la plus grande partie du capital sur le revenu duquel l'hôpital était entretenu, et le faible capital, qui subsiste encore en caisse, diminue tous les ans, par suite des emprunts que force à lui faire l'insuffisance des souscriptions. Cet état précaire est l'état normal de presque tous les établissements charitables de Londres; car, quelque merveilleuse que soit la charité anglaise, elle sera toujours au-dessous de l'importance des misères qu'il s'agit de soulager. Aussi n'est-il pas étonnant de voir quelques-uns de ces établissements fournir, en tête de leurs comptes rendus annuels, des modèles de testament à faire en leur faveur. Je copie textuellement le suivant :

Item, I give and bequeath to my Executors the sum of, upon trust, to pay the same to the Treasurer, for the time being, of the British lying-in Hospital for Married Women, in Brownlow-Street, Long-Acre, London; which said sum of I desire may be applied in aid of the charitable purposes of the said Hospital.

ORGANISATION DE L'HÔPITAL. — *Personnel.* Un président à vie.

Des vice-présidents et un trésorier, choisis annuellement à l'assemblée générale semestrielle de mai.

Un médecin consultant, deux médecins-accoucheurs, un chirurgien, un secrétaire, une *matron,* élus par les gouverneurs à l'assemblée générale semestrielle ou dans une réunion spéciale.

Une gouvernante (*matron*) adjoint, un messager ou portier, des infirmiers et des domestiques subalternes. Ces dernières sont sous la direction du comité hebdomadaire, et peuvent être engagées ou renvoyées suivant qu'il le juge convenable.

Droits et priviléges des souscripteurs. Une souscription annuelle de 2 guinées au moins (52 francs) donne au souscripteur le titre de gouverneur annuel.

Un don de 50 guinées, ou un don de 20 guinées, en un seul payement, donne au bienfaiteur le titre de gouverneur à vie.

Un don de 50 guinées donne le droit de recommander trois accouchées pour la Maternité (*in-patients*) et quatre pour le service à domicile (*out-patients*).

Un don de 30 guinées, deux *in-patients* et trois *out-patients.*

Une souscription annuelle de 5 guinées, trois *in-patients* et deux *out-patients.*

Une souscription annuelle de 3 guinées, deux *in-patients* et trois *out-patients.*

Un don de 20 guinées ou une souscription annuelle de 2 guinées, un *in-patients* et trois *out-patients.*

Un don de 10 guinées ou une souscription annuelle d'une guinée, trois *out-patients.* Et ainsi de suite, suivant l'importance des souscriptions.

Chaque gouverneur peut assister aux assemblées générales, discuter toutes les questions qui ont rapport à l'administration de la Maternité, se prononcer par son vote, à moins que son intérêt privé ne soit engagé dans la question.

Chaque gouverneur peut assister aux séances hebdomadaires du comité, y donner son avis, même s'il n'en est pas membre; mais le président et le vice-président de l'institution ont seuls, dans ce cas, droit au vote.

Tout gouverneur peut voter, lorsqu'il y a lieu de pourvoir à la vacance d'un fonctionnaire de la Maternité, pourvu qu'il ait acquitté sa souscription avant la déclaration de la vacance. Le vote peut avoir lieu par correspondance.

Les personnes ayant rendu des services à l'institution peuvent être nommées gouverneurs honoraires par l'assemblée générale semestrielle.

L'assemblée générale semestrielle a lieu à l'hôpital le premier jeudi de mai et de novembre, à une heure. Le trésorier y dépose son compte rendu, et l'on y élit les quinze gouverneurs qui forment pendant les six mois suivants le comité hebdomadaire.

Des assemblées générales extraordinaires peuvent être convoquées par l'assemblée semestrielle, le comité hebdomadaire, le trésorier, ou sur une demande signée de cinq gouverneurs.

Le comité hebdomadaire se réunit à l'hôpital tous les jeudis, à une heure.

Il autorise l'admission et la sortie des malades, choisit les infirmiers et les servantes subalternes, ainsi que les sages-femmes chargées du service à domicile, dirige les affaires ordinaires de la maison, examine et fait payer les notes des fournisseurs, et vérifie les comptes du trésorier.

Il peut, dans les cas d'urgence, admettre aux secours de la Maternité les femmes pauvres n'ayant pu se procurer de lettres de recommandation. Lorsque le président a ouvert la séance, les malades de l'intérieur (*in-patients*) qui doivent quitter la maison sont introduites avec leurs enfants. Le président leur demande si elles ont quelque sujet de plainte contre les fonctionnaires médicaux ou administratifs, les infirmières, les domestiques, ou sur la quantité et la qualité des aliments.

Vient ensuite le tour des malades accouchées par le service à domicile, et les mêmes questions leur sont adressées pour ce qui concerne le service des sages-femmes. Si les unes ou les autres n'ont aucune plainte à adresser, une lettre leur est remise, à l'adresse du gouverneur ou souscripteur qui leur a donné leur billet de recommandation. Elles doivent lui remettre cette lettre, en lui adressant en même temps leurs remercîments. Elles reçoivent de plus un billet qu'elles doivent donner au ministre la première fois qu'elles vont au temple pour remercier Dieu de leur heureuse délivrance. Puis la *matron* est introduite devant le conseil, qui l'interroge sur les sujets de plainte qu'auraient pu lui donner les infirmières ou les domestiques, sur la quantité des vivres fournis à la maison, et sur les besoins de l'établissement.

Le conseil reçoit ensuite du secrétaire les lettres de recommandation apportées par les malades demandant leur admission; il vérifie si chaque souscripteur signataire est dans les conditions exigées par les règlements; s'il a dépassé le chiffre de recommandations auquel lui donne droit la valeur de sa souscription. Si la femme recommandée ne se trouve pas dans la situation réglementaire, elle reçoit du secrétaire une lettre destinée à donner au souscripteur les motifs du refus d'admission.

Les femmes dont l'admissibilité, comme *in-patients*, a été prononcée par le conseil, sont alors introduites; le président les avertit qu'elles doivent se conduire avec toute la convenance possible pendant leur séjour dans la maison, se soumettre aux règlements et prescriptions; il les prévient qu'aucun visiteur n'est admis dans les salles; que les malades ne peuvent introduire dans l'établissement ou y recevoir de leurs parents ou amis aucun aliment, aucune boisson, l'hôpital donnant gratuitement tout ce qui est nécessaire; que celles qui seront valides et bien portantes pourront être employées par la *matron* à de légers travaux intérieurs, et enfin, que lorsqu'elles viendront à l'hôpital pour y accoucher, elles devront être dans un grand état de propreté tant de leur corps que dans leurs vêtements, et apporter de quoi vêtir leur enfant lorsqu'elles quitteront la maison après leur accouchement.

Cela fait, les lettres de recommandation sont remises aux médecins, qui écrivent au dos l'époque présumée de l'accouchement, puis les malades attestent, par un certificat, leur mariage et le domicile paroissial de leur mari, après quoi elles reçoivent du secrétaire le billet qui les fera admettre à l'hôpital quand l'heure de l'accouchement sera venue.

Les femmes ne réclamant que l'admission aux secours à domicile ont ensuite leur tour et sont soumises à des formalités analogues.

Le *trésorier*, assisté du secrétaire, reçoit les souscriptions, dons, legs, donations et il ordonnance les payements nécessités par toutes les dépenses de l'institution.

Le *secrétaire* est chargé de tenir les livres de dépenses, de réunir toutes les notes, factures, billets de réception, certificats de mariage, de décès, etc.; son rôle est à la fois celui de nos économes et de nos employés aux écritures.

Les *médecins* et le *chirurgien* ne peuvent être élus que par l'assemblée générale semestrielle ou par une assemblée spéciale. Les médecins doivent être membre du Collége royal des médecins; le chirurgien membre du Collége royal des chirurgiens (mais ne pas tenir officine de pharmacien), et ils ne peuvent, lors de leur nomination, appartenir déjà en la même qualité à un autre établissement charitable exclusivement destiné aux femmes en couches.

Un des médecins ordinaires ou le chirurgien doit être présent à chaque assemblée hebdomadaire pour examiner les femmes en couches recommandées, et attester l'époque présumée de leur grossesse.

Les médecins ordinaires et le chirurgien doivent, à tour de rôle, dans les cas difficiles, accoucher les malades de l'intérieur; le plus jeune d'entre eux est désigné pour remplir le même rôle auprès des femmes du service à domicile, et dans les cas de danger imminent, il peut faire appeler à son aide le médecin consultant.

Les médecins ordinaires et le chirurgien doivent faire des leçons d'obstétrique. Quand les élèves ont acquis une instruction et une expérience suffisantes, ils reçoivent les certificats nécessaires à leur qualification comme accoucheurs. Les médecins de l'établissement sont : MM, Brokes, chirurgien consultant; les docteurs Graily Hewitt, G. Murray et Eastlake.

La *matron*[1], directrice, sage-femme en chef, est nommée à l'élection comme les médecins. Elle doit être célibataire ou veuve, habile en l'art des accouchements; si elle vient à se marier, sa place est immédiatement déclarée vacante.

Elle doit demeurer constamment dans l'hôpital, accoucher et délivrer toutes les pensionnaires de l'établissement ou surveiller leur accouchement, elle ne peut donner ses soins à aucune femme de l'extérieur en qualité de cliente personnelle, sans l'autorisation du conseil hebdomadaire.

En cas d'accouchements laborieux, elle réclame l'aide d'un des médecins, et doit suivre ses prescriptions.

Elle dirige les infirmières et les servantes, et veille à ce que les élèves, les sages-femmes et les malades observent les règles de la maison.

Elle tient un registre sur lequel elle inscrit le jour de l'entrée des malades, le jour et l'heure de leur accouchement, le sexe de l'enfant, le jour de la sortie de l'hôpital et les observations intéressantes.

Elle prend soin des effets et de l'argent des femmes qui succombent à l'hôpital, prévient de leur mort leurs parents ou leurs amis, et si personne ne se charge de leur enterrement, elle les fait enterrer, en ménageant le plus possible les finances de l'hôpital.

Une *assistant matron* l'aide dans toutes ses fonctions.

Malades.—Aucune femme, sauf les cas d'admission d'urgence, ne participe aux bienfaits de l'institution sans une lettre de recommandation écrite et signée par un souscripteur ou gouverneur. Les lettres doivent être remises au conseil hebdomadaire au jour de sa réunion, c'est-à-dire le jeudi, à midi. Voici le modèle de ces lettres :

---

[1] Dans quelques maternités (Queen Charlotte's, General lying-in, etc.) la *matron* ne s'occupe que de la direction de la maison; une sage-femme en chef s'occupe de ce qui concerne les accouchements.

BRITISH LYING-IN HOSPITAL FOR MARRIED WOMEN

ENDELL-STREET, LONG-ACRE, W.C.

FOUNDED IN BROWNLOW-STREET, LONG-ACRE, 1749, RE-BUILT 1849

MEDICAL OFFICERS

Benjamin Brookes, Esq., M.R.C.S.E., Consulting Surgeon, 3, York-Street, Covent-Garden.
Graily Hewitt, M.D., 36, Berkeley-Square.
Gustavus C. P. Murray, M.D., 17, Green-Street, Grosvenor-Square, W.
Henry E. Eastlake, M.D., 48, Welbeck-Street, Cavendish-Square.

IN PATIENT'S LETTER

TO THE BOARD OF GOVERNORS

Gentlemen,

I RECOMMEND ____ , the Wife

of ____

as a proper person, both as to circumstances and character, to receive the benefit of the Charity; if upon examination she shall appear such, I request that she may be received into the Hospital.

        Dated the ____________ day of ____________ 18 .

                       Subscriber.

IN PATIENTS are desired to take notice of the following Rules :

I. This Letter must be presented at the Hospital, on the Board Day (Thursday), by Twelve o'clock.

II. It being necessary for the Patients before admission into this Hospital, to make affidavit of their Marriage, and of their Husband's Parish or Place of last legal settlement, and how such settlement was obtained, each Patient is desired to obtain the particulars thereof, and to produce her Marriage Certificate.

III. Patients who do not come clean in their Persons and Apparel, and free from any contagious distemper, cannot be admitted into the Hospital, and every Patient must bring proper Clothing for dressing her child when she leaves the Hospital.

IV. Patients who shall not come into the Hospital within three months after their reckoning, cannot receive the benefit of the Charity without a fresh Recommendation.

V. No Spirituous Liquors are permitted to be brought into the Hospital.

VI. No Patient shall be kept in the Hospital longer than Three Weeks after her delivery, unless by order of the Weekly Board, to whom all extraordinary cases are to be reported; and no Patient shall be permitted to leave the Hospital without her child.

VII. Every Patient must submit to the Rules of the Hospital, or be expelled; and no Patient so expelled can ever be received into the Hospital again, upon any recommendation whatever.

VIII. All Patients who shall think themselves aggrieved in any way, are to make their complaints to the Weekly Board, PREVIOUS TO THEIR LEAVING THE HOSPITAL.

As the intention of this charity is to relieve the pregnant Wives or Widows of distressed Housekeepers, Tradesmen, Mechanics, Soldiers, Sailors, and of the industrious Poor, or of Persons reduced from affluent or easy to indigent circumstances, the Governors are particularly requested to give recommendations only to persons of this kind, and who at the same time bear good characters.

Lorsque la réception, comme *in-patient*, a été prononcée par le conseil, on donne à la femme enceinte le billet suivant, préalablement rempli et signé par le secrétaire.

TO THE MATRON OF THE BRITISH LYING-IN HOSPITAL FOR MARRIED WOMEN
ENDELL-STREET, LONG-ACRE

RECEIVE ____the Wife of

____into the Hospital,

if in labour.

By order of the Weekly Committee.

the _______________ day of _______________18

SECRETARY.

If the labour come on too quickly for the patient to be taken to the Hospital, this paper should be sent to the Matron at the Hospital, who will at once send a Midwife.

La malade, munie de ce billet, qu'elle peut se procurer plusieurs mois à l'avance, et lorsque le moment de ses couches est arrivé, se rend à l'hôpital, qui, sur la présentation du billet, lui ouvre ses portes, sans aucune nouvelle formalité.

Sauf les cas exceptionnels, la durée du séjour à l'hôpital, après l'accouchement, ne doit pas excéder trois semaines.

Dans la plupart des Maternités privées de Londres, les femmes doivent nourrir elles-mêmes leur enfant, et l'emmener à leur sortie. L'abandon n'est jamais permis.

Quant au service à domicile, la traduction du billet suivant, remis aux malades de l'extérieur, en échange de leur lettre de recommandation, me dispense de plus longs détails.

BRITISH LYING-IN HOSPITAL

ENDELL-STREET, LONG-ACRE

OUT-PATIENTS' DEPARTMENT

POUR L'ACCOUCHEMENT A LEUR DOMICILE DES FEMMES MARIÉES PAUVRES ET L'ASSISTANCE MÉDICALE
GRATUITE PENDANT LA DURÉE DE LEURS COUCHES

Le_______________________ jour de ___ __ _______ 186

A Madame ____________________, *sage-femme.*

Vous avez à donner vos soins pendant son accouchement à Madame ___ _ ___

demeurant ____

Règlement pour les malades et les sages-femmes

1. Aussitôt que possible après la réception de cette lettre, la malade doit se rendre chez la sage-femme ou envoyer chez elle pour réclamer l'inscription de son nom. Lorsqu'elle sera en travail, elle enverra une personne munie de cette lettre à la même sage-femme, et si celle-ci est absente, la personne se rendra chez la plus proche des sages-femmes ci-dessous désignées.

2. En cas de difficultés ou de dangers pendant ou après le travail, la sage-femme enverra une personne munie d'une lettre au

Docteur Eastlake, 48, Welbeck-Street, Cavendish-Square

Qui viendra faire l'accouchement et donnera tous les conseils et l'assistance nécessaires.

3. La sage-femme doit visiter l'accouchée dans les vingt-quatre heures de la délivrance, faire la toilette de l'enfant comme le font ordinairement les sages-femmes et continuer ses visites de deux en deux jours pendant les dix premiers jours au moins.

4. Dans le cas où la malade changerait de résidence, elle doit renvoyer ou reporter cette lettre à l'hôpital, pour que la rectification d'adresse soit faite, afin de faciliter les recherches s'il y avait lieu.

5. Aussitôt que l'accouchée peut sortir, elle doit se rendre à l'hôpital le jeudi suivant à midi et demi, pour recevoir la lettre de remerciments qu'elle devra remettre au souscripteur ou gouverneur qui l'a recommandée. Au cas où elle ne ferait pas cette démarche, elle serait exclue pour l'avenir des bienfaits de l'institution.

6. Les sages-femmes ne doivent ni directement ni indirectement recevoir aucune gratification ; ou quitter une femme en travail sans avoir été au préalable remplacée par une autre des sages-femmes attachées à l'institution.

7. Afin d'éviter les erreurs, les particularités suivantes doivent être notées sur cette feuille par la sage-femme avant qu'elle ne quitte la chambre de l'accouchée.

Sages-femmes du service à domicile.

Mad. COMBES, 49, King-Street, Seven-Dials.
Mad. DAVIS, 7, Medway-Street, Horseferry-Road, Westminster.
Mad. DONALSON, 3, Gate St., Lincoln's Inn Fields.

Mad. DRAKE, 1, Skinner-Street, Euston-Road.
Mad. MOSS, 16, Paddington-Street, Marylebone.
Mad. MOORHOUSE.

Tableau que doit remplir la sage-femme avant de quitter la chambre de l'accouchée.

PRÉSENTATION ET POSITION	COMMENCEMENT DU TRAVAIL A	DATE ET HEURE DE L'ACCOUCHEMENT	EXPULSION DU PLACENTA A	ENFANT	
				SEXE	VIVANT OU MORT-NÉ

REMARQUES.
Dire s'il y a eu quelque accident pendant le travail.

Écrit et signé par moi

____________________________________, *sage-femme.*

Cette lettre doit être gardée par la sage-femme, et doit être présentée par elle à l'hôpital le premier jeudi suivant, à une heure, sous peine de ne pas recevoir ses honoraires.

Des *élèves* peuvent être reçus dans l'hôpital sous les conditions suivantes :

La réception doit être approuvée par les médecins et le conseil hebdomadaire.

Il ne peut habiter dans l'hôpital plus de deux élèves à la fois.

La durée de leur séjour peut être de deux, de quatre ou de six mois, mais elle ne peut excéder six mois.

Ils prennent leurs repas à la table de la sage-femme en chef, et l'indemnité qu'ils doivent pour leur séjour est fixée par le conseil hebdomadaire. Outre cette indemnité pour la table et le logement, ils doivent payer 7, 10 ou 12 guinées. Des élèves non résidents peuvent être attachés au service extérieur.

BELGIQUE

BRUXELLES

Je n'ai que fort peu de choses à dire pour ce qui concerne l'organisation des Maternités en Belgique, et spécialement celle de Bruxelles, car cette organisation est à peu près la même en Belgique qu'en France. L'élément médical n'y occupe que la seconde et même la troisième place. Tout ce qui concerne la réglementation intérieure appartient d'abord au conseil des hôpitaux, composé de personnes charitables, recommandables par leur position ou leur fortune, et représentant l'administration communale. Le directeur, agent administratif, représente le conseil, et a la surveillance générale sur tous les services. Les articles suivants du règlement de l'hospice de la Maternité de Bruxelles donneront une idée suffisante de son organisation.

Art. 1er. — L'hospice de la Maternité est destiné aux femmes pour y faire leurs couches, à titre gratuit ou comme payantes.

Art. 2.—Cet établissement est administré par un directeur, qui a la surveillance générale sur tous les services.

Art. 3.—Un ou plusieurs chirurgiens sont chargés du service sanitaire; ils sont aidés par une maîtresse et des élèves sages-femmes. La maîtresse sage-femme est en même temps surveillante du service intérieur.

Art. 6.—Le directeur a l'administration générale de la Maternité sous la surveillance du conseil général des hospices. Il est nommé par le conseil et révocable à volonté.

Art. 7.—Il est chargé de la réception, ainsi que de la sortie des femmes et des enfants.

Art. 11.—Il fait connaître au conseil *tout ce qu'il croit* être de nature à améliorer chaque genre de service.

Art. 15.—Le directeur adresse au conseil, avant le 10 de chaque mois, les demandes d'approvisionnement pour le mois suivant, afin que le conseil ait le temps d'y pourvoir.

Art. 17.—Le directeur est seul chargé de l'engagement et du renvoi de tous les domestiques, d'après le nombre et aux gages fixés par le conseil.

Art 18.—Cependant, sur la demande des chirurgiens, il renverra un domestique pour motif grave, *à moins que, jugeant le motif insuffisant*, il ne préfère au préalable en référer au conseil, qui en décidera.

Art. 30.—Le chirurgien de service est tenu de faire chaque jour, dans la matinée, une visite générale de l'hospice, accompagné de la maîtresse sage-femme et des élèves.

Art. 31.—Aucun accouchement artificiel ni délivrance contre nature, aucune opération quelconque, ne pourra être faite que par lui ou en sa présence.

Art. 32.—Dans les cas difficiles ou extraordinaires, le chirurgien de service fait appeler le chirurgien désigné à cet effet.

Art. 36.—Il a sous ses ordres, pour tout ce qui concerne le service médical, la maîtresse sage-femme, les élèves sages-femmes et les domestiques.

Art. 39.—En l'absence du chirurgien, la maîtresse sage-femme opère les accouchements qui présenteraient quelque difficulté.

Art. 46.—En cas d'urgence, elle réclame, auprès du directeur, l'intervention du chirurgien de service.

Art. 48.—Elle ne peut soigner des malades en dehors de l'établissement.

Art. 63.—Les femmes enceintes ne seront admises qu'à la fin de la grossesse.

Art. 67.—Après son admission, la femme déclare au directeur ses prénoms, nom, âge, religion, profession, lieu de naissance et de domicile.

Art. 69.—Il y aura à la Maternité des payantes de première et de deuxième classe; celles de la première catégorie occupent des chambres particulières et pourront être admises dès le commencement du neuvième mois; celles de la seconde sont placées dans les salles communes.

Art. 70.—La femme payante peut cacher son nom et son état, excepté au directeur, qui gardera le secret.

Art. 77.—La femme enceinte affectée de maladie vénérienne bien constatée, ne sera pas reçue à la Maternité; elle sera dirigée sur le quartier spécial de l'hôpital Saint-Pierre.

La Maternité de Bruxelles fait partie du grand hôpital Saint-

Jean, dont elle forme une section distincte. Elle n'offre aucune particularité digne d'attirer l'attention, et participe des défauts de cet hôpital, bâti, comme celui de Lariboisière, sur le plan des hôpitaux à pavillons séparés; mais avec cette aggravation du rapprochement plus grand encore des pavillons et de l'existence de la chapelle au milieu de la cour centrale, qu'elle rétrécit d'une manière fâcheuse.

SAXE

DRESDE

La Maternité de Dresde a été fondée en 1814. On ne construisit pas à cet effet un bâtiment spécial; on se contenta d'accommoder à sa nouvelle destination une maison particulière, située alors près des remparts, aujourd'hui disparus et remplacés par des jardins et des promenades. C'est une maison à deux étages, de dix fenêtres de façade, ne possédant ni cours ni jardins.

Le premier étage était occupé par l'Institut d'accouchement. Une salle, éclairée par trois fenêtres, servait de chambre de travail; deux chambres, plus petites, servaient à recevoir les femmes qui venaient d'accoucher dans la salle précédente, qui leur est contiguë; une grande chambre était destinée aux femmes enceintes. Deux chambres, occupées par la sage-femme en chef, une par l'aide sagefemme, une cuisine et une chambre aux provisions, complétaient l'étage.

Le deuxième étage renfermait le domicile du professeur et une chambre pour les accouchées payantes.

Le rez-de-chaussée comprenait le bûcher, le lavoir, l'amphithéâtre des cours, le musée et le logement du gardien.

Le nombre des lits fut primitivement fixé à 14; on en augmenta peu à peu le nombre, qui s'élevait à 20, en 1822. En 1829, on gagna quelques chambres de plus, en ajoutant un étage et des ailes latérales élevées seulement d'un étage, et renfermant la cuisine et le logement de la sage-femme en chef.

En 1858, on transforma en salles de malades le logement du directeur, et on reporta au rez-de-chaussée la chambre occupée par les femmes enceintes.

En 1864, tout cela était encore devenu insuffisant. L'adjonction du deuxième étage de l'Académie médico-chirurgicale qui lui est contiguë ajouta à la Maternité six chambres de plus, et le nombre des lits fut porté à 44, répartis ainsi :

7 pour femmes enceintes.

3 pour femmes en travail.

34 pour femmes accouchées.

Les 34 lits pour accouchées sont distribués dans quinze chambres; 10 lits sont au premier étage, 16 au second, 8 dans le bâtiment accessoire.

L'état imparfait de l'établissement a engagé M. Grenser à demander, dans son discours, prononcé cette année à l'occasion de l'anniversaire de la fondation de la Maternité, la construction d'un nouvel établissement.

En cinquante ans, de 1814 à 1864, il y eut, dans la Maternité de Dresde, 15,356 accouchements. Malgré des conditions assez défavorables, l'état sanitaire de la maison paraît, d'après les résultats, avoir été assez satisfaisant, la mortalité moyenne n'étant, pour les cinquante années, que de 2,70 pour 100. Des soins hygiéniques bien entendus ont encore abaissé cette mortalité dans les dix dernières années, car la moyenne pour cette période n'est que de 0,9 pour 100.

La Maternité de Dresde, malgré le petit nombre des accouchées, n'a pas été plus que d'autres exempt de fièvre puerpérale, car l'établissement fut évacué en 1824, 1830, 1831, 1837, 1852, pour arrêter des épidémies.

HALLE

La Maternité de Halle, située près de la Clinique, dont elle est séparée par la cathédrale, forme le côté d'un quadrilatère de bâtiments dont le côté opposé est occupé par l'amphithéâtre d'anatomie.

Le bâtiment se compose d'un rez-de-chaussée où se trouvent la cuisine, les bureaux, la salle des cours théoriques, les magasins, etc., d'un premier étage formé d'un long corridor longeant la façade principale, et sur lequel s'ouvrent toutes les salles. Celles-ci sont carrées, et ont environ 6 mètres de côté. Elles sont placées ainsi à partir du fond du corridor.

Trois salles, renfermant chacune trois lits pour femmes accouchées, la salle où se font les accouchements, la salle des leçons cliniques, la chambre de la sage-femme; deux chambres communiquant, pour les femmes enceintes; deux salles alternant avec celles occupées par les accouchées, et vides au moment de ma visite; l'escalier, et enfin la chambre du médecin assistant.

Depuis dix-huit ans, il n'y a pas eu de fièvres puerpérales dans la maison, encore moins d'une manière épidémique; ce qui se comprend facilement, puisque la Maternité ne reçoit que 140 femmes environ par an. Il n'y en a donc à la fois que de trois à cinq, et le jour de ma visite (12 juin 1864), il n'y en avait que deux.

Une cinquantaine d'élèves suivent les cours; mais c'est par sa polyclinique d'accouchements que Halle doit appeler notre attention.

LEIPZIG.

La nouvelle Maternité de Leipzig a été ouverte le 18 mai 1852. Située dans la ville, mais vers sa circonférence, elle est entourée d'habitations dont elle est séparée cependant par un espace libre qui isole le bâtiment. Le terrain qu'elle occupe est placé entre deux rues : Johannis-Strasse et Dresdner-Strasse, sur laquelle se trouve l'entrée principale. A droite et à gauche de l'entrée sont les bâtiments de l'ancienne Maternité. C'est dans une construction qui termine celui de gauche que se trouve le dépôt des cadavres et la salle d'autopsie. En arrière est le jardin, et la nouvelle Maternité est isolée sur toutes ses faces. Elle a quatre étages au-dessus du sous-sol, et douze fenêtres de façade.

Au premier étage se trouvent : la salle des cours, le musée des préparations normales et pathologiques et des instruments, les bains, le logement de l'économe et des employés.

Au second, la salle d'accouchement, sept chambres pour femmes en couches, un office, et le logement de la sage-femme en chef. (*Voir* pl. V, fig. **2.**)

Au troisième, l'appartement du directeur (Dr Crédé).

Au quatrième, les logements des assistants, deux chambres à coucher et un appartement pour les élèves sages-femmes, un dortoir pour les femmes enceintes, six chambres pour les femmes enceintes et les malades payantes.

La Maternité de Leipzig, très-bien tenue, présente, comme les nouveaux établissements, des salles de rechange; mais c'est surtout par l'organisation de sa polyclinique que Leipzig doit attirer l'attention.

SCHLESWIG-HOLSTEIN

KIEL

L'hôpital de Kiel, construit seulement depuis quelques années, est situé sur une élévation, en dehors de la ville, près du château, et dans un site admirable ; car il domine le golfe qui forme la rade de Kiel, et il est entouré de grands bois qui se prolongent le long de la côte.

Il est formé de bâtiments séparés : l'hôpital, la maison des varioleux et la buanderie renfermant la machine à vapeur ; la salle de dissection, le logement du directeur (Dr Esmarch), et enfin la Maternité.

Celle-ci, par une disposition très-ingénieuse, tout en étant absolument séparée de l'hôpital, communique avec lui pour ce qui concerne le service de la cuisine, au moyen d'un tunnel souterrain dans lequel roule un wagon qui transporte dans la Maternité les aliments préparés à la cuisine de l'hôpital.

La Maternité se compose d'un sous-sol et de deux étages. Dans le sous-sol se trouvent : les logements des domestiques, les chambres pour provisions, le calorifère, les réfectoires pour les femmes enceintes et les élèves sages-femmes, la cuisine de la sage-femme en chef, les bains, etc.

Au premier étage, l'entrée principale et le vestibule, la salle de réception, huit salles pour accouchées, le logement de la sage-femme en chef, une chambre pour les convalescentes, deux water-closets, etc.

Le second étage comprend : les chambres des assistants, la lingerie, une chambre pour les convalescentes, huit chambres pour accouchées, l'amphithéâtre des cours, le musée. (*Voir* pl. VII, fig. 2.)

Au troisième étage sont les chambres des femmes enceintes et des élèves sages-femmes. Ce troisième étage n'existe que dans la partie centrale du bâtiment, les ailes latérales n'ayant que deux étages. Ces ailes latérales, séparées du centre du bâtiment par des portes vitrées, forment donc quatre sections séparées, dont chacune renferme quatre chambres pour accouchées, avec un office et un water-closet. Il existe donc en tout seize chambres pour femmes en couches ; chacune d'elles a 13 pieds de large sur 16 de long et 14 de hauteur, donnant une capacité de 2,912 pieds cubes, elle n'est occupée que par une seule accouchée et l'infirmière qui la soigne.

D'après le règlement de la maison, trois de ces sections fonctionnent seulement à la fois; la quatrième se repose, donnant ainsi la facilité de l'alternance des salles. Quant aux deux salles de convalescentes, elles peuvent recevoir deux ou trois femmes accouchées ou des femmes atteintes de maladies gynécologiques.

La Maternité de Kiel, ainsi que l'hôpital dont elle fait partie, est un des meilleurs établissements que j'aie visités.

HANOVRE

—

La nouvelle Maternité (*Neue Entbindungs-Anstalt*) est située en dehors de la ville, Meten-Strasse, n° 6.

Elle était à peu près complétement terminée lors de notre visite (mars 1864), mais non encore habitée.

Elle se compose d'un bâtiment parallèle à la rue, destiné à l'habitation du directeur, de la sage-femme en chef et des élèves sages-femmes, cette Maternité étant en même temps une école d'accouchement. En arrière se trouve un second bâtiment perpendiculaire au premier et destiné à recevoir les femmes en couches. Un corridor règne sur toute la longueur d'une des façades, et les salles viennent toutes s'ouvrir isolément sur ce corridor commun. La disposition est la même au rez-de-chaussée et au premier étage.

A droite du corridor se trouvent : 1° l'escalier principal qui mène à l'étage supérieur; 2° la chambre d'accouchement renfermant deux lits; 3° une petite chambre à un lit destinée à recevoir une femme nouvellement accouchée, pour la laisser se reposer avant d'être transférée dans le lit qu'elle devra définitivement occuper; 4° un petit office pour la préparation du thé, de quelques tisanes, etc.;

5° une salle de quatre lits ; 6° deux de deux lits ; 7° une chambre à quatre lits termine le bâtiment.

A gauche et à l'extrémité du corridor, est un petit bâtiment en retour sur le jardin renfermant un escalier de service, le dépôt des effets personnels des malades, un lavabo à eau chaude et à eau froide, les water-closet.

Le sous-sol est occupé par les services généraux, cuisine, buanderie, réfectoire des infirmières, etc. La machine destinée à ventiler, à chauffer, à fournir de l'eau chaude, à faire monter l'eau froide à tous les étages, se trouve dans une petite construction adossée au bâtiment principal, et placée du côté du jardin.

La ventilation se fait par propulsion, mais l'air, au lieu d'être chauffé dans la machine et par le foyer principal, s'échauffe en passant dans un four placé dans le sous-sol, et répondant à peu près à la salle occupée au rez-de-chaussée par la nouvelle accouchée.

Toute la maison est éclairée au gaz. Les parquets sont en bois huilé ; les lits sont en fer, mais une planche en sapin verni est interposée aux deux extrémités. Le matelas repose sur un sommier Tucker, le lit de l'enfant est de même forme que celui de la mère ; la table de nuit, en sapin verni, est munie d'une barre de bois que l'on écarte à volonté, et qui sert de sèche-linge. Une petite armoire renferme le linge.

La nouvelle Maternité est passible de quelques reproches qui portent surtout sur l'isolement insuffisant des accouchées malades et sur le mode de chauffage employé ; mais, même en tenant compte de ce qu'elle n'est pas encore habitée, elle frappe par son élégante simplicité, et ce que j'ai vu dans d'autres établissements allemands occupés depuis longtemps me permet d'affirmer que l'exquise propreté qui y règne persistera encore lorsqu'elle renfermera des malades.

BAVIÈRE

—

MUNICH

La nouvelle Maternité de Munich a été élevée en 1853 sur l'emplacement occupé par l'ancien établissement. Elle a, outre l'avantage du voisinage de l'hôpital et des cliniques de l'Université, celui d'être placée sur un terrain sec; libre de tous les côtés, elle est entourée de jardins, protégée des vents du nord par les édifices voisins. Sa façade est séparée du boulevard sur lequel est situé l'établissement par un petit jardin.

Le bâtiment se compose d'un rez-de-chaussée élevé sur caves, d'un entre-sol et de deux étages occupés par les femmes en couches.

De forme carrée et ne formant à l'extérieur qu'une seule masse, la Maternité se divise intérieurement en une partie centrale et deux latérales, qui, en cas d'apparition d'une épidémie ou de faits isolés de fièvre puerpérale, peuvent être complétement isolées l'une de l'autre au moyen de portes vitrées.

Les deux parties latérales se ressemblent, sous le rapport du nombre et de la disposition des chambres, de sorte que la maison entière présente pour ainsi dire deux édifices séparés réunis par leur partie moyenne. (*Voir* pl. V, fig. 1.)

Pour rendre possible, en cas de besoin et sans gêner le service, la séparation des deux moitiés de l'établissement, chaque partie latérale a une entrée particulière, un escalier séparé; et comme cela existe également pour la partie moyenne, il en résulte que le bâtiment a trois portes d'entrée.

Le rez-de-chaussée renferme le cabinet du directeur, les appartements de l'économe et de son employé, la cuisine, le magasin au bois, les bains, les chambres pour provisions, la loge du portier.

A l'entre-sol sont : la salle des cours, l'appartement du premier et du second assistant, le musée, la chambre de garde du pratiquant, l'appartement de la sage-femme et les salles pour les pensionnaires de la première classe.

Le premier étage est occupé par le réfectoire, le dortoir, l'infirmerie et la chambre de travail des femmes enceintes, l'infirmerie des enfants, la chambre de la sage-femme.

Le second étage (clinique d'accouchements) comprend la chambre des accouchements, une chambre pour accouchées malades, la salle de la sage-femme, la chambre de réunion des convalescentes, huit salles pour accouchées, la chapelle, etc.

Les salles des femmes enceintes ou accouchées forme un carré long, ayant, vers l'entrée, une sorte d'excavation, dans laquelle se trouve le poêle de chauffage. La largeur de ces salles est de 21 pieds $(6^m,09)$, sa longueur de 40 $(11^m,60)$, sa hauteur de 15 $(4^m,55)$; elle donne, par conséquent, un cubage total de 10,500 pieds pour six lits, ou 1,750 pieds $(51^m,21)$ par lit.

Les lits sont placés le long des cloisons de séparation des salles, de manière qu'aucun courant d'air ni des fenêtres ni des portes n'arrive sur la malade. Chaque salle pourrait, au besoin, renfermer dix lits, et comme il y a, outre les deux chambres pour l'accouchement, dix-huit salles pour femmes enceintes ou accouchées, il en résulte qu'on pourrait placer dans l'établissement 180 lits, tout en conservant plusieurs petites chambres pour les femmes qu'on voudrait isoler.

Parmi les particularités que nous présente la Maternité de Munich, nous pouvons citer la salle de désinfection, dans laquelle l'air est fortement chauffé à l'aide d'un poêle particulier. Lorsqu'on en fait usage, on y place les objets à désinfecter, on ferme hermétiquement la porte; mais, pour qu'on puisse surveiller l'intérieur, une fenêtre est enchâssée dans la porte, et un thermomètre permet de constater l'élévation de la température, et de la régler de manière à ne pas détériorer les objets ou les ustensiles passés ainsi à l'étuve.

Le parquet des salles, comme celui de presque tous les établissements hospitaliers de l'Allemagne, est enduit d'une composition, dont l'huile fait la base, et dont la propriété est d'empêcher l'imbibition du bois, et de le préserver de l'humidité.

La Maternité de Munich reçoit deux classes d'accouchées : 1° les malades payantes et celles qui veulent garder le secret; 2° les malades pauvres, reçues gratuitement.

La division payante n'a aucun rapport avec la clinique obstétricale; le médecin qui la dirige est nommé par le magistrat de la ville.

Le professeur d'accouchements, chargé de la direction de la clinique, est nommé par le gouvernement; il en est de même de celui qui dirige l'École des sages-femmes.

L'établissement sert alternativement à l'éducation spéciale des étudiants et des sages-femmes. Aux premiers, pendant huit mois, de décembre en juillet; aux sages-femmes, pendant quatre mois, d'août en novembre; de telle façon que les étudiants ne séjournent pas dans l'établissement en même temps que les élèves sages-femmes [1].

La maison d'accouchements est la propriété de la ville de Munich, qui en dirige l'administration; la direction immédiate est confiée au professeur de la clinique obstétricale.

L'administrateur (*Verwalter*) doit surveiller tous les services, et, au besoin, représenter le magistrat. Un conseil surveille plus spécialement les dépenses et le service de l'économat; il tient souvent ses séances dans l'établissement.

Dans beaucoup d'hôpitaux d'Allemagne, la cuisine est affermée, tantôt en payant au fermier chaque article, chaque mets en particulier, tantôt en payant par jour et par tête pour la nourriture des

---

[1] Cette disposition se retrouve dans plusieurs Maternités d'Allemagne, spécialement à Wurzburg.

malades. C'est cette dernière méthode qui est employée à Munich. La cuisine de la maison d'accouchement est affermée à l'administrateur (*Verwalter*), moyennant 14 kreuzer (54 cent.) par jour et par tête. En 1855, il a reçu 3,868 florins, 54 kreuzer (8,356 francs). Sans expérience suffisante, nous ne saurions approuver ou blâmer cette manière de faire, qui nous paraît *a priori* préjudiciable au bien-être des malades.

Le professeur donne l'enseignement; il est aidé par le répétiteur de l'École des sages-femmes et par les sages-femmes de la maison. Chaque élève sage-femme doit au moins avoir fait vingt-quatre accouchements, avoir examiné et soigné un plus grand nombre de femmes enceintes, ordinairement plus de quarante.

Trois sages-femmes demeurent dans l'établissement, et reçoivent des honoraires : une sage-femme en chef et deux aides-sages-femmes.

La sage-femme en chef, outre ses fonctions médicales, est chargée de la surveillance de tout ce qui concerne le service : ordre, propreté, linge, etc. Elle est aidée par ses aides-sages-femmes, une infirmière (*Aushülfs-Hebamme*), et des élèves externes (*Hospitantinnen*) de l'École des sages-femmes, en nombre indéterminé, et faisant gratuitement le service.

La sage-femme en chef reçoit 12 florins (25 fr. 90 cent.) par mois; chaque aide-sage-femme, 6 florins (12 fr. 95 cent.); et l'infirmière, 5 florins (10 fr. 80 cent.), plus 25 kreuzer (90 cent.) par jour pour sa nourriture, une portion de bière, le logement, le chauffage et l'éclairage.

Les élèves externes sont logées leurs jours de garde. Si elles le méritent par leur conduite, leur zèle et leur instruction, le magistrat peut les nommer sages-femmes dans les arrondissements qui en sont dépourvus. Par cet arrangement, dit M. Anselme Martin, ancien directeur de la Maternité, l'établissement a gratuitement des aides, et la ville de Munich des sages-femmes expérimentées.

J'ai cru utile de citer, à titre de pièce justificative, les chapitres les plus importants du règlement de la Maternité de Munich; il peut servir, comme spécimen, à se rendre compte des détails de l'organisation des Maternités allemandes.

Maternité de Munich.

La Maternité est sous la direction immédiate du professeur de clinique obstétricale de l'École des sages-femmes, délégué et représentant de l'administration municipale, à laquelle appartient l'établissement.

Deux médecins en chef s'occupent de l'enseignement et des soins à donner aux malades; l'un de ces médecins est le directeur de la Maternité.

Deux médecins assistants sont les aides et les suppléants des médecins en chef; ils reçoivent des appointements, et sont logés dans l'établissement.

Une maîtresse sage-femme, ou sage-femme en chef, a la surintendance des subalternes.

Un employé (*Verwalter*) s'occupe des détails matériels et financiers.

DIRECTEUR [1]. — Le directeur de la maison d'accouchement doit surveiller l'accomplissement des ordres de l'autorité supérieure, et diriger l'établissement. Il est responsable devant le gouvernement de la haute Bavière; et, pour ce qui regarde plus spécialement les ordres entraînant une dépense de fonds, il est responsable devant le magistrat. Comme il n'est chargé ni de l'administration, ni du détail des dépenses, ni d'affaires administratives, le budget et la direction matérielle sont sous la surveillance du magistrat.

Il reçoit comme président de l'École des sages-femmes 700 florins; mais il ne reçoit rien comme directeur de l'établissement d'accouchement, cette seconde fonction étant une conséquence de la première.

---

[1] *Gebär- und Findelhaus in München, ihre Geschichte und Erfahrungen*, von D. A. Martin.

1. Il a la direction supérieure, veille à l'exécution des ordres du gouvernement, du magistrat ou du comité de surveillance et de ses propres ordres.

2. Il doit se tenir au courant de tout ce qui se passe dans l'établissement, où rien ne doit être changé à son insu.

3. Il est responsable devant le gouvernement (ministère de l'intérieur) de la direction générale, et devant le magistrat des dépenses faites par ses ordres personnels.

4. Tout le personnel de la maison lui est subordonné.

5. L'économe doit se conformer aux ordres du directeur; s'il les croit incompatibles avec les règlements ou préjudiciables à l'établissement, il s'adresse au magistrat pour en recevoir les instructions nécessaires.

Droits et devoirs spéciaux. — I. Admission et renvoi des malades.

6. Il a seul le droit d'ordonner l'admission des femmes enceintes ou accouchées. Il a le devoir de surveiller leur sortie.

7. La réception se fait aux conditions suivantes :

A. *Femmes enceintes.* Les Bavaroises pourvues d'un certificat de pauvreté peuvent être reçues gratuitement trois ou quatre semaines avant le terme de leur grossesse.

Les femmes payantes sont admises à toutes les époques de leur grossesse et ne sont pas soumises aux examens des élèves de la clinique. Elles payent 24 kreuzer (86 cent.) par jour pour la nourriture et le logement; celles qui veulent une chambre particulière paient de 36 kreuzer à 1 florin (de 1 fr. 50 à 2 fr. 16).

B. *Femmes en couches.* Les femmes sur le point d'accoucher, Bavaroises ou étrangères, sont reçues avec ou sans argent; on se réserve de les faire payer plus tard s'il y a lieu.

8. Le directeur est autorisé à prendre d'une femme riche, qui veut être admise, un payement supérieur à la taxe ordinaire, pour augmenter le fonds de l'établissement.

9. La direction prévient la police ou le magistrat de chaque admission en remettant un imprimé dont les formules ont été remplies. Quand il s'agit d'une femme payante, on se contente d'envoyer le numéro de son lit. Lorsque le secret paraît nécessaire, on peut, même à la police, annoncer l'admission d'une autre façon qu'à la manière ordinaire ; mais on ne peut se dispenser tout à fait de faire connaître qu'une admission nouvelle a eu lieu.

10. Pour chaque femme admise, on dresse une feuille d'observations sur laquelle l'assistant, sous la responsabilité de son chef, inscrit les remarques utiles. Ces remarques sont transcrites sur un registre dont le directeur doit surveiller la bonne tenue.

Cette feuille d'observation, qu'il peut être nécessaire dans quelques circonstances de présenter au tribunal, doit être signée de l'assistant et du médecin en chef. Le directeur surveille l'exécution de cette formalité.

11. S'il n'y a pas de motif contraire, l'accouchée est renvoyée le neuvième jour ainsi que son enfant.

12. Si l'accouchée est malade, on la garde tant que son état ne permet pas de la transporter à l'hôpital ; mais la maladie de son enfant n'oblige pas à garder la mère.

13. La femme accouchée reçoit à sa sortie un certificat signé par le directeur et contenant son nom, son état, son âge, son domicile, le jour de l'entrée et de la sortie, la date de la naissance et l'état de santé de l'enfant.

14. Les cadavres des femmes et des enfants morts dans l'établissement sont livrés aux dissections, à moins que les frais de séjour et d'enterrement n'aient été payés. Le directeur ne doit pas les laisser dans la maison au delà de douze heures après la mort; s'ils ne sont pas livrés aux dissections on les transporte au cimetière.

Personne n'a le droit de prolonger le séjour des cadavres et d'en faire l'autopsie sans la permission du directeur. En donnant cette permission, le directeur doit faire observer toutes les lois de la salubrité. Si l'autorité supérieure ordonne l'autopsie dans l'établissement, le directeur et tout le personnel doivent faire leur possible pour satisfaire à toutes les exigences.

15. Chaque décès doit être annoncé à la police et au tribunal de la ville, auquel on livre tout ce que la défunte a laissé de valeur.

16. Si le cadavre doit être livré aux dissections anatomiques, il doit être auparavant examiné par l'assistant, puis par le directeur. Cet examen doit être mentionné dans le certificat de décès et confirmé par la signature de l'assistant et du directeur. Le médecin qui a soigné la malade doit y ajouter la cause de la mort et apposer également sa signature.

Les cadavres qui doivent être transportés au cimetière sont examinés suivant les prescriptions générales.

17. L'autopsie faite dans l'établissement ne peut avoir lieu qu'en présence du médecin en chef ou de l'assistant, et seulement dans la salle d'autopsie. Le directeur est responsable de l'observation des règles de salubrité.

II. *Soins des femmes reçues dans l'établissement.*

18. A. Le directeur doit veiller à ce que chaque femme enceinte soit examinée de temps en temps, qu'elle soit toujours surveillée, qu'elle *ne lise pas de livres immoraux, ne possède pas de gravures obscènes*; qu'elle ne se livre pas au jeu pour de l'argent; qu'elle fasse consciencieusement ses dévotions, etc.

Les femmes enceintes doivent passer la journée dans la salle spécialement affectée à cet usage et ne pas entrer dans les chambres à coucher avant le soir.

Celles qui sont reçues gratuitement doivent, à certaines heures, se rendre utiles à l'établissement par des travaux légers, tels que filage, tricotage. Si une femme enceinte devient malade ou si le moment de son accouchement arrive, on en prévient le directeur ou l'assistant; chacune de ses voisines doit, sous peine d'être sévèrement punie, avertir immédiatement.

B. Le directeur doit veiller à ce qu'une sage-femme assiste chaque accouchée; à ce que chez les payantes il n'y ait que les employées nécessaires; à ce que chez les non-payantes il n'y ait que les médecins et les sages-femmes de la maison, les élèves sages-femmes pratiquantes ou les étudiants inscrits comme pratiquants ou auscultants.

Les médecins étrangers ne peuvent entrer à la Maternité que s'ils sont introduits par un des médecins en chef.

Après l'accouchement, la femme doit avoir auprès d'elle une sage-femme au moins pendant trois heures. On la transporte de la chambre de travail où elle est accouchée dans la salle qui lui est destinée. Immédiatement après ce transfert, on nettoie la chambre de travail, on enlève le délivre, le linge sali. Le délivre ne doit pas être jeté dans les lieux d'aisance, il doit être transporté loin de l'établissement.

C. Il faut veiller attentivement les femmes accouchées, et comme le budget ne permet pas d'avoir une infirmière pour chaque chambre, il faut du moins engager une des plus anciennes femmes accouchées habitant la même salle, ou une femme enceinte, à exercer une surveillance attentive pendant les courtes absences de la sage-femme, qu'elle appellera, si besoin est, en sonnant.

Les aliments, même le sucre, ne peuvent être donnés sans la prescription ou la permission du médecin.

Les femmes accouchées ne doivent pas quitter le lit sans la permission du médecin; elles ne doivent pas mettre leurs enfants dans leur lit à côté d'elles, car elles pourraient les étouffer en dormant.

Les six premiers jours, on doit donner le bassin (*Leibschüsseln*) aux femmes qui en ont besoin; on peut, après cette époque, leur permettre l'usage de la chaise percée (*Leibstuhl*). Il faut donc veiller à ce que la cuvette du *Leibstuhl* soit toujours remplie d'eau pure, afin d'éviter les odeurs.

Les femmes affectées de maladies contagieuses, de syphilis, etc., doivent être isolées.

III. *Salubrité, ordre et discipline.*

21. Le directeur a seul le droit de désigner les salles affectées aux femmes enceintes et accouchées, aux enfants, aux serviteurs, etc.

24. Il a seul le droit de prononcer la sortie des femmes enceintes et accouchées, et de permettre aux étrangers de leur faire des visites.

26. Les femmes enceintes peuvent recevoir des visites une ou deux fois par semaine, et pendant deux heures, l'après-midi. Cette visite, en cas d'urgence et d'absence du directeur, peut être autorisée par l'assistant; mais elle doit toujours avoir lieu dans le local affecté à cet usage.

27. Les agents de l'autorité ne sont reçus que sur un ordre écrit présenté au directeur.

IV. *Personnel des accouchements.*

30. Le professeur de la clinique obstétricale de l'Université soigne, comme médecin en chef, les femmes reçues gratuitement depuis le 1er décembre jusqu'au 31 juillet.

31. Le directeur de la Maternité soigne, comme médecin en chef, les accouchées payantes et les non-payantes qui ne font pas partie de la clinique. Il soigne toutes les femmes de l'établissement comme professeur de l'école des sages-femmes depuis le 1er août jusqu'au 31 novembre.

32. Si le professeur de clinique obstétricale est empêché, il en prévient le directeur, qui le remplace dans le traitement des maladies, les opérations, etc. Si le directeur ne peut pas se charger du remplacement, il doit choisir un suppléant, et annoncer ce choix au gouvernement de la haute Bavière, ainsi qu'au magistrat de la ville de Munich.

33. Il n'est permis à aucun des deux médecins en chef de se faire remplacer par un médecin étranger ou par l'assistant, s le deuxième médecin en chef est disponible.

34. Le directeur doit veiller à ce que le médecin en chef visite chaque accouchée autant de fois que son état l'exige, et au moins une fois par jour; il contrôle et signe les feuilles de prescription, de sortie ou de décès.

35. Le directeur n'a pas le droit de manifester son opinion sur la valeur scientifique des prescriptions du médecin en chef, à moins que celui-ci ne demande son avis. Cependant le directeur doit veiller à ce que le médecin en chef ne dépasse pas la quotité réglementaire des aliments, et à ce qu'il ne prescrive pas sans nécessité des médicaments d'un prix élevé qui pourraient être remplacés par des médicaments moins chers.

58. Si le médecin en chef désire l'avis d'un confrère, il doit avant tout s'adresser au professeur de la clinique obstétricale ou au directeur. Il n'est permis à aucun médecin en chef de recourir à l'assistance d'un médecin étranger à l'exclusion des médecins de l'établissement.

Si une femme enceinte ou accouchée, ou si ses parents désirent avoir l'avis d'un médecin étranger, on peut le permettre ; mais il faut en prévenir le directeur, et les honoraires de la consultation ne sont pas aux frais de la Maternité.

59. Toutes les maladies, accouchements anormaux, opérations, etc., doivent être chaque jour annoncés au directeur.

Rapports avec les assistants.

40. Le directeur surveille le service des assistants.

41. Si une place d'assistant devient vacante, le directeur l'annonce par affiches à l'Université, à l'hôpital et à la maison d'accouchements.

Les demandes de cette place, remises au directeur, sont renvoyées avec les documents nécessaires au professeur de la clinique obstétricale de la Faculté, pour qu'il fasse la proposition d'un candidat. La proposition et les pièces annexées sont remises au directeur, qui y joint son avis, et toutes les pièces des candidats avec la proposition du professeur et du directeur sont remises au magistrat, qui prononce. Toutes choses égales, on préfère un citoyen à un étranger.

42. Quand le magistrat a décidé entre les candidats, le directeur annonce la nomination au sénat de l'Université et au gouvernement de la haute Bavière, donne l'accolade (*Handschlag*) au nouveau nommé en présence du personnel médical de l'établissement, et envoie au magistrat le protocole de la réception.

43. Le médecin en chef a le contrôle de l'assistant: quant à l'exécution de ses prescriptions médicales, le directeur contrôle la tenue des registres, des feuilles d'observation, etc.

44. Le médecin en chef de la clinique universitaire ne peut modifier le service de l'assistant sans l'assentiment du directeur. Il ne peut le renvoyer sans en prévenir d'avance le directeur.

45. Si un assistant ne se conforme pas à ses instructions, le directeur a le droit et le devoir de le renvoyer immédiatement; mais il doit annoncer ce renvoi au professeur de la clinique de l'Université.

46. Si l'assistant se distingue par son zèle et ses connaissances, le directeur adresse un rapport au gouvernement, pour qu'il en soit tenu compte quand l'assistant fera la demande d'une nomination.

Rapports avec les sages-femmes.

47. Le directeur propose au magistrat la nomination ou le renvoi de la sage-femme ; le magistrat prononce.

48. Si la sage-femme commet une faute, le directeur doit la punir ; si elle récidive, il doit proposer son renvoi.

Si elle veut quitter l'établissement après s'être distinguée par son zèle, le directeur doit la recommander au magistrat, pour qu'il en tienne compte quand il y aura une place vacante dans un arrondissement.

PHARMACIE.

49. Les médicaments ne doivent être pris que dans la pharmacie désignée par le magistrat.

50. Pour les cas urgents, il y a une pharmacie dans la maison. Elle contient les seize médicaments indiqués dans le tableau suivant :

1. Tinctura cinnamom.	9. Gg. Arabicum.
2. Tinctura op. simpl.	10. Arc. dupl.
3. Spir. cornu servi.	11. Elect. senn.
4. Liq. anod. min. Hofm.	12. Sem. Lini.
5. Liq. amon. caust.	13. Flor. chammon.
6. Naphth. acet.	14. Flor. verbasc.
7. Ol. Ricini.	15. Rad. alth.
8. Ol. amygd. dulc.	16. Sacch. alb.

51, 52. Le directeur doit surveiller cette petite pharmacie. Personne ne peut y prendre de médicaments, excepté les assistants, et au besoin la sage-femme en chef.

Rapport avec les cliniques.

54. Les femmes non payantes sont placées dans les cliniques.

56. Les femmes malades doivent, si leur état le permet, être isolées des autres et transportées dans les chambres de malades.

57. Si le médecin en chef y fait opposition, le directeur doit s'adresser au magistrat, et au besoin au gouvernement de la haute Bavière.

58. Il en est de même s'il s'agit de transporter une accouchée malade dans l'hôpital général. S'il y a nécessité de ce transfert, le médecin en chef en prévient le directeur de l'établissement, et celui-ci s'adresse au directeur de l'hôpital général.

59. Si l'état de la malade n'exige pas qu'on transporte avec elle son enfant à l'hôpital, l'enfant reste dans l'établissement jusqu'à ce qu'il soit recueilli par les parents ou le magistrat.

60. Le professeur de la clinique obstétricale de l'Université doit annoncer au directeur de la Maternité, au commencement de chaque session, l'heure à laquelle il se propose de faire sa clinique, afin qu'on puisse prendre les dispositions nécessaires.

61. Si la clinique a lieu après neuf heures, l'assistant de la clinique doit faire d'avance les prescriptions alimentaires. (Voir au chapitre *Enseignement* ce qui concerne les élèves pratiquants logés dans la Maternité.)

Rapport avec l'économe.

63. L'administration de l'établissement et la direction des dépenses n'appartiennent pas au directeur, mais au magistrat et aux conseillers nommés à cet effet. Cependant le directeur doit, autant que possible, les aider dans l'accomplissement de cette fonction.

66. Le directeur doit examiner et goûter de temps en temps les aliments et les boissons, non-seulement à la cuisine, mais surtout dans les salles, etc., etc. (Ordonnance du 24 janvier 1854.)

MÉDECINS EN CHEF.—Les médecins en chef n'ont pas (comme tels) d'instructions spéciales de l'autorité municipale, car ils n'ont à s'occuper que de ce qui concerne les soins à donner aux femmes reçues dans l'établissement et de l'enseignement des élèves qui suivent la clinique. Il existe deux médecins en chef : l'un, chargé du cours clinique et de l'éducation des élèves sages-femmes ; l'autre, professeur d'accouchement de l'Université, est chargé du cours clinique à faire des étudiants en médecine. Ordinairement, le professeur de l'École aux sages-femmes est en même temps directeur de la Maternité. Du reste, les deux cours cliniques ne sont pas simultanés ; les élèves en médecine fréquentent l'établissement, du 1er décembre au 31 juillet ; les élèves sages-femmes, du 1er août au 31 novembre.

INSTRUCTIONS POUR LES ASSISTANTS (ANALYSE).

A. *Dispositions générales,*

1. Ils doivent aider le directeur et les médecins en chef et les remplacer au besoin.

2. Ils doivent donc s'efforcer de conserver et de développer les connaissances scientifiques qu'ils ont déjà acquises.

3. La durée de leurs fonctions est limitée à deux ou trois années, afin que d'autres puissent profiter de la somme d'instruction qu'offre la Maternité.

Ils peuvent être renvoyés avant le terme régulier de leurs fonctions, soit immédiatement, soit après le délai d'un mois pour cause de négligence, d'immoralité ou d'inconduite.

4. Les assistants doivent :

1° Avoir passé l'examen de théorie à l'Université avant d'entrer en fonction ;

2° Ils ne doivent, pendant la durée de leurs années de services et sous peine de renvoi, avoir aucune occupation en dehors de l'établissement, en ville, à l'Université ou dans toute autre institution; il n'y a d'exception que pour les fonctions de répétiteur de l'École des sages-femmes.

5. Les assistants reçoivent, pour leurs services dans la Maternité, les appointements fixés par le magistrat. Le sénat de l'Université fixe également la quotité de l'indemnité donnée à l'assistant qui est chargé de la clinique obstétricale de l'Université.

B. *Position des assistants.*

6. Chaque médecin en chef de la Maternité a son assistant; le médecin en chef fait la proposition de nomination, qui est approuvée par le directeur de l'établissement et sanctionnée définitivement par le magistrat, qui fait la nomination.

7. Avant son entrée en fonctions, il prête serment (*Hand-Gelübde*) en présence du personnel subalterne de l'établissement.

8. L'assistant est subordonné au magistrat, au directeur, aux médecins en chef, surtout à celui duquel il relève directement. D'autre part, les sages-femmes et les infirmières lui sont subordonnées.

C. *Prescriptions particulières. — I. Concernant l'art.*

9. Il assiste à toutes les visites de son chef de service, fait le relevé des prescriptions, prend avec soin l'observation de toutes les malades, et, après les avoir fait signer par son médecin en chef, il les remet au directeur qui les conserve dans les archives de l'établissement.

10. Il exécute les ordres de son chef de service, fait dans sa division les opérations de petite chirurgie, remplace son chef absent, et si un cas urgent se présente, il appelle le médecin en chef chargé de l'autre division.

11. Il doit compte journellement au directeur de toutes les opérations et des cas rares ou graves.

12. En cas de maladie, il est remplacé par son collègue.

14. Il fait la visite des malades le matin et le soir; il répète cette visite auprès des plus malades autant de fois que cela est nécessaire.

16. Il punit les fautes commises par les agents subalternes et les signale au besoin au directeur.

17. Pour mieux surveiller les sages-femmes et les infirmières, il fait des visites à l'improviste, écoute les plaintes des malades et prend les informations nécessaires pour s'assurer de leur justesse.

18, 19. Il surveille le service de la pharmacie et de la cuisine, et dans le cas d'irrégularité dans les distributions, adresse son rapport au directeur. La sage-femme en chef est chargée concurremment de la surveillance des aliments.

20. L'assistant a seul le droit de garder la clef de la pharmacie, de préparer les médicaments; c'est lui qui les distribue aux sages-femmes, qui les donnent à leur tour aux malades.

21. Le tableau des prescriptions alimentaires, écrit et signé de sa main, doit être

remis avant dix heures du matin ; ces bulletins, recueillis par l'administrateur, présentés au directeur, sont remis au magistrat municipal.

23. Comme il existe une nomenclature réglementaire des aliments, sauf le cas d'urgence, il faut autant que possible s'abstenir de prescriptions qui exigeraient un supplément de dépenses.

24. L'assistant de la clinique obstétricale de l'Université est chargé en outre de guider les élèves pratiquants, d'après les prescriptions des professeurs.

25. A la fin de chaque mois, il fait la statistique de tous les cas d'après le formulaire qui lui a été remis, enregistre les faits remarquables dans les accouchements, les maladies et les autopsies et remet au directeur cette statistique signée d'abord par le médecin en chef.

26. Les pièces anatomiques remarquables recueillies sur le vivant ou dans les autopsies doivent être remises préparées par lui au directeur, qui les conserve dans le musée de la Maternité.

II. *Concernant l'ordre et l'administration.*

27. Il doit aider le directeur et exécuter ses ordres ; s'il se croit lésé en quelque chose, ses observations motivées, faites dans le cabinet du directeur avec calme et dignité, seront certainement toujours bien accueillies.

28. Les assistants sont chargés des certificats et des rapports ; le plus ancien, ayant le plus d'expérience, se charge des choses les plus importantes et les plus difficiles, telles que les rapports financiers au magistrat et les relations avec la police.

30. L'assistant surveille dans sa division tout ce qui a rapport à la salubrité : ventilation, chauffage, propreté, urinoirs, bassins, vases pour aliments et boissons. En cas de besoin, il fait un rapport au directeur.

31. La réception provisoire des femmes enceintes, devenue définitive par l'approbation du directeur, se fait par la sage-femme en chef ; en son absence, par les autres sages-femmes. La sage-femme (et, dans les cas douteux, l'assistant) doit examiner la nouvelle arrivée et lui donner les soins nécessaires.

32. Les femmes qui avant leur neuvième mois de grossesse désirent être reçues dans la division gratuite reçoivent, après examen, un billet provisoire ; elles ne sont reçues immédiatement que dans les cas exceptionnels.

33. Si elles se présentent dans la nuit, on peut les recevoir pour la nuit ; mais on les renvoie le lendemain matin ou on fait un rapport au directeur, toutes les fois qu'il y a des objections contre l'admission.

35. L'admission étant faite conformément au règlement, l'assistant l'enregistre et prépare pour la nouvelle arrivée une feuille de prescriptions et une feuille d'observations.

36. La sortie d'une femme ou d'un enfant est ordonnée par le médecin en chef ou par le directeur, jamais par l'assistant.

39. Il ne doit laisser transférer aucune malade à l'hôpital sans la permission de son chef ou du directeur.

40. Il doit, autant que possible, rester jour et nuit dans l'établissement ; il ne peut en sortir la nuit sans en prévenir le directeur, et dans la journée il ne doit pas le faire sans être remplacé par son collègue. La nuit, d'après les règlements de la police, ne commence qu'à dix heures du soir.

42. On espère que les assistants se conformeront aux règlements, garderont le secret des femmes de la division secrète et feront honneur à l'établissement. (Règlement du 25 septembre 1856.)

1. Elle est nommée par le magistrat sur la proposition du directeur.

2. Elle peut quitter l'établissement en prévenant un mois d'avance le directeur ; mais elle peut être renvoyée immédiatement, si elle a manqué gravement à ses devoirs.

5. Elle est chargée de l'admission et de la sortie des femmes enceintes, des accouchées et des enfants, de la propreté, de l'ordre et de la police de l'établissement.

Admission des malades.

7. Chaque femme arrivant à la Maternité, et demandant son admission, est présentée à la sage-femme en chef, et, en son absence, à la sage-femme de service. Elle l'examine, et, en cas de doute, consulte l'assistant de la division. Il en est de même si la femme a besoin de soins médicaux.

8. Si la femme est au neuvième mois de sa grossesse, sur le point d'accoucher, ou ac_couchée, la sage-femme en chef lui donne une chambre, un lit, les soins nécessaires, et même des vêtements, s'il y a lieu.

9. Elle enregistre l'admission en remplissant les rubriques imprimées, y ajoute les papiers apportés par la femme, tels que carte de séjour, certificats, etc.

10. Les effets dont la femme n'a pas besoin pendant son séjour dans la maison sont mis en dépôt sous la surveillance de la sage-femme en chef.

11. Elle doit refuser l'admission des femmes qui demandent à être reçues gratuitement avant le neuvième mois de leur grossesse ; mais, si elles le désirent, elle leur donne, après examen préalable, un certificat pour la police d'après les formules imprimées.

12. Si la femme paye un mois d'avance, elle peut être reçue, quelle que soit l'époque de la grossesse. La sage-femme en chef reçoit l'argent et l'enregistre.

13. La sage-femme en chef doit s'abstenir d'interroger les femmes payantes sur leur nom, leur domicile et leur état social. En cas de besoin, elle s'adresse au directeur.

15. Elle annonce verbalement chaque jour au directeur les admissions faites par elle, lui présente les femmes reçues, et rend compte de ce qui a été fait à leur égard.

16. Si le directeur approuve l'admission, elle l'annonce à l'assistant, qui inscrit la malade sur son registre.

17. Elle veille à ce que les malades, à leur sortie, aient reçu tous leurs effets, qu'elles n'emportent rien appartenant à la maison ; à ce que les accouchées et leurs enfants soient suffisamment vêtus, sans dommage pour leur santé. Si les femmes sont pauvres et ont besoin d'être secourues, elle prévient la fondation *Berger*. Elle prévient les femmes soignées gratuitement de se présenter à temps à la direction de la police, pour y chercher leurs documents et certificats. Elle surveille, et, à leur sortie, remet au serviteur de la maison (*Haus-Diener*) les femmes qui doivent être livrées à la police ou au tribunal.

Elle remet aux femmes payantes leurs quittances et certificats, et veille à ce qu'elles puissent sortir sans être vues ni importunées.

19. En cas de décès d'un enfant ou d'une adulte, elle exécute les prescriptions des règlements, veille à ce que le cadavre soit convenablement transporté dans la chambre des morts, à ce que le lit soit enlevé et nettoyé.

Traitement et soins.

20. Elle remplit à l'égard des malades le rôle d'une mère; elle doit veiller à tous leurs besoins, et ne pourra jamais alléguer qu'elle n'a ni su ni entendu telle ou telle chose, car elle doit tout voir.

21. Elle doit assister aux visites du médecin en chef et des assistants, exécuter immédiatement leurs ordres et prescriptions.

Toutes les sages-femmes lui étant subordonnées, elle est responsable de leurs actions et de leur conduite; elle peut, en cas de faute, les remplacer provisoirement, en attendant la décision du directeur.

Elle surveille les bains, la toilette et l'habillement des enfants, la propreté et l'habillement des accouchées, leurs lits, leurs chambres, la distribution des médicaments et aliments, l'administration des lavements, qu'elle donne au besoin elle-même, mais qu'elle ne peut jamais faire donner par des femmes reçues comme malades dans la maison.

23 à 27. Elle surveille le mobilier, le linge, l'éclairage, etc.

Salubrité, ordre, discipline.

28. Elle doit se conformer aux ordres des médecins, et surtout du directeur. Elle ne peut, sans l'autorisation de ce dernier, quitter l'établissement, et si elle demande un congé de quelques jours, elle doit toujours désigner celle qui pourrait la remplacer. En cas de maladie, la sage-femme la plus ancienne la remplace. Si la maladie se prolonge, le directeur peut nommer une autre remplaçante.

Elle doit être très-discrète sur tout ce qui se passe dans l'établissement. *Si même la justice demande des renseignements sur des accouchements, elle ne doit les donner qu'après la permission du directeur.*

Elle ne doit recevoir aucune gratification des accouchées, des pratiquantes, des nourrices, ni de qui que ce soit, sous peine de renvoi.

Elle dirige les élèves pratiquantes de la clinique.

29. En cas d'incendie, elle doit sauver d'abord les femmes et les enfants, sans s'inquiéter de ses effets personnels, pour la perte desquels elle serait indemnisée.

30. On espère qu'elle se conformera à ces prescriptions. (Règlement du 23 septembre 1856).

INSTRUCTIONS POUR LES SAGES-FEMMES EN SECOND.

1. La sage-femme en second est nommée par le magistrat, sur la proposition du directeur de la Maternité.

2. Elle peut donner sa démission en prévenant le directeur un mois d'avance. Elle peut être renvoyée immédiatement pour faute grave.

3. Elle peut, si son service a été satisfaisant, être envoyée par le magistrat comme sage-femme d'un arrondissement.

5, 6, 7, 8. Elle aide la sage-femme en chef dans tous les accouchements, dans le service des malades, la surveillance de la maison.

9. Aussitôt que la cloche indique la distribution des aliments, les deux aides-sages-femmes doivent, le matin, à midi et le soir, venir dans les salles, assister aux repas des malades, veiller à la bonne qualité, à la température des mets, et empêcher que les malades n'échangent entre elles leurs portions.

10, 11, 12, 13, 14. Elles surveillent la propreté des femmes et des enfants, le linge, la ventilation, le chauffage, vident les bassins, urinoirs, crachoirs, etc. Elles peuvent se faire aider par les infirmières et les élèves de l'école des sages-femmes.

Une des deux sages-femmes est de garde chaque jour ; le service de garde commence après le nettoyage des salles et la toilette des malades. Celle qui n'est pas de garde doit rester jusqu'à ce que sa compagne se soit apprêtée pour le service ; mais ces préparatifs ne doivent pas dépasser la durée d'une demi-heure.

Celle qui est de garde doit rester jour et nuit dans les salles des accouchées, même quand il n'y aurait rien à faire.

Elle indique par un coup de cloche qu'elle a besoin d'aide, et par deux coups l'arrivée du médecin en chef.

Le service des femmes payantes est divisé entre les deux sages-femmes en second ; mais celle qui a été chargée d'une accouchée de cette classe lui reste attachée jusqu'à sa sortie, sauf décision contraire du directeur.

En cas d'absence de la sage-femme en chef, elle la remplace pour les admissions, qu'elle doit lui faire connaître aussitôt que possible.

Elles veillent à ce que personne ne fasse des visites aux accouchées sans la permission du directeur, à ce que ces visites ne se prolongent pas trop, à ce qu'on n'apporte aucun aliment du dehors. Une personne de service de la maison doit toujours être présente à ces visites.

Elles assistent au baptême des enfants et aident l'ecclésiastique.

16. Elles ne doivent pas sortir de la maison sans la permission du directeur ; une seule alternativement a la permission de sortir les dimanches et fêtes, de une à cinq heures.

20. Les pratiquantes de la clinique sont dirigées par les sages-femmes en second.

22. Elles doivent garder le secret sur tout ce qui se passe dans l'établissement, et, même au tribunal, elles ne doivent donner de renseignements sans la permission du directeur.

25. En cas d'incendie, elles doivent sauver d'abord les femmes accouchées et les enfants.

26. Elles comprendront l'importance de leur service, et du règlement qui en fixe la nature, et seront récompensées dans le paradis de l'accomplissement de leurs devoirs. (Règlement du 23 septembre 1856.)

INSTRUCTIONS POUR LES INFIRMIÈRES.

Les infirmières (*Wärterinnen*) doivent aider les sages-femmes, et les remplacer lorsque le service ne dépasse pas le degré de leurs connaissances.

2. Leurs fonctions étant pour elles une école préparatoire de l'art d'accoucher, on doit prendre, autant que possible les infirmières parmi les élèves sages-femmes externes (*Hospitantinnen*).

3. Le directeur en prend un nombre variable, suivant les besoins de la maison. Elles doivent trouver surtout la récompense de leurs services dans leur admission dans la Maternité, et dans l'occasion qui leur est offerte de se perfectionner dans l'art d'accoucher.

7. Leurs fonctions consistent à soigner les femmes accouchées et les enfants, surtout en cas de maladie, à aider les sages-femmes pendant l'accouchement, à nettoyer les salles et les ustensiles, à contribuer à maintenir l'ordre.

8. Elles montent la garde alternativement, comme les sages-femmes en second. Celle qui est de garde aide surtout la sage-femme de service dans les salles; les autres s'occupent suivant les besoins et d'après les ordres de la sage-femme en chef. Elles doivent nettoyer et déshabiller les accouchées et leurs enfants, faire les lits et les chambres, baigner les enfants le matin, vider et nettoyer les bassins, etc.

Elles se partagent la surveillance des accouchées; chacune d'elles doit rester jour et nuit dans la salle qu'on lui a désignée, et y faire ce qu'on lui ordonne. Elle doit être très-consciencieuse; car *elle en sera récompensée dans le paradis*. « Ce que tu veux qu'on te fasse, fais-le à ceux qui souffrent » est le principe d'une infirmière.

Si elle a besoin d'aide, elle doit sonner; mais elle ne doit pas, sous peine d'être punie, quitter la salle pour appeler.

Si la cloche de la concierge annonce l'arrivée d'une personne du dehors, l'infirmière chargée de ce service doit aller immédiatement au-devant de cette personne, la renseigner convenablement, la reconduire, à sa sortie, jusqu'à la porte, en la surveillant. Ce n'est que dans le cas d'empêchement forcé, que l'infirmière, ayant suivi la personne étrangère, pourra la remettre à une autre infirmière qui la remplacera. Toutes deux, dans ce cas, sont responsables de la personne admise dans l'établissement.

9. Elles ne peuvent sortir de la maison sans la permission de la sage-femme en chef. Ces permissions se donnent, en général, seulement le jour où elles ne sont pas de service.

10. Elles ne doivent, sous peine de renvoi, accepter aucune gratification des femmes reçues dans la maison. (Règlement du 25 septembre 1856.)

PRUSSE

—

BERLIN

Berlin renferme deux Maternités : celle de l'hôpital de la Charité et la Clinique de l'Université.

La Clinique de l'Université est installée dans une ancienne habitation particulière, qui sert de Maternité, et dans laquelle habitent le médecin en chef et son assistant. Elle ne reçoit qu'un petit nombre de femmes en couches; mais elle est remarquable par l'organisation du service d'accouchement à domicile qui en dépend, service destiné à la fois à l'enseignement de l'obstétrique et à la bienfaisance, et dont je donnerai une idée plus complète, en donnant plus loin, au chapitre de l'enseignement, un extrait du règlement qui préside à son organisation.

La Maternité de l'hôpital de la Charité, isolée du reste de l'établissement, est installée dans l'ancien lazaret des varioleux; elle peut recevoir quatre-vingts femmes enceintes. Le sous-sol, voûté, et d'une hauteur de 4 mètres, renferme les chambres destinées aux femmes enceintes et aux élèves sages-femmes. Le rez-de-chaussée et le premier étage, d'une hauteur de 5 mètres environ, sont destinés aux accouchées. Un corridor règne sur toute la longueur du bâtiment, ses fenêtres sont doubles, et il est chauffé par des fourneaux qui chauffent aussi les salles. Chaque salle renferme, en général, six lits.

Il m'est impossible de donner quelque renseignement sur la mortalité de la Maternité, les comptes rendus ne donnent que le chiffre des accouchées, des entrées et des sorties; et les femmes, prises de fièvre puerpérale, sont, comme les autres accouchées malades, transférées dans les services ordinaires de la Charité. Cependant, des renseignements, puisés sur les lieux mêmes, me donnent lieu de croire que la fièvre puerpérale règne assez fréquemment dans cette Maternité. Le transfert des malades paraît avoir lieu, moins pour éviter la contagion, que comme mesure générale d'organisation administrative.

Les femmes enceintes sont reçues au sixième mois de leur grossesse, quelle que puisse être leur condition de fortune; mais chaque malade doit payer, et si elle ne peut le faire elle-même, sa commune ou ses parents doivent payer pour elle.

Des sages-femmes sont, d'une manière permanente, attachées à

27

l'établissement; mais le cours est fait, l'été, aux étudiants, par le professeur Sihveller; et, l'hiver, aux élèves sages-femmes, par le professeur Nagel. Aucune institution d'assistance à domicile ne dépend de cette Maternité.

Le service de la Maternité, outre les sages-femmes qui y sont attachées d'une manière permanente, est fait, comme celui de la Charité, par des élèves de l'institut Frédéric-Guillaume, ayant déjà quatre années d'études, attachés à l'hôpital comme internes, et ayant le titre de *Unter-Arzt*. Le temps qu'ils passent à la Charité leur compte pour l'année de service militaire que chacun doit faire en Prusse, où il n'existe, heureusement, ni conscription ni remplacement militaire.

Il y a, en Prusse, dix-huit Maternités, en même temps Écoles de sages-femmes, qui, pour la plupart, relèvent directement de l'État. Elles sont presque toutes organisées de la même manière, et régies d'après le règlement suivant, donné, en 1844, pour la province de Westphalie, et dont je donne ici une analyse très-abrégée[1], en réservant pour un chapitre spécial ce qui se rapporte à l'enseignement.

I. Statuts généraux administratifs des écoles de sages-femmes.

1. L'établissement de Paderborn est destiné à former des écoles de sages-femmes pour la province de Westphalie, à soigner les femmes enceintes ou accouchées.

2. Il est sous la direction suprême du président supérieur de la province.

3. Une commission, composée de conseillers médicaux (*Medicinalrath*) des gouvernements respectifs, subordonnée au président, dirige et surveille l'établissement.

4. Les fonctions de la commission sont : l'examen définitif des sages-femmes, l'examen des projets d'amélioration des établissements. La commission à laquelle se joint le directeur de la Maternité se réunit deux fois par an.

5. La direction immédiate de l'établissement est confiée à un directeur.

6. L'admission des élèves dépend des gouvernements respectifs; celle des femmes enceintes de la province dépend du directeur de la Maternité.

7. Les élèves étrangères à la province ne sont admises qu'avec l'autorisation du gouverneur de la province; les femmes enceintes étrangères à la province ne sont admises que dans le cas d'urgence.

---

[1] Horn. *Das Preussische Medicinalwesen.* Berlin, 1863.

8. Tous les ans on donne l'éducation spéciale à 60 élèves divisées en deux groupes. Chaque cours dure quatre mois.

9. Les élèves sont entretenues par leurs communes ; les femmes enceintes sont soignées aux frais de l'État, d'après l'état du budget de l'établissement.

Les instruments que les élèves reçoivent à leur sortie leur sont donnés aux frais des communes ; les primes pour les élèves qui se sont le plus distinguées sont données sur les fonds de secours aux sages-femmes.

11. Le choix des élèves dépend des communes.

12. Le directeur peut renvoyer celles qui lui paraissent incapables.

13. Le chiffre de 60 élèves peut être dépassé suivant les circonstances et l'appréciation du directeur, qui se met en communication pour cela avec les gouvernements respectifs.

14. Avec l'autorisation des gouvernements respectifs, le directeur fait une tournée d'inspection pour examiner de nouveau les sages-femmes déjà établies.

15. Le directeur s'occupe de tout ce qui concerne l'ordre de la maison, l'enseignement, le traitement et le régime.

16. L'achat d'objets importants, les travaux de construction ne peuvent être faits qu'avec le consentement du président supérieur de la province. Des réparations urgentes ne dépassant pas une dépense de 15 thalers, et l'achat d'ustensiles au-dessous de 3 thalers (11 fr. 25) peuvent être faits par le directeur, mais il doit en prévenir le président et lui en donner les comptes.

17. Au directeur sont subordonnés une sage-femme en chef qui a le titre d'*inspectrice*, un *rendant* (employé de bureau) et un maître d'écriture.

18. La sage-femme en chef fait la fonction de répétiteur pour l'enseignement théorique, d'assistant pour l'enseignement pratique ; elle est en même temps économe de l'établissement.

19. Le maître d'écriture donne l'enseignement élémentaire et complète l'instruction des élèves qui n'ont pas les connaissances suffisantes.

20. L'employé s'occupe des écritures, de l'établissement des comptes, etc.

21. La direction de l'économat pour les élèves et les accouchées est confiée à la sage-femme en chef, assistée de la cuisinière et sous la surveillance du directeur.

Directeur.

Le directeur est nommé par le ministre, sur la proposition du président supérieur de la province auquel il est subordonné ; il est chargé des soins à donner aux femmes enceintes ou accouchées et à leurs enfants, de l'enseignement des sages-femmes, de l'administration de l'établissement ; il doit autant que possible faire progresser la science obstétricale.

26. Il revoit les comptes de l'employé et les remet au président supérieur de la province.

27. Il lui remet également un rapport sur chaque cours (de 4 mois) fait aux sages-femmes, en y ajoutant un récit des faits cliniques les plus importants.

28. Il recueille les observations utiles à la science.

29. L'observation de chaque accouchée doit être prise et conservée aux archives.

31. Tous les quatre ans il fait un résumé de toutes les observations et l'envoie au président supérieur de la province.

Sage-femme en chef.

2. Elle doit exécuter les ordres du directeur et du professeur, pourvu qu'ils ne soient pas en contradiction avec ses instructions.

3. Elle doit se conduire comme une chrétienne respectable.

4. Elle doit assister au cours et aux répétitions du professeur pour se perfectionner dans la science et en même temps pour voir quelle est l'élève qui aura besoin de son aide.

6. Elle doit assister à tous les accouchements et être présente pendant toute leur durée, surveiller la femme accouchée, et donner aux élèves chargées de la soigner les instructions nécessaires.

7. Elle veille à l'administration des médicaments.

11. Elle doit demeurer dans l'établissement et ne doit pas sortir sans la permission du directeur.

Elle ne peut loger chez elle, même ses plus proches parents, même pour une seule nuit, sauf en cas de maladie, et avec autorisation du directeur.

25. Elle peut donner aux femmes enceintes des travaux légers (couture, filage), mais sans que cela puisse leur occasionner de fatigue.

26. Elle est chargée de la nourriture des femmes enceintes et accouchées, et de celle des élèves.

II. RÈGLEMENT POUR LES FEMMES ENCEINTES OU ACCOUCHÉES DANS LES ÉTABLISSEMENTS PROVINCIAUX (ÉCOLES DE SAGES-FEMMES) (PADERBORN).

1. On peut recevoir cinquante femmes par an, gratuitement, et autant de payantes qu'il s'en présente.

2. La durée du séjour est de six semaines environ ; le directeur peut la prolonger dans les cas de besoin ou dans l'intérêt de la science.

3. Il dépend du directeur de partager ces six semaines de manière à ce que la plus grande partie tombe avant ou après l'accouchement, selon l'intérêt de la femme et celui de la science.

5. Les admissions n'ont lieu que pendant la durée de l'enseignement des élèves sages-femmes, c'est-à-dire du 1er octobre au 31 mai. Celles qui sont admises pendant cette époque sont gardées au delà de ce terme, et jusqu'à ce que leur état leur permette de sortir.

Mais les femmes enceintes ne sont plus admises dès qu'on prévoit qu'elles accoucheront pendant les vacances.

6. L'admission des femmes enceintes appartient au directeur.

7. Les femmes enceintes ne sont pas admises si elles sont affectées de syphilis, d'une maladie cutanée ou d'affection contagieuse.

8. Les femmes enceintes non mariées ne peuvent être admises qu'avec une permission écrite de l'autorité de leur commune qui s'engage à reprendre la femme et l'enfant, afin qu'ils ne restent pas à la charge de la ville de Paderborn.

9. Chaque naissance est annoncée par le directeur et le curé de Paderborn au curé de la commune à laquelle appartient la femme.

11. *Si la femme enceinte veut être admise sans dire son nom*, le directeur doit, avant de l'admettre, demander des instructions au gouvernement de Minden.

12. Les femmes admises doivent se soumettre à l'examen des élèves.

Les femmes payantes sont isolées des autres, et n'ont aucun rapport avec l'enseignement. Elles doivent adresser leur demande d'admission au directeur, et payer d'avance pour un mois. 20 silbergroschen par jour (2 fr. 50 cent.), en hiver; et 15 silbergroschen, en été (1 fr. 95 cent.).

FRANCE

PARIS

L'admirable mémoire de Tenon, publié, en 1788, par l'ordre de Louis XVI, nous donne des détails sur la manière dont étaient organisés, à la fin du siècle dernier, les services d'accouchements dans la ville de Paris. Toute femme enceinte qui se rendait à l'Hôtel-Dieu, y était admise lorsqu'elle était parvenue au neuvième mois de sa grossesse. Celles qui, avant cette époque, désiraient trouver un refuge secret, le trouvaient à l'hôpital de la Salpêtrière; une salle particulière, où aucun étranger ne pouvait pénétrer, leur était destinée; et si elles se proposaient de nourrir, une autre salle secrète leur offrait dans le même hôpital un asile et un refuge temporaires.

Malheureusement, le service principal, celui de l'Hôtel-Dieu, était dans un état déplorable; six salles étaient destinées aux femmes enceintes, aux accouchées, aux nourrices; elles renfermaient, le 12 janvier 1786, soixante-sept grands lits et trente-neuf petits, au total cent six lits, occupés par 175 femmes grosses ou accouchées, et

par 16 personnes de service, « ce qui place, dit Tenon, trois personnes dans dix-huit grands lits de quatre pieds quatre pouces de
large. Les galeuses ont à leur disposition cinq places dans trois lits ;
les vénériennes en ont deux dans un seul lit de trois pieds de large.
Quant aux autres malades, on les confond dans les mêmes lits avec
les femmes enceintes bien portantes. » Les résultats étaient en rapport avec un si incroyable état de choses. En onze années, de 1776
à 1786 inclusivement, sur 17,876 accouchées, il en mourut 1,142,
c'est-à-dire 6 pour 100, ou 1 sur 15,6, et, comme le fait observer
Tenon, le transfert dans les autres salles des accouchées malades
pourrait faire évaluer cette mortalité à une morte sur dix accouchées.

Heureusement, la Révolution vint bientôt modifier l'organisation
de l'Hôtel-Dieu et celle du service des accouchements ; le 13 juillet
1795, un décret convertit en hôpital l'ancienne abbaye de Port-
Royal, située rue de la Bourbe, et y réunit les femmes en couches
et les enfants trouvés. En 1814, une nouvelle modification eut lieu ;
la section des enfants trouvés, connue sous le nom de *Maison
d'allaitement*, fut définitivement séparée de la *Maison d'accouchement*, et transportée rue d'Enfer, dans l'établissement qu'elle occupe
aujourd'hui, sous le nom d'hospice des Enfants-Assistés. Déjà, en
1802, la Maison d'accouchement avait reçu l'organisation nouvelle,
qui la transformait en école pour les sages-femmes, organisation
définitivement constituée par les arrêtés de 1807 et de 1810.

Aujourd'hui, Paris comprend trois établissements spéciaux d'accouchement : l'école d'accouchement de la rue de Port-Royal (la
Maternité), la clinique de la Faculté de médecine (la Clinique), et
la nouvelle Maternité, annexée à l'hôpital Cochin. Outre ces établissements spéciaux, presque tous les hôpitaux généraux possèdent une salle destinée à recevoir des femmes se présentant à
l'hôpital, alors que le travail de l'accouchement est déjà commencé.

Les conditions générales pour l'admission sont les mêmes pour les femmes enceintes que pour les autres malades ; elles doivent être domiciliées à Paris, c'est-à-dire y habiter depuis plus de six mois ; dans le cas contraire, l'admission n'a lieu que moyennant le payement de 2 fr. 25 cent. à 2 fr. 50 cent. environ par jour. Cette clause du règlement est, malheureusement, appliquée trop souvent par des agents administratifs trop zélés dans l'exécution des règlements, et qui méconnaissent dans ces circonstances, j'en suis convaincu, les véritables intentions de l'administration des hôpitaux. Toutefois, nos collègues des hôpitaux étrangers n'apprendront pas sans étonnement que le *droit* de recevoir un malade dans l'hôpital auquel nous sommes attachés ne nous appartient pas, et que l'administration se l'est expressément réservé. « Il sera, dès lors, bien entendu, dit la circulaire du **28 juillet 1854**, que l'administration *seule* dispose des lits existants dans *ses* établissements, et que la mission de MM. les médecins consiste à signaler les maladies qui leur *paraissent* devoir être traitées à l'hôpital. »

Et, dans une autre instruction, nous trouvons un article 8, ainsi conçu : « L'admission des indigents malades à l'hôpital est prononcée par l'administrateur de service. Il prend, *autant que possible*, l'*avis* du médecin de l'établissement. » Malheureusement aussi, cette clause du règlement n'est pas lettre morte, et il nous arrive trop souvent de voir refuser, par un employé de bureau, les secours de la charité publique à un malheureux, n'ayant pas le temps voulu pour avoir à Paris son domicile légal, ou étant trop pauvre pour pouvoir payer les frais de séjour à l'hôpital, et cela malgré le billet d'admission, au bas duquel notre signature constate l'urgence de lui donner des secours. Ici, la responsabilité de pareils faits, que j'ai constatés moi-même plusieurs fois, retombe de toute sa gravité sur l'administration laquelle, oubliant que la charité est sa véritable mission, a promulgué un règlement qui ne place pas au-dessus de toutes les autres considérations la déclaration écrite et signée par le médecin, que le malade, *quel qu'il soit*, a besoin d'un lit d'hôpital et des secours de la médecine ou de la chirurgie. Nous pou-

vons, dans les mêmes circonstances d'exclusion, être indulgents
pour des institutions particulières, qu'elles soient à Paris ou ailleurs, entretenues par des souscriptions volontaires, constituant,
en définitive, pour les souscripteurs ou ceux auxquels ils transmettent leurs droits, une association, une sorte d'assurance mu-
tuelle contre la maladie; nous ne pouvons plus l'être pour des
administrations publiques, quel que soit le pays où elles existent,
surtout lorsque leurs revenus, comme cela a lieu à Paris, provien-
nent de legs, dans lesquels cette clause limitative et exclusive n'é-
tait pas insérée; d'allocations prises sur les revenus municipaux,
revenus, provenant de droits et d'impôts payés par tous ceux qui
se trouvent à Paris; et ceux qui participent aux charges, devraient
pouvoir participer aux secours. On ne laisse pas, Dieu merci, mourir de faim, dans les rues de Paris, un malheureux, dénué de tout,
sous prétexte qu'il n'est pas de Paris; il ne faudrait pas qu'on
puisse jamais exciper d'un règlement pour le laisser mourir, faute
des secours que médecins et chirurgiens ne refusent, du moins, à
personne.

Cependant, hâtons-nous de le dire, ces faits sont exceptionnels,
nos sollicitations personnelles sont presque toujours favorablement
accueillies des employés de l'administration; et pour ce qui concerne les femmes enceintes sur le point d'accoucher lorsqu'elles
se présentent à l'hôpital, je ne sache pas que l'entrée de l'établissement leur ait jamais été refusée pour des raisons extra-médicales.

Les conditions d'admissibilité des femmes enceintes diffèrent,
suivant qu'il s'agit d'un hôpital ou d'un service spécial d'accouchement. A la Maternité, à la Clinique, les femmes sont reçues à partir
du huitième mois de leur grossesse; mais elles doivent se soumettre
aux explorations obstétricales, faites, avec toute la réserve indispensable, par les élèves en médecine ou les élèves sages-femmes.
Dans les hôpitaux ordinaires, les femmes ne sont reçues qu'en cas
d'urgence, et lorsque le médecin interne de garde a lieu de croire,
après avoir pratiqué le toucher, que l'accouchement se fera dans

les deux heures qui suivent. Dans le cas contraire, les femmes ne
sont pas admises, et on les invite à se rendre dans un des trois
établissements spéciaux : la Maternité, la Clinique ou l'hôpital Cochin. Je m'occuperai seulement de ces trois institutions.

Hôpital des Cliniques.

L'hôpital des Cliniques (ou plus ordinairement la Clinique),
construit dans les bâtiments de l'ancien couvent des Cordeliers, a
été longtemps administré par la Faculté de médecine; placé depuis
sous la direction de l'administration des hôpitaux, il a été réouvert
en 1834.

Situé sur la place de l'École-de-Médecine, en face de la Faculté,
il se compose d'un parallélogramme de bâtiments, entourant une
cour centrale; mais toutes ces constructions sont loin d'avoir la
même importance. Les deux bâtiments formant les extrémités opposées de l'hôpital constituent presqu'à eux seuls tout l'établissement, car les deux ailes qui les relient n'ont qu'un étage, et leur
rez-de-chaussée forme une galerie couverte, une sorte de cloître. La
clinique chirurgicale de la Faculté occupe un des bâtiments principaux : l'aile du nord et une partie de l'aile du sud; le reste est
consacré à la clinique d'accouchements.

La situation de cet hôpital laisse beaucoup à désirer. Le bâtiment
de la clinique chirurgicale a sa façade sur une rue qui aboutit à la
place de l'École-de-Médecine; celui de la clinique d'accouchements
donne d'un côté sur la cour centrale, de l'autre sur l'amphithéâtre
consacré aux études anatomiques des élèves de la Faculté : amphithéâtre renfermant une moyenne journalière de cinquante cadavres
en cours de dissection. Sur les parties latérales, l'hôpital est en-
clavé dans des maisons particulières.

Le service d'accouchements, le seul dont j'aie à m'occuper actuellement, comprend six salles, destinées aux femmes accouchées;
ces salles sont, à partir de l'entrée, disposées de la manière sui-

vante : un corridor central, éclairé par les portes ouvertes des salles latérales, aboutit à une première salle, placée perpendiculairement à l'axe du corridor; cette salle renferme douze lits, et communique par une large porte avec une seconde salle, parallèle à la première, de même étendue, et ne renfermant que huit lits. Entre l'entrée principale du service et ces deux salles, se placent, des deux côtés du corridor, six chambres, trois de chaque côté. Quatre de ces chambres sont occupées par des femmes accouchées, et renferment chacune quatre lits; les deux chambres qui précèdent les grandes salles terminales sont affectées : celle de droite à la préparation des cataplasmes, au chauffage du linge, etc. ; celle de gauche constitue le cabinet de la surveillante.

La partie du service, affectée aux accouchées, se trouve isolée; le parloir des femmes enceintes, le cabinet du professeur, la salle d'exploration (dite du toucher), servant aussi quelquefois à placer une malade atteinte de délire, la salle destinée à l'accouchement (dite chambre de travail), le dortoir des nourrices et celui des femmes enceintes sont séparées des salles d'accouchées.

Ces salles des accouchées doivent seules m'occuper; toutes communiquent largement les unes avec les autres, car si elles ont des portes, ces portes ne sont pas fermées, du moins pendant le jour. Là encore, j'ai été heureux de voir que les réclamations, formulées, en 1861, dans ma note sur l'hygiène hospitalière, comparée en France et en Angleterre, n'ont pas été inutiles; et, quoique l'administration reste toujours *officiellement* partisan du système de chauffage artificiel pour les hôpitaux, elle a eu l'excellente pensée de placer deux cheminées à foyer ouvert aux extrémités des grandes salles, et une dans chacune des petites salles.

Les lits sont en fer comme ceux des autres hôpitaux; ils se composent d'un sommier élastique et d'un matelas de laine; mais, malheureusement, ils possèdent toujours leurs rideaux, qu'on ne renouvelle et qu'on ne blanchit que tous les six mois, même quand la femme qui occupait le lit, a succombé à la fièvre puerpérale.

Les habitudes sont, au contraire, excellentes pour ce qui concerne les matelas. Après chaque accouchement, ils sont enlevés, reportés au magasin, recardés et remplacés par d'autres, nouvellement remis à neuf. Les femmes ont chacune leur éponge et une canule pour injections vaginales.

Il n'y a pas d'infirmerie, et les accouchées malades, qu'elles soient ou non atteintes de fièvre puerpérale, sont soignées dans le lit, où elles avaient d'abord été placées après leur accouchement.

Le service est fait par une sage-femme en chef, une aide sage-femme, et une surveillante, assistée de six infirmières. Deux infirmières séjournent le jour dans les salles d'accouchées : une y veille la nuit ; deux autres se partagent le service de jour et de nuit à la salle de l'accouchement ; la sixième est attachée à la salle des femmes enceintes.

Le personnel médical se compose de professeur d'accouchements (M. Depaul), d'un chef de clinique, d'un interne en pharmacie, et d'élèves.

La clinique est destinée à l'éducation pratique des étudiants en médecine et des élèves sages-femmes libres, inscrites à la Faculté. Les étudiants ayant accompli leur troisième année d'études y sont seuls admis. Ils s'inscrivent, à tour de rôle, par série de cinq élèves ; et un signal, placé à l'une des fenêtres intérieures du bâtiment, leur indique quand une femme se trouve en travail, et, aussi, quand ils peuvent en dehors des heures de la visite médicale entrer à la Clinique. Les étudiants ne font que les accouchements ayant lieu pendant le jour, les élèves sages-femmes sont chargées de ceux qui s'effectuent pendant la nuit ; à cet effet, les élèves sages-femmes sont, à tour de rôle, de garde dans la salle d'accouchement, et alternativement une fois le jour, une autre fois la nuit.

Tandis que les femmes enceintes ne peuvent réglementairement être reçues dans les hôpitaux ordinaires que si le travail de l'accouchement est commencé, elles peuvent entrer à la Clinique dès le huitième mois de leur grossesse. Une salle spéciale, renfermant seize lits, leur est affectée, au deuxième étage de l'établissement.

Ce que j'ai dit plus haut, quant à la disposition des salles renfermant les femmes en couches, leur communication trop facile les unes avec les autres, l'absence complète d'isolement des femmes atteintes de fièvre puerpérale, la présence des rideaux et leur renouvellement beaucoup trop rare, expliquent la grande mortalité qui règne à la Clinique. Cette mortalité a diminué pendant ces trois dernières années; mais on peut être assuré que l'apparition d'une fièvre puerpérale spontanée ou primitive, coïncidant avec des conditions fâcheuses et temporaires. d'encombrement, d'état atmosphérique, etc., y déterminera encore le développement d'épidémies meurtrières. Telle qu'elle est, la Clinique ne me paraît pas susceptible d'améliorations capables de la rendre apte à recevoir sans danger des femmes en couches, et j'appelle de tous mes vœux le jour où elle recevra une autre destination.

Maternité de l'hôpital Cochin.

Au mois de juin 1865 a été inaugurée la nouvelle Maternité de l'hôpital Cochin, Maternité modèle au dire de l'administration qui l'a construite sans prendre l'avis du corps médical des hôpitaux.

Dans nos discussions antérieures sur l'hygiène des hôpitaux, nous avions montré que les salles de malades ne doivent pas renfermer plus de dix ou douze lits, que chaque lit doit être séparé du lit voisin par un large intervalle, que chaque salle doit être chauffée par une cheminée à foyer ouvert, qu'il faut annexer à chacune de ces salles un lavabo, un office, des water-closet, etc.; toutes ces dispositions se retrouvent dans la nouvelle Maternité et nous avons été heureux de voir qu'en définitive nos critiques et nos conseils n'ont pas été tout à fait inutiles, heureux surtout de constater une fois de plus que l'administration cherche avec un sincère empressement à améliorer ce qui existe. Malheureusement elle semble jalouse d'en conserver l'initiative apparente et le privilége réel, et le but échappe quelquefois à ses légitimes désirs ; ainsi ce qui est excellent pour un hôpital chirurgical, est insuffisant quand il s'agit d'un établissement d'accouchement, quand il s'agit d'éviter la propagation d'une maladie dont les médecins seuls peuvent découvrir ou connaître les conditions d'apparition et de développement.

La fièvre puerpérale, comme je l'ai dit plus haut (page 163), s'est propagée librement dans la nouvelle Maternité un mois à peine après sa mise en activité. Puisse cet exemple ne pas être perdu et puisse-t-il montrer à l'administration supérieure, si dédaigneuse, sur la question du nouvel Hôtel-Dieu, de l'avis unanime des chirurgiens des hôpitaux de Paris, que les connaissances spéciales ne s'acquièrent que par de longues années d'étude et d'observation, et que, si les ingénieurs et les architectes sont les seuls capables de diriger la construction matérielle d'un hôpital, les médecins seuls (et à la condition expresse d'avoir étudié les questions) sont capables de pouvoir indiquer quelles idées doivent, dans l'état présent de la science, présider au choix de l'emplacement, à l'évaluation de l'étendue, à la disposition intérieure des établissements hospitaliers qu'il s'agit de construire.

La nouvelle Maternité placée au fond du jardin de l'hôpital Cochin est bâtie sur le plan des pavillons isolés, à escalier central (voir le plan planche VI, fig. 1). Elle se compose d'un rez-de-chaussée et de deux étages. Le rez-de-chaussée et le premier étage sont destinés aux femmes accouchées saines, le second étage renferme quelques petites chambres isolées destinées aux accouchées malades; l'appartement de la sage-femme, le dortoir des infirmières, etc... Je décrirai seulement le premier étage le plus important et celui qui caractérise le mieux le mode de construction adopté.

L'escalier venant du rez-de-chaussée est placé du côté de la façade postérieure, il monte jusqu'à un large corridor occupant le centre de l'édifice et parallèle à son grand axe. En face de l'escalier se trouve la chambre de l'accouchement prenant jour sur la façade principale par deux larges fenêtres, et s'ouvrant sur le corridor

central par deux portes dont l'une a été condamnée comme inutile.
Cette salle renferme trois lits pour l'accouchement.

A côté et à droite de cette salle s'ouvre un corridor aboutissant à
une petite cuisine ou office, et donnant accès sur le côté à un petit
cabinet éclairé indirectement par la cloison vitrée qui le sépare de
la petite cuisine; il renferme une baignoire, un lavabo et un appareil à douches utérines.

De l'autre côté du corridor se trouvent : à gauche de l'escalier (en
y faisant face) une chambre destinée aux opérations obstétricales
et servant de cabinet au médecin ; à droite de l'escalier et au fond
d'un étroit corridor, des water-closet, un évier et l'ouverture de la
trémie qui avait d'abord été oubliée dans la construction.

A chaque extrémité du corridor s'ouvrent deux belles salles éclairées de chaque côté par quatre fenêtres et renfermant chacune dix
lits. Le chauffage est affectué par une cheminée ouverte placée à
l'extrémité opposée à la porte et par un calorifère à air chaud dont
le cylindre traverse la salle du parquet au plafond. Cette disposition donnée à la Maternité est passible de critiques et de reproches.
La salle destinée à l'accouchement s'ouvrant *directement* sur le corridor commun par deux larges portes simples, il en résulte que les
cris des femmes en travail d'accouchement s'entendent avec une
déplorable facilité dans les salles où sont les nouvelles accouchées
dont ils interrompent le sommeil. Les femmes en travail éprouvent
souvent le besoin d'évacuations alvines et vésicales, souvent il est
utile de leur administrer un bain, toujours il est besoin pour elles
de linge chaud, de tisanes chaudes, etc. Or la salle de l'accouchement ne communique directement, ni avec la salle de bain, ni avec
les water-closet, ni avec l'office ou petite cuisine, et cela eût été
d'autant plus facile que, sauf pour les water-closet qu'on peut remplacer par l'appareil Tirmarche ou tout autre analogue, il n'y avait
pour établir cette communication qu'une simple cloison à percer.
Enfin, la salle d'opération est de l'autre côté du corridor et malgré
la destination qui lui est officiellement affectée, comme il est peu

probable qu'un accoucheur fera jamais transporter d'une salle à une autre, au travers d'un corridor une femme sur laquelle il se décide à pratiquer la version, ou à appliquer le forceps, la salle d'opération restera probablement ce qu'elle est actuellement : le cabinet du médecin ou une salle de rechange pour l'accouchement.

Quant aux salles des accouchées, tout en rendant pleine justice à leur propreté actuelle, à l'espacement convenable des lits, à la présence d'une cheminée, etc., ce que j'ai dit jusqu'à présent peut faire présager ce que je pense de l'influence fâcheuse de la réunion de dix accouchées dans la même salle.

Il est à peine besoin de le dire, malgré les imperfections et même les défauts tenant à la trop nombreuse population de ses salles, la nouvelle Maternité constitue un immense progrès sur les autres services d'accouchement actuellement en activité, et il serait facile de l'améliorer encore en faisant disparaître les imperfections que je signalais tout à l'heure, en transférant immédiatement dans les salles de médecine de l'hôpital, et, s'il est possible, dans des chambres isolées, les femmes atteintes de fièvre puerpérale ; en prenant contre la contagion des précautions qu'on prend d'autant moins que le personnel médical de la nouvelle Maternité ne paraît pas croire à la contagiosité de la maladie ; en évitant, comme cela a eu lieu, le séjour des malades dans les salles après le développement du typhus puerpéral ; en évitant surtout (et je constate ce fait sans aucune idée de reproche envers qui que ce soit) que les infirmières donnent leurs soins à la fois aux malades placées dans les chambres isolées du second étage et aux accouchées non malades ; et enfin que le médecin interne passe sans transition, et avec les mêmes vêtements, des salles des femmes en couches à l'amphithéâtre, et vienne, presque sans transition, pratiquer le toucher après avoir pratiqué l'autopsie d'une fièvre puerpérale.

Grâce à ces précautions, je suis convaincu que la Maternité de l'hôpital Cochin fournirait de meilleurs résultats que ceux qu'elle a donnés jusqu'à présent, et qu'elle remplirait mieux le but si vivement cherché, mais fort imparfaitement atteint par l'administration.

Maternité.

La Maternité, comme je l'ai dit plus haut, est depuis 1795 installée dans l'ancienne abbaye de Port-Royal. Le service des enfants trouvés en fut séparé en 1814, et son organisation a peu changé depuis cette époque. Située topographiquement dans une excellente position, sur un terrain élevé, à côté de l'Observatoire, à proximité des jardins du Luxembourg, la Maternité possède de grandes cours, à l'intérieur et à l'extérieur des bâtiments; de vastes jardins s'étendent en arrière de la maison, dont ils forment une dépendance. La Maternité occupe donc une situation des plus salubres, des meilleures à tous égards, et c'est à des causes en quelque sorte intérieures qu'elle doit son extrême insalubrité.

Son entrée principale est sur la rue du Port-Royal; elle dépend d'un petit bâtiment annexe de l'hôpital, et dans lequel se trouvent les bureaux et le logement du directeur, le bureau des entrées, la salle de garde du médecin interne attaché à la maison.

Un quadrilatère de bâtiments circonscrivant une cour centrale constitue la partie fondamentale de l'établissement, celle où sont placées les femmes en couches. Je n'entrerai pas dans le détail des couloirs, des escaliers et des corridors; la Maternité n'a pas été construite pour la destination qui lui a été donnée ultérieurement, et je me bornerai à signaler les dispositions qui ont pu avoir de l'influence sur la grande mortalité de cette institution.

Le bâtiment du sud est destiné aux accouchées. Le rez-de-chaussée est occupé par les services généraux : cuisine, pharmacie, etc. Le premier étage et le second ont une disposition identique. Chacun d'eux comprenait, jusqu'à ces derniers mois, une seule salle régnant sur toute la longueur du bâtiment, coupée en deux parties par un office ou petite cuisine. De chacun des murs de façade par-

tent des cloisons qui n'arrivent qu'au tiers de la largeur de la salle,
et circonscrivent ainsi des petites cellules, privées de paroi dans
la partie qui répond au centre de la salle, et par conséquent
largement ouvertes de ce côté; de sorte que la salle se trouve con-
vertie en un long corridor sur lequel s'ouvrent largement, à
droite et à gauche, deux rangées de cellules. Chacune de ces cellules, renfermant un lit et un berceau, répond à une fenêtre extérieure : fenêtre qu'il est impossible d'ouvrir lorsque le lit est occupé, sous peine de déterminer, grâce au cloisonnement, un violent
courant d'air. Aussi sont-elles presque toujours fermées, et il en
résulte alors que l'air stagne et s'immobilise dans le fond de cette
demi-cellule, ouverte seulement en avant. Ce mode de cloisonnement, qui ne s'oppose en rien à la contagion, qu'on ne peut mieux
comparer qu'aux *boxes* des écuries anglaises (comme disposition
seulement, bien entendu), me paraît chose des plus fâcheuses. Malheureusement, elle a été conseillée par Chaussier, et cela explique
peut-être comment elles subsistent toujours, malgré les réclamations faites depuis vingt ans, successivement, par MM. Dubois et
Moreau, chirurgiens en chef de cet établissement.

L'infirmerie des femmes accouchées se trouve dans le bâtiment de
l'ouest; elle se compose, depuis le mois d'avril 1864 et pour chacun des deux étages, de trois petites salles de trois ou quatre lits,
donnant pour chaque étage dix lits; malheureusement, elle est destinée aux femmes malades, quelle que soit leur maladie, de sorte
qu'une femme atteinte de pneumonie, de rougeole, de bronchite, se
trouve transportée dans le foyer où règne trop souvent la fièvre puerpérale, et se trouve exposée au danger imminent qui résulte de la
propagation de cette maladie.

La situation et la disposition de la salle pour l'accouchement est
au contraire excellente. Bien éclairée des deux côtés, bien pourvue
d'eau, possédant un petit office, cette salle communique directement
avec l'amphithéâtre des cours et des opérations, de telle sorte qu'en
cas d'intervention chirurgicale, à un moment où plusieurs femmes

sont en travail d'accouchement, il est très-facile de transporter sur le lit d'opération la malheureuse pour laquelle l'art est obligé d'intervenir activement.

Les reproches ne sont pas moins graves pour ce qui concerne la transmission de la maladie par le personnel. Il y a peu de temps encore, le service de l'infirmerie des accouchées malades était fait par les mêmes élèves sages-femmes que le service des accouchées saines. Une élève avait sous son observation une ou deux malades et en même temps une ou deux accouchées. Sortant de donner des soins à sa malade, elle allait toucher une femme enceinte ou changer le linge et faire la toilette spéciale d'une accouchée. Tout ce que j'ai dit jusqu'à présent permet de comprendre quelles facilités une telle pratique donnait à la propagation de la fièvre puerpérale. Aussi cette absence de précautions (que je blâme énergiquement, mais que je n'incrimine pas, puisque, aujourd'hui encore, les idées de contagion ne sont pas admises à la Maternité, et étaient, il y a quelques années, énergiquement combattues par MM. Dubois et Moreau, successivement chirurgiens en chef de l'établissement) de la part du personnel, jointes à la réunion dans une même salle d'un grand nombre d'accouchées, n'explique que trop les redoutables épidémies dont la Maternité a été incessamment le théâtre, épidémies qu'on attribuait à des influences atmosphériques, et presque à une sorte de génie malfaisant venant s'abriter de temps en temps dans l'école d'accouchement, alors que les causes productrices de la mortalité existaient dans l'établissement lui-même, et auraient pu être notablement diminuées.

Moins heureux que pour les Maternités étrangères, nous ne pourrions tracer aujourd'hui, faute de documents scientifiques, l'histoire médicale de la Maternité. Ce n'est pas, toutefois, que plusieurs travaux importants ne soient sortis de l'école d'accouchement de Paris, et plusieurs épidémies ont eu leurs historiens; mais ces derniers se sont presque toujours bornés à faire l'histoire anatomique ou symptomatologique de la fièvre puerpérale, quelquefois à vanter telle méthode thérapeutique de préférence à telle autre (en réalité aussi impuissante) sans examiner la question si importante de l'étiologie et sans nous fournir d'éléments statistiques suffisants sur le chiffre de la mortalité par fièvre puerpérale.

M. Tonnelé, dans sa thèse sur la fièvre puerpérale observée à la Maternité en 1829, n'indique rien sous ce rapport; M. Charrier qui, dans la sienne, a décrit l'épidémie de 1854, nous donne, par mois, le chiffre des décès sans nous indiquer celui des accouchements; seul M. Moreau, en faisant l'histoire de l'épidémie de 1843-1844, nous fournit du moins cet élément d'appréciation. Pendant huit mois, de janvier à août 1845, la Maternité ne perd que 34 malades sur 2,327, c'est-à-dire 1,4 pour 100, résultat malheureusement inconnu depuis plusieurs années; pas une seule femme ne meurt en juillet, une seule succombe en août, et tout à coup la mortalité s'élève : 34 décès en septembre, 67 en octobre, montrent avec quelle violence y éclate et s'y propage la fièvre puerpérale. C'est cette maladie qui a toujours été la cause de la grande mortalité de l'école d'accouchement. Ainsi en 1854, d'après M. Charrier, 19 femmes y succombent à diverses affections, tandis que 213 meurent par la fièvre puerpérale.

Heureusement, hâtons-nous de le dire, de notables améliorations viennent d'être apportées à ce regrettable état de choses. Le corps médical des hôpitaux s'est ému de l'épouvantable mortalité qui, depuis quelques années surtout, pèse si lourdement sur la Maternité, et l'on s'est enfin décidé à effectuer quelques réformes.

Les grandes salles occupées par les accouchées saines, et qui auparavant régnaient sur toute la longueur du bâtiment, ont été divisées par des cloisons vitrées complètes (mais percées de portes qui ne s'ouvrent que pour les besoins du service) en quatre compartiments, en quatre petites salles dont chacune renferme six lits. Au centre existe une petite cuisine, ou office, séparée également du reste des salles. Le premier étage possède extérieurement une galerie couverte qui règne autour de la cour centrale, cette

galerie a été heureusement utilisée comme moyen de communication particulière avec chaque section principale de la salle. Les
petites salles, formées par l'établissement des cloisons vitrées, alternent les unes avec les autres; quand l'une a été occupée et que les
accouchées l'ont quittée, on ouvre largement les fenêtres, on la nettoie, on renouvelle les literies, et on la laisse reposer pendant toute
la période d'activité de la section voisine.

Chacune de ces sections possède une cheminée placée au milieu
de la salle et d'une assez bonne disposition. Le foyer est à ciel
ouvert comme dans les cheminées dites à la prussienne. Le tuyau
de fumée et le foyer sont environnés d'une seconde enveloppe dans
laquelle circule de l'air, lequel, puisé à l'extérieur par un canal
s'ouvrant sur le mur de façade, passant sous le parquet et arrivant
sur les côtés et en dehors du foyer, s'échauffe au contact des parois
de la cheminée, monte dans la double enveloppe extérieure au
tuyau de fumée, et se répand dans la salle à travers des ouvertures
percées au niveau du plafond.

L'infirmerie des accouchées malades est, de plus, tout à fait
séparée des salles occupées par les accouchées saines; mais je
regrette de le dire : aujourd'hui encore, les malades, qu'elles soient
atteintes de fièvre puerpérale ou d'autres affections, sont réunies
dans la même infirmerie, disposition éminemment vicieuse, qui doit
à tout prix disparaître, car il s'agit de la vie des malheureuses
qu'on y transporte.

Je loue hautement l'administration de ses efforts récents pour
améliorer la Maternité, mais je dois dire ce que je crois, la vérité;
or, je crois ces améliorations, quelque réelles et importantes
qu'elles soient, absolument insuffisantes; il faut une reconstruction
de l'établissement et un changement radical dans la distribution des
services du personnel des sages-femmes.

La subdivision de la salle en petites sections par des cloisons
vitrées est chose excellente par rapport à ce qui existait; mais
croit-on, par hasard, qu'une cloison de verre, dont la porte s'ouvre

à chaque instant pour laisser passer les personnes attachées au service des malades soit une barrière suffisante contre la contagion? Si une fièvre puerpérale se développe chez une accouchée, croit-on qu'il suffise, après son transport à l'infirmerie ou son décès, de renouveler les literies et de laisser reposer la salle huit ou quinze jours sans procéder à un badigeonnage complet des murailles et au lavage du parquet? Croit-on que l'isolement d'une infirmerie soit obtenu par l'occlusion permanente d'une porte, alors qu'elle est placée dans le même bâtiment, dans la même cour, et qu'on y place indistinctement toutes les malades? Ce qui s'est fait depuis le mois de mars 1865 constitue, je me plais à le dire, une amélioration réelle, mais j'ajoute aussi une amélioration insuffisante. Cependant, j'espère; car cela du moins indique que, malgré toutes les dénégations, les idées de contagion pénètrent même à la Maternité de Paris.

J'ai dit qu'il faut un changement radical dans la distribution des services du personnel des sages-femmes; ce changement, partiellement effectué depuis le mois de mars 1865, est, comme le reste, tout à fait insuffisant. Les élèves sages-femmes, qui, auparavant, donnaient à la fois leurs soins à des femmes saines et à des malades, limitent aujourd'hui leur service à une seule classe d'accouchées ; aujourd'hui l'élève attachée à l'infirmerie ne doit plus prendre soin d'une accouchée saine. Peut-elle, cependant, faire des accouchements, pratiquer le toucher sur les femmes en travail, je l'ignore ; mais les élèves sages-femmes, quel que soit le service auquel elles sont attachées, assistent chaque jour aux visites faites à l'infirmerie des accouchées ; or c'est là une détestable pratique bien faite pour propager dans toute la maison, si les circonstances adjuvantes se montrent réunies, une fièvre puerpérale accidentellement développée dans une salle et traitée à l'infirmerie.

Quoi qu'on fasse, il faudra reconstruire la Maternité ; puisse le déplorable et ruineux projet d'Hôtel-Dieu, aujourd'hui en cours d'exécution, ne pas mettre obstacle à une reconstruction qu'exige hautement ce qu'il y a de plus sacré : le respect de la vie humaine.

Je parlerai plus loin de l'organisation de la Maternité comme école d'accouchement, je me borne à dire que l'établissement est confié à un directeur administratif, comme cela existe pour tous les autres hôpitaux de Paris. Un chirurgien en chef, non logé dans l'établissement, est chargé des opérations obstétricales, et il est mandé à l'hôpital toutes les fois que sa présence est jugée nécessaire; il est de plus chargé de la direction d'une infirmerie où sont placées les accouchées ayant subi quelque opération ou atteintes d'affections chirurgicales; il fait, enfin, comme professeur, un cours théorique d'accouchement aux élèves sages-femmes.

Un chirurgien-adjoint, dont les attributions sont fort mal définies, le supplée ou le remplace. Cette organisation est celle qu'établissait le décret de 1810, mais elle n'a plus aujourd'hui de raison d'être; les deux chirurgiens, absolument collègues, nommés par les mêmes concours, ayant le même titre de chirurgiens des hôpitaux de Paris, n'ont entre eux d'autre inégalité que celle qui résulte de la date de leur nomination.

Un médecin des hôpitaux est chargé du service de l'infirmerie des femmes accouchées, de celle des femmes enceintes et de celle des élèves sages-femmes.

Un interne des hôpitaux est chargé de montrer aux élèves sages-femmes l'anatomie, la saignée, la vaccine, etc., et d'aider le médecin et les chirurgiens; il habite en dehors de l'établissement.

Une sage-femme en chef réside dans la maison; elle est chargée de l'éducation et de la surveillance des élèves sages-femmes; elle est assistée d'un certain nombre d'aides-sages-femmes.

Telle est sommairement l'organisation d'un établissement qui est une tache pour notre pays et une cause de danger et de mort pour les malheureuses que la misère oblige à y chercher un asile dont la population parisienne commence heureusement à soupçonner le danger.

IV

DE L'ASSISTANCE A DOMICILE

Les institutions charitables destinées à secourir à leur domicile
les femmes indigentes enceintes ou accouchées existent aujourd'hui
dans presque toutes les grandes villes de l'Europe ; et bien que le
but spécial que ces institutions doivent remplir soit partout le
même, leur organisation varie avec le mode d'assistance propre à
chaque pays, suivant que la charité est exercée par des particuliers réunis en associations libres et indépendantes ou par des administrations publiques relevant de la commune, de l'État ou du
souverain. La France a, cette fois, une supériorité incontestable sur
les autres pays de l'Europe, car Pétersbourg seul peut rivaliser
avec Paris ; l'organisation des secours à domicile y est arrivée à
un degré de perfectionnement digne de tous nos éloges. Le but est
uniquement charitable, et, pour ce qui concerne le service des
accouchements, toute femme indigente ou seulement nécessiteuse,
peut être, sur sa demande, accouchée dans sa demeure par les
soins des sages-femmes attachées aux bureaux de bienfaisance, et
si quelque cas difficile se présente, par un des docteurs en médecine attachés au même service d'assistance.

Aucune exclusion n'est prononcée, et quel que soit l'état civil de la femme, qu'elle soit mariée ou fille-mère, la charité française ne lui demande, pour venir à son aide, qu'une seule condition, malheureusement trop commune, être pauvre.

A Londres, la charité publique, dont le soin est dévolu à la paroisse, s'exerce par les workhouses, qui, tout en étant loin d'être des palais, comme l'hôpital Lariboisière, sont loin de répondre aux idées qu'on s'en fait en France, où on ne les connaît guère que par les récits des romanciers anglais, et leur état actuel ne ressemble nullement au tableau fort assombri qu'en traçait Charles Dickens.

Le workhouse, comme nos bureaux de bienfaisance, donne ses soins à toutes les femmes nécessiteuses, quel que soit leur état de mariage ou de célibat; mais il ne les donne pas seulement dans l'enceinte de ses murailles, et comme à Mary le Bône, des sages-femmes vont accoucher à domicile les femmes qui ne sont pas dans un état de dénûment tel, que le séjour au workhouse, pendant leurs couches, soit pour elles une nécessité absolue.

A côté de ces secours publics, fonctionne à Londres l'admirable institution des secours privés; mais, pour ce qui regarde l'accouchement, mon admiration est tempérée par un reproche grave : l'exclusion trop générale des filles-mères. Je l'ai déjà dit et je le répète, la limitation des secours aux souscripteurs me paraît parfaitement légitime lorsqu'il s'agit d'associations privées contre la misère et la maladie. C'est ce qu'on semble comprendre difficilement (lorsqu'il s'agit de Londres et de l'Angleterre) à Paris, où cependant l'administration de l'assistance *publique* trouve légitime de limiter ses secours aux seuls habitants de la capitale, où notre association des médecins de la Seine trouverait, avec raison, très-naturel de renvoyer à la Société de secours mutuels pour les cordonniers, les tailleurs ou les maçons, celui de ces ouvriers qui, par hasard, lui demanderait aide et protection contre la maladie, la misère, ou le manque de travail. Ce que je regrette, c'est l'exclusion pour les filles-mères; il est trop tard alors pour faire de la morale, l'enfant

innocent est puni comme la mère, et de pareils moyens ne mora-
lisent pas plus que la suppression des tours. On moralise par
l'exemple et non par la répression ou le refus de secours, et l'Angleterre protestante avait moins encore que la colonie israélite de
Paris le droit d'oublier cette belle parole : *Qui est sine peccato illæ
primam lapidem mittat.*

Cependant, il faut se garder, à cet égard, de toute exagération.
Un certain nombre d'institutions particulières reçoivent réglementairement les filles-mères à leur premier accouchement; souvent on
oublie en leur faveur cette clause, qu'on pourrait invoquer contre
elles en cas de récidive; et quelques Maternités qui les excluent
d'une manière absolue, leur ouvrent assez souvent leurs portes.
J'ajoute, enfin, et tous ceux qui ont étudié sur place la vie sociale
à Londres et à Paris seront de mon opinion, les ménages illégitimes, si nombreux à Paris, le sont moins à Londres [1].

Royal Maternity Charity, ainsi que les Maternités, sont des
institutions n'ayant qu'un seul but : la charité; les services d'accouchements à domicile, annexés à Guy's, London, Bartholomew's, Sainte-Mary's Hospital, etc., en ont un second : l'éducation
spéciale de leurs élèves.

En Allemagne, la bienfaisance s'est alliée à la science, et les polycliniques de Berlin, Leipzig, Stettin, Halle, Munich, Wurzburg, etc.,
ont été créées surtout comme moyen d'encouragement. Prenant
donc pour exemple Londres, Paris, Leipzig, et Saint-Pétersbourg, je
montrerai rapidement la manière dont fonctionne en Angleterre, en
France, en Allemagne, en Russie, l'assistance donnée à domicile
aux femmes pauvres, dans leur grossesse ou pendant leur accouchement.

---

[1] Voir page 172, *note.*

ANGLETERRE

—

L'Angleterre paraît avoir précédé toutes les autres nations de l'Europe dans l'organisation des secours spéciaux à domicile. Ainsi que je l'ai dit, au début de ce travail, la plupart des Maternités actuelles de Londres ont un service extérieur annexé à l'établissement, et la création de presque toutes ces Maternités remonte au siècle dernier.

British lying-in Hospital fut fondé en 1749
City of London lying-in Hospital 1750
Queen Charlotte's lying-in Hospital. 1752
General lying-in Hospital. 1765

Le *Royal Maternity Charity*, qui donne exclusivement ses secours à domicile, me servira d'exemple pour montrer de quelle façon s'exerce ce mode d'assistance ; et je dois remercier M. Seebrook, son éminent secrétaire, de la bienveillance avec laquelle il m'a fourni les moyens d'étudier l'organisation de cette remarquable institution.

The Royal Maternity Charity fut fondée en 1757. Elle a pour but de donner, au moyen de souscriptions volontaires, l'assistance médicale gratuite, dans leur demeure et pendant leur accouchement, aux femmes pauvres mariées.

Ses débuts furent modestes. Un M. Lecour, habitant la cité de Londres, eut son attention attirée sur la répugnance que manifestaient beaucoup de femmes pauvres à aller faire leurs couches dans les hôpitaux ou dans le workhouse de la paroisse, et à quitter même momentanément leur mari et leurs enfants. Aidé de quelques personnes charitables, il fonda, le 25 mars 1757, une société, qui reçut le nom de « *The Lying-in Charity for delivering poor married women at their own habitations.* »

Pendant la première année, c'est-à-dire du 25 mars 1757 au jour correspondant de 1758, trente-cinq femmes seulement furent accouchées par les soins de la Société; l'année suivante, le nombre fut de soixante-six; la troisième année, il monta à cent trente-cinq; et l'accroissement fut tellement rapide, qu'après dix-sept ans d'existence, le nombre des femmes secourues annuellement par l'institution se montait à plus de cinq mille.

En 1825, la nécessité de distinguer *The Lying-in Charity* d'autres institutions analogues créées à cette époque, firent changer son nom en celui de *The Royal Maternity Charity*. Son action bienfaisante s'étend à une distance de trois milles autour de la cathédrale de Saint-Paul, et tout l'espace qu'embrasse cette large circonférence est divisé en trois districts principaux, dont la direction est confiée à un médecin éminent, nommé à l'élection par les souscripteurs ou *governors*. Ces trois districts sont à leur tour subdivisés en trente-deux sous-districts, à chacun desquels est attachée spécialement une sage-femme expérimentée, instruite par un des médecins en chef, aux frais, mais aussi pour le service spécial de l'institution. Pour assurer davantage encore la sécurité des malades, chaque médecin en chef choisit, avec l'approbation du comité général, une nombre suffisant de *qualified medical practitioners*, que les sages-femmes peuvent consulter et doivent appeler à leur aide dans tous les cas de travail irrégulier ou difficile, ou de maladies pendant la grossesse et après l'accouchement. Le médecin en chef est consulté par tous, dans les cas où son assistance paraît utile.

Les médicaments prescrits sont fournis gratuitement aux malades et aux frais de l'institution, par des pharmaciens spécialement désignés dans les divers-quartiers de la ville.

La direction de l'œuvre est confiée à un comité de vingt gouverneurs élus chaque année, aux vice-présidents et au trésorier. La réunion du comité a lieu tous les mois ; deux réunions générales des souscripteurs ont lieu chaque année.

L'assistance de l'institution est accordée aux femmes enceintes, sur la recommandation des gouverneurs, lesquels se divisent en deux classes distinctes : annuels et à vie.

Le payement annuel d'une guinée (26 francs) constitue en gouverneur annuel ; dix guinées (260 francs) données en une seule fois constituent un gouverneur à vie. L'exécuteur testamentaire d'un testament faisant à l'œuvre un legs de cinquante guinées, un ministre ayant prêché au profit de l'institution et recueillant une quête de dix guinées deviennent gouverneurs à vie.

Au mois de janvier, le secrétaire donne à chaque gouverneur à vie des lettres de recommandation valables pour l'année, mais dont le nombre varie suivant l'état des finances de la Société. Les gouverneurs annuels reçoivent leurs lettres en payant leur souscription. Pendant plusieurs années le nombre de ces lettres fut de huit, il est ordinairement depuis de dix à douze pour chacun des gouverneurs à vie ou annuels.

Lorsqu'un gouverneur veut faire participer une femme aux secours de l'œuvre, il inscrit sur une de ces lettres le nom, la profession et le domicile de sa protégée et y ajoute sa signature. Munie de cette lettre, de son certificat de mariage ou de toute autre pièce attestant sa position matrimoniale régulière, la femme se rend au siége de l'administration (aujourd'hui, 2, Bouverie-Street), remet sa lettre au secrétaire et reçoit en échange un billet d'admission. Ce billet doit être remis par elle à la sage-femme de son district ; celle-ci examine la malade, contre-signe le billet d'admission et inscrit sur son registre le nom et l'adresse de sa nouvelle cliente. Cependant, si la femme est malade ou dans un état de grossesse trop avancé, elle peut faire contre-signer son billet par l'intermédiaire d'une voisine ou d'une parente.

Lorsque le moment de l'accouchement est arrivé, la malade envoie chercher la sage-femme, et si cette dernière est absente en ce moment de son domicile, elle est **suppléée** par la sage-femme du district le plus proche.

Chaque sage-femme est munie d'un registre spécial sur lequel elle inscrit les particularités de chaque accouchement, ce registre doit être présenté tous les mois au siége de l'administration où il est examiné; il doit être accompagné de l'observation détaillée de tous les cas anormaux, mortels, ou de ceux pour lesquels la sage-femme a dû requérir l'assistance du médecin.

Les secours sont absolument gratuits, et il est interdit aux sages-femmes de recevoir aucune rémunération des accouchées, de leur famille ou de leurs amis.

Une caisse spéciale est destinée à donner des secours aux sages-femmes infirmes. Elle est alimentée par un secours fourni par la caisse générale et par une légère retenue que font sur leur modeste traitement les sages-femmes elles-mêmes.

N'étant pas limitée par le nombre des lits, comme cela arrive pour les hôpitaux, *Royal Maternity Charity* accorde ses secours à toutes les femmes qui se trouvent dans les conditions que je viens de rapporter Ces secours sont bien moins onéreux que ceux donnés dans ces établissements dont l'entretien et l'intérêt de l'argent employé à leur construction absorbent chaque année des sommes considérables. Plus de 3,000 femmes sont secourues annuellement par cette institution, et chaque accouchée n'entraîne en moyenne qu'une dépense de 7 shillings 6 pence (10 fr. 10 c.) en comprenant dans ce chiffre non-seulement les frais de médecin et de médicaments, mais encore le loyer de la maison occupée par l'administration de l'œuvre, les taxes, les frais de bureau, le salaire des domestiques, etc.

De 1757 à 1856, le nombre des accouchements opérés par les soins de Royal Maternity Charity a été de 385,488.

Son revenu fixe annuel n'était en décembre 1856 que de 1,131 livres sterling, 4 sh. 5 p. (28,280 fr. 50 c.).

Guy's Hospital, un des grands hôpitaux généraux de Londres, possède un service extérieur d'accouchement, tandis qu'il ne possède pas de salles spéciales pour les femmes en couches. C'est au sujet de cet important service et des résultats remarquables qu'il fournit, que j'avais commis, dans ma *Note sur l'hygiène hospitalière* en France et en Angleterre, une erreur capitale, en croyant, au contraire, que le service d'accouchement était une section du service intérieur de l'hôpital ; et, cette erreur, en attirant mon attention sur la différence de mortalité qui existe entre les hôpitaux et les services à domicile, a été le point de départ des recherches dont je publie aujourd'hui les résultats.

Le mode d'admission aux secours donnés par cette institution est à peu près le même que pour *Royal Maternity Charity*, avec cette différence, toutefois, que l'hôpital, étant entretenu principalement avec les revenus du legs laissé par Guy, son fondateur, il n'est pas besoin de lettre de recommandation d'un souscripteur.

Les accouchements sont faits, non plus par des sages-femmes, mais par les élèves de l'hôpital, et je reporte au chapitre sur l'enseignement de l'obstétrique la mention des règles particulières qui président à la distribution des secours. Je dirai seulement que, dans une visite récente à Londres, j'ai pu m'assurer auprès de M. Braxton-Hicks, médecin en chef du service, que les décès des femmes accouchées à domicile, mais devenues malades, transférées et décédées dans les salles de l'hôpital, figurent à la statistique du service d'accouchement. Ainsi, du mois d'octobre 1854 à la fin de septembre 1863, il y eut 14,871 accouchements, donnant une mortalité de 44 accouchées seulement, c'est-à-dire de 1 femme sur 337. La mortalité moyenne des vingt et une années précédentes avait été de 1 sur 140.

« Cette amélioration, disent MM. Braxton-Hicks et Oldham
« dans leur dernier rapport, est surtout due à la diminution de la
« fièvre puerpérale. Dans cette période de neuf années (1854-1863),
« il y eut moins d'un cas sur 1000 accouchements. Dans les vingt
« et une premières années, la moyenne avait été de une malade sur

« **234** accouchées. Ce résultat a, sans aucun doute, été obtenu par
« le soin avec lequel les accoucheurs évitaient la transmission de la
« maladie. » En effet, quand un élève a eu, parmi les accouchées
dont il était chargé, un cas de fièvre puerpérale, il lui est interdit
de se rendre auprès d'aucune autre femme en couches, et il doit in-
terrompre son service pendant plusieurs semaines.

Des institutions analogues dépendent d'autres hôpitaux généraux
de Londres, tels que *Bartholomew's, London, King's College Hospital*, etc. Il en est de même pour beaucoup de Maternités spéciales :
British, General, Queen Charlotte's lying-in Hospital. Pour ces derniers établissements, le service extérieur est fait, en général, par
des sages-femmes. J'ai donné précédemment, avec le règlement de
la Maternité de *British lying-in Hospital*, une idée de l'organisation
du service à domicile qui y est annexé.

FRANCE

—

L'organisation générale des secours à domicile est arrivée à Paris
à un degré remarquable de perfectionnement. Dans son ensemble,
elle me paraît de beaucoup supérieure à ce qui existe à l'étranger ;
et, pour ce qui regarde plus spécialement les secours à donner en
cas d'accouchement, elle me paraît pouvoir être comparée avec avantage aux institutions privées charitables de Londres. Nos bureaux de
bienfaisance, qui rendent de si éminents services à la classe ouvrière
et indigente, ont acquis, depuis quelques années, une importance
qui, je l'espère, ne fera que s'accroître. Je suis heureux de voir l'administration de l'Assistance publique, si bien secondée par le corps
médical, marcher dans cette voie féconde de la charité et des se-

cours à domicile. Elle a droit sur ce point aux éloges de tous, et à la reconnaissance des pauvres et des malades.

Avant de parler de la partie de ce service qui concerne plus spécialement les accouchements, je crois utile de rappeler brièvement les principaux détails de son organisation.

Le 25 mai 1791, la municipalité de Paris fut chargée de l'administration de tous les revenus des indigents, qu'elle devait distribuer, ainsi que le produit des quêtes, entre les différentes paroisses. Le 5 août, elle chargea une *Commission municipale de bienfaisance* prise dans son sein de lui proposer un plan d'assistance publique. C'est à cette commission qu'on doit la création des bureaux de bienfaisance fondés par la loi du 7 thermidor an V. Un arrêté des consuls, du 29 germinal an IX, réunit l'administration des secours à domicile de la ville de Paris aux attributions du Conseil général des hôpitaux de la même ville. Cette organisation fut complétée par deux règlements du ministre de l'intérieur, le premier du 8 floréal an IX, le second du 8 prairial de la même année.

La direction supérieure des hôpitaux était alors confiée à une réunion de personnages plus ou moins renommés par leurs talents, leur nom ou leur fortune, prenant le nom de Conseil général des hospices. La loi du 10 janvier 1849 plaça l'Administration générale de l'assistance publique sous l'autorité du Préfet de la Seine et du Ministre de l'intérieur, et la confia à un directeur, nommé par le Ministre, sur la proposition du Préfet. Enfin, un arrêté du 24 avril 1849 institua un conseil de surveillance, composé de vingt membres, présentés par le Conseil d'État, le Conseil municipal, la Cour de cassation, la Chambre de commerce, le Conseil des prud'hommes, le Préfet, la Faculté de médecine, les médecins et chirurgiens des hôpitaux, mais nommés par le gouvernement. Trois de ces membres seulement représentent dans le conseil l'élément médical.

Le service d'assistance à domicile relève des vingt mairies de Paris, et, par-dessus tout, de l'administration des hôpitaux. Le service des secours, dans chacun des vingt arrondissements, est spécialement confié à un bureau de bienfaisance.

Chaque bureau se compose : 1° du maire de l'arrondissement, président; 2° des adjoints; 3° de douze administrateurs; 4° d'un nombre illimité de commissaires et de dames de charité; 5° d'un secrétaire-trésorier. Il est attaché à chaque bureau : des médecins et chirurgiens, des sages-femmes, des sœurs de charité et des employés de divers ordres. Chaque bureau possède deux ou plusieurs maisons de secours, où les pauvres non malades viennent chercher l'aide dont ils ont besoin, et où les malades, inscrits sur la liste des indigents, peuvent avoir gratuitement des consultations, des médicaments et des soins. 53 maisons de secours sont disséminées sur les différents points de la capitale.

Le service des secours à domicile aux indigents malades a pris, depuis 1854, une nouvelle organisation et une extension telle, qu'on peut le regarder comme une véritable création. Je regrette de ne pouvoir m'étendre sur ce point, et il me suffira pour montrer son importance, le bien qu'il réalise et les éloges qu'il mérite à l'administration, de rappeler que, du 1ᵉʳ janvier 1854 au 31 décembre 1864, ce service a secouru 421,403 malades; parmi lesquels 102,202 ont été renvoyés aux consultations; 22,214 ont été transférés dans les hôpitaux; 203,810 ont été guéris; 32,563 sont morts. 13,036 individus, s'étant crus malades, n'ont pas paru, après avoir été visités, avoir besoin d'aucun secours médical[1].

Le mécanisme du service à domicile est le suivant : toute personne indigente ou nécessiteuse, désirant être soignée chez elle par les soins des bureaux de bienfaisance, s'adresse au bureau annexé à la mairie de l'arrondissement à laquelle elle appartient; si, administrativement, on juge qu'elle a droit au secours, on en prévient

---

[1] D'après le dernier rapport publié par l'administration des hôpitaux, 179,610 visites auraient été faites en 1864 par les 201 médecins attachés aux bureaux de bienfaisance, je ne crois pas qu'aucun médecin de Paris mette en doute l'impossibilité absolue d'établir actuellement, sur ce dernier point, une statistique qu'on puisse prendre au sérieux.

par lettre le médecin de la section, lequel se rend chez le malade. S'il y a lieu de lui délivrer des médicaments, la prescription signée du médecin sur des imprimés spéciaux est portée au bureau de secours, où l'ordonnance est exécutée par la religieuse chargée de la pharmacie.

Les accouchements sont faits par les sages-femmes attachées à ce service; mais, lorsqu'il se présente quelque cas difficile ou dans lequel une intervention chirurgicale est nécessaire, la sage-femme doit appeler à son aide un des médecins du bureau de bienfaisance. Le nombre des sages-femmes attachées au service à domicile est de 113; elles ont, en 1864, pratiqué 6,953 accouchements, ce qui donne une moyenne de 61,5 accouchements par sage-femme.

Les sages-femmes reçoivent pour chaque accouchement une indemnité de 8 francs. Les chiffres des indemnités, donnés aux sages-femmes, ont été :

> Pour 1862 . . . . 51,512 francs.
> — 1863 . . . . 54,640 »
> — 1864 . . . . 56,091 »

Les accouchées pauvres reçoivent de l'administration des secours. en nature et en argent ou des layettes pour leurs enfants.

Le nombre des accouchées ainsi secourues fut :

> Pour 1862 de 5448 ou 53,7 pour 100 du chiffre total des accouchées.
> — 1863 de 5478 ou 54,8   »   »   »
> — 1864 de 5179 ou 45,0   »   »   »

La moyenne des secours fut de douze francs par accouchée.

Les sommes dépensées en secours furent :

	EN NATURE.	EN ARGENT.	EN LAYETTES.	TOTAL.
1862	15,574	8546	21,286	45,206
1863	12,694	8867	21,278	42,839
1864	11,488	6741	18,430	36,659

Le nombre des femmes accouchées et les résultats au point de
vue de la mortalité se partagent de la manière suivante :

ANNÉES	NOMBRE D'ACCOUCHEMENT[a]	DÉCÈS			MORTALITÉ	
		DANS LES 9 JOURS DE L'ACCOUCHEMENT	APRÈS LES 9 JOURS	TOTAL	POUR 100	PROPORTIONNELLE
1862[1]. . .	6414	16	16	52	0,49	1 sur 200
1863. . .	6859	18	6	24	0,35	1 sur 284
1864. . .	6953	24	28	52	0,74	1 sur 135
	20206	58	50	108	0,53	1 sur 187

Les heureux résultats du service à domicile, s'ils sont pour l'administration un juste titre de gloire, font mieux encore ressortir
l'effroyable mortalité de la Maternité. Il y eut en effet pendant les
trois années 1862, 1863, 1864 :

Dans les bureaux de bienfaisance 20,206 accouchées, et 108 mortes, ou 1 mort sur 187 accouchées.

A la Maternité, 5,759 accouchées et 751 mortes ou 1 mort sur
7 accouchées.

Ainsi, en trois années seulement, sur les 751 malheureuses accouchées, mortes à la Maternité de Paris, 720 eussent été sauvées
peut-être, si elles avaient été accouchées à leur domicile au lieu
d'aller recevoir la mort dans un établissement où elles allaient demander la vie pour leur enfant.

ALLEMAGNE

Deux idées ont présidé en Allemagne à l'organisation des secours
spéciaux à domicile : la bienfaisance et les besoins de l'enseigne-

---

[1] Ces chiffres pour 1862 ne concordent pas exactement avec ceux que j'ai donnés (page 52),
tous deux émanant cependant officiellement de l'administration, et sont empruntés à ses publications officielles.

ment. Les services d'accouchements à domicile, connus sous le nom de polyclinique d'accouchement existent à Berlin, Leipzig, Stettin, Halle, Munich, Wurzburg, etc. Je prendrai pour type de description la polyclinique de Leipzig.

Le siége ou le centre de la polyclinique est placé au troisième étage d'une maison située à l'angle de Grimmaischestrasse (n° **28**) et de Nicolaïstrasse (n° **54**). Le local comprend un antichambre, trois salles et une chambre à coucher. L'antichambre sert de salle d'attente et de cabinet pour les mannequins et les préparations. Une des salles sert d'amphithéâtre pour les leçons et de cabinet pour le médecin en chef directeur, l'autre comme demeure de l'un des assistants; l'espace qui reste est utilisé par le domestique de la polyclinique et sa famille. L'amphithéâtre renferme également la bibliothèque et l'armoire des instruments.

Le personnel comprend : 1° un directeur président; 2° un suppléant du directeur, habitant la maison placée à côté du local de la polyclinique (Grimmaischestrasse, n° **29**); 3° deux assistants, dont l'un loge au siége même de la polyclinique; 4° un domestique marié, logé également dans la maison.

5° Des sages-femmes;

6° *Les familles nourricières (Pflegeparteien)*, qui reçoivent chez elles les femmes enceintes qui viennent y faire leurs couches. Le détail de l'organisation est des plus remarquables, car il résout pour Leipzig une des plus puissantes objections contre la possibilité d'établir sur une large base l'assistance obstétricale à domicile. Beaucoup de femmes sans asile, ou logées d'une manière absolument insuffisante, trouvent ainsi un abri et des soins, sans courir le risque si grave du séjour dans une Maternité, et cela nous donne la raison du petit nombre de lits que renferme la Maternité de Leipzig.

La polyclinique reçoit les femmes dans les quatorze derniers jours de la grossesse. Cette durée toutefois est abrégée quand il y a surabondance de demandes, et la réception ne se fait plus que peu de temps avant l'accouchement. L'administration recherche quelques familles pauvres, dans lesquelles elle croit pouvoir mettre sa confiance, et qui, moyennant rétribution, donnent asile aux femmes enceintes. Ces familles reçoivent en échange une indemnité pour le logement et la nourriture qu'elles donnent à la pensionnaire, et en outre, 2 thalers (7 fr. 50) pour l'accouchement et les neuf jours. Si la durée de son séjour se prolonge, la femme accouchée doit pourvoir elle-même à son entretien.

Chaque famille logeant une femme enceinte, doit en prévenir la police.

La polyclinique reçoit les femmes enceintes malades de Leipzig et des environs de la ville, qu'elles soient mariées ou non et sans acception de position sociale ou de religion. Elles sont soignées chez elles ainsi que leur enfant, et, si pour un motif quelconque elles ne veulent pas séjourner dans leur domicile, elles sont placées dans une famille nourricière. Elles servent à l'instruction des élèves et des sages-femmes, reçoivent gratis les soins, les médicaments et quelquefois même des secours pécuniaires.

Les femmes désirant être admises aux secours de la polyclinique doivent se faire inscrire chez le directeur tous les jours ouvrables de 7 à 8 heures du soir, plusieurs semaines avant le terme de l'accouchement. Cependant les femmes mariées peuvent ne se faire inscrire qu'au moment de l'accouchement ; mais elles ne reçoivent les secours médicaux qu'après s'être fait inscrire à la direction et avoir reçu la visite d'un des élèves pratiquants.

L'institution étant, je l'ai déjà dit, destinée à la bienfaisance, mais aussi à la propagation des connaissances spéciales en obstétrique, et étant en réalité une clinique à domicile, les secours varient suivant que l'accouchée recevra seulement les services de la science, ou suivant qu'elle deviendra en même temps une source, et disons le mot, un moyen d'instruction spéciale.

La femme a le droit de ne recevoir auprès d'elle qu'un seul élève pratiquant ; mais elle doit en prévenir d'avance et autant que possible par écrit la direction. Elle reçoit gratuitement les soins de la sage-femme et du médecin et les médicaments pour elle et son enfant.

Si deux ou trois élèves pratiquants assistent à l'accouchement, la femme reçoit en plus de 1 à 2 thalers; ou, au lieu d'argent, on lui donne gratuitement un logement et des soins dans une famille nourricière. Exceptionnellement des secours pécuniaires peuvent être accordés.

Les femmes malades non accouchées par la polyclinique reçoivent aussi gratuitement des soins, des médicaments; on leur donne aussi quelquefois des secours pécuniaires.

Quoique suivant la loi du royaume de Saxe, les sages-femmes doivent donner gratuitement leurs soins aux femmes indigentes; celles qu'emploient la polyclinique reçoivent une indemnité de 1 à 2 thalers par accouchement.

Le directeur est chargé de tout ce qui concerne la polyclinique; il choisit son remplaçant et ses assistants; il peut refuser ou accepter le concours de telle ou telle sage-femme; il a le contrôle des dépenses et des secours; il fait ou dirige les accouchements artificiels ou chirurgicaux; il doit, chaque année, au ministre, un compte rendu de sa gestion.

Le budget de la polyclinique nous montre avec quelle faible somme une bonne organisation permet de faire beaucoup de bien. Nous trouvons, dans une intéressante publication du docteur Germann, le compte rendu financier de l'exercice 1854-1855.

Frais d'entretien des femmes enceintes et accouchées, secourues par la polyclinique.	384 th.	1,440 fr.	»
Location du local, y compris chauffage, éclairage et payement des domestiques.	220 th.	825 fr.	»
Médicaments, instruments, bandages, alcool pour préparations, frais de bureaux, etc.	65 th.	245 fr.	75
Secours aux accouchées malades, à leurs enfants, aux pauvres, pour les baptêmes, enterrements, frais de voiture, etc. . . .	200 th.	750 fr.	»
	869 th.	3,258 fr.	75

Les dépenses indirectes, comprenant le traitement des assistants et du médecin en chef directeur, ont été de 209 thalers (783 fr. 75).

La dépense totale a donc été de 1,078 thalers (4,042 fr. 50).

Les dépenses ont été couvertes par une allocation du ministère
des cultes et l'instruction publique. . . . . 200 th.   750 fr. »
Par le payement des élèves pour les cours. . . . .   62 th.   232 fr. 50

                                                              262 th.   982 fr. 50

Les 816 thalers restant (3,060 fr.) ont été fournis par la caisse privée du directeur.

De 1852 à 1855, le nombre des femmes accouchées annuellement a varié de 135 à 151, et celui des femmes traitées d'affections utérines, a varié de 236 et 387. La moyenne de dépense a donc été de 9 francs par accouchée ou malade.

La polyclinique d'accouchement, si bien organisée à Berlin, et dont je donnerai plus loin le règlement (voir chapitre de l'*Enseignement*) existe aussi dans beaucoup de villes de Prusse, et l'assistance à domicile se trouve presque toujours reliée à l'enseignement de l'obstétrique. A Paderborn, par exemple, une somme relativement considérable est affectée aux secours à donner aux femmes qui, accouchant à domicile, permettent de les examiner pendant leur grossesse, et qui permettent également à quelques élèves d'assister à l'accouchement en présence du professeur ou de la sage-femme en chef de la Maternité. La quotité des secours est fixée par le directeur suivant la pauvreté plus ou moins grande de la femme ; mais on ne leur donne qu'un secours en argent, sans leur délivrer gratuitement aucun médicament.

RUSSIE

—

L'organisation des secours à domicile en Russie ou du moins à Saint-Pétersbourg et à Moscou, les seules villes où je l'aie étudiée

sur place est digne des plus grands éloges; et Saint-Pétersbourg
n'a, même sous ce rapport, rien à envier à Paris. La Russie est si
peu et surtout si mal connue de nos compatriotes, qu'on me permettra d'entrer sur ce point dans quelques détails, un peu étrangers
cependant au sujet spécial qui m'occupe en ce moment.

Saint-Pétersbourg, comme toutes les grandes villes de Russie,
possède une administration d'assistance publique (Prikay-obstches-
trennavo prizrenja) s'occupant, comme la nôtre, des malades et de
ceux qui ne peuvent pas travailler par suite de faiblesse ou d'infirmités. Elle tire ses ressources de legs, de dons, des revenus des legs
antérieurs et aussi de la caisse municipale; mais à l'inverse de ce
qui existe à Paris, en France et en Belgique l'élément médical prime
l'élément administratif, et loin d'être sous la dépendance de l'administration, ce sont les médecins qui contrôlent les administrateurs.
Les personnes auxquelles la direction en est confiée sont nommées
par l'empereur sur la présentation du conseil municipal et du gouvernement de la province. Le médecin inspecteur d'un gouvernement est le chef de *tous* les médecins de ce ressort, il a la direction
supérieure de *toutes* les affaires médicales de la province. Le médecin en chef de l'assistance publique n'est chef que des hôpitaux
et des hospices.

Dépendent de l'assistance publique de Saint-Pétersbourg : 1° les
maisons de secours des pauvres, des infirmes; 2° les hôpitaux :
Aboukoff, Marie-Madeleine, Pierre et Paul, des ouvriers, Kalinkin
Olga (incurables).

L'administration de l'assistance publique se compose pour chaque province russe :

1° Du conseil médical ordinairement de cinq membres qui sont :
l'inspecteur (président), dirigeant toutes les affaires médicales de la
province, l'assistance publique comprise; l'opérateur, chargé de la
chirurgie légale et de toutes les grandes opérations dans tous les hôpitaux de la province; l'accoucheur chargé de la médecine légale et
obstétricale et de la direction des sages-femmes de toute la province;

le pharmacien en chef chargé de la pharmacie et expert chimiste;
le vétérinaire en chef; 2° du médecin en chef de l'assistanee publique; 3° des ordinateurs-médecins chargés des services hospitaliers ;
4° des felchers, sorte d'officiers de santé subalternes (nos anciens
barbiers-chirurgiens); 5° des infirmiers.

Enfin, sous la direction du médecin en chef sont placés des économes, des employés de bureau et des lingères en chef.

En dehors de l'assistance publique, il y a dans chaque ville
du gouvernement : 1° le médecin de la ville (Gorodovoï Vratch);
2° un médecin de rayon (Ouezdnü Vratch) chargé de faire la médecine légale, d'inspecter les médecins ordinaires ; 3° un ou plusieurs
médecins des paysans de la couronne, dépendant du ministère de
la liste civile et chargés de soigner ces paysans.

Toute cette vaste administration est dirigée par le département
de médecine du ministère de l'intérieur et confié à M. le D′ Pélikan,
qui est en même temps médecin général de l'assistance publique
de toute la Russie. M. le D′ Zizourin, jadis professeur à l'Université
de Kiew, dirige la médecine militaire; M. le D′ de Rosenberger la
médecine navale et S. A. I. le prince d'Oldenbourg les hôpitaux
de la couronne.

Saint-Pétersbourg est divisé en arrondissements municipaux et
administratifs, ayant chacun un médecin de la police, qui est plus
spécialement occupé de l'hygiène et de la médecine légale de l'arrondissement; il a avec lui un accoucheur et une sage-femme. L'accoucheur est tenu d'aller partout où on l'appelle. Saint-Pétersbourg
possède des maisons de travail, entretenues par la ville (analogues
aux *workhouses* anglais). On y reçoit les vagabonds et les indigents capables de travailler, mais sans ouvrage. Je ne puis m'é-
tendre ici sur ce sujet, et je me bornerai à parler de l'assistance
donnée aux pauvres et aux malades par le Comité pour les mendiants et la Société Philanthropique.

Le *Comité pour les mendiants* (Prikaz Onitschich) dépend de la
municipalité de Saint-Pétersbourg, mais il reçoit des simples parti-

culiers des legs, des dons, et le produit de cotisations volontaires [1]. Les membres de ce comité, nommés par l'Empereur, sont choisis parmi les simples particuliers ou les employés supérieurs des administrations civiles et militaires. Le comité central a dans Saint-Pétersbourg un certain nombre de succursales qui distribuent des secours en nature (pain, soupe, viande, etc.). Il y a un réfectoire, et le pauvre peut s'y asseoir ou, s'il le préfère, emporter chez lui ce qui lui a été donné. Les malheureux, munis du certificat d'indigence délivré par la police, reçoivent ces secours gratis; les autres peuvent également participer au déjeuner ou au dîner, moyennant 3 kopecks (12 cent.) par repas. Beaucoup de personnes et plusieurs sociétés charitables achètent des bons du Comité pour les mendiants, et les distribuent aux individus nécessiteux.

Tous les individus trouvés à l'état de mendicité sont envoyés par la police à cette Société, qui envoie les non-valides dans les maisons d'infirmes, après leur avoir remis un certificat. Tout certificat du Comité pour les mendiants est regardé comme un billet de réception. Les individus jeunes, valides, trouvés à l'état de vagabondage, sont envoyés dans les maisons de travail pour 2, 3, 4 mois à un an. Les particuliers vont dans ces maisons de travail chercher des domestiques ou des ouvriers; mais, quoique placés, ceux-ci restent pendant quelque temps sous la surveillance et la tutelle du Comité des mendiants.

La *Société Philanthropique* correspond plus directement à nos bureaux de bienfaisance; elle reçoit ses ressources de la ville et

---

[1] Parmi ces cotisations, se trouve celle du rachat des visites de Noël et de Pâques. Lors de ces deux fêtes religieuses, il est d'habitude en Russie de se faire des visites, et d'envoyer des cartes, comme nous le faisons à Paris au 1er janvier. Quelques personnes ont eu l'heureuse idée de transformer cette sotte habitude en œuvre de bienfaisance. Chaque personne qui veut se racheter de cette obligation créée par la mode, envoie, lors de chacune de ces fêtes, une certaine somme, dont l'importance est laissée à sa discrétion, au Comité pour les mendiants. Le nom du souscripteur et le chiffre de sa cotisation sont publiés au journal officiel de Saint-Pétersbourg. Cette année (1er janvier 1866), le Corps diplomatique a suivi, à Paris, l'exemple des habitants de Saint-Pétersbourg, en remplaçant l'envoi des cartes de visites par un don pécuniaire, remis au bureau de bienfaisance. Puissent, l'année prochaine, les Parisiens suivre cet exemple.

des dons ou legs faits par des particuliers; mais les administrateurs sont nommés par l'Empereur. Le baron Frederichs, aussi distingué par son intelligence que par son dévouement pour les malheureux, est le chef de cette société et en même temps de toutes les sociétés de secours de Saint-Pétersbourg. Il est secondé par un conseil de curateurs, composé des curateurs des divers arrondissements.

Saint-Pétersbourg est divisé en arrondissements de secours, distincts des arrondissements administratifs; chacun d'eux est dirigé par deux curateurs; l'un de ces curateurs est médecin et l'autre administrateur. Le curateur des pauvres visite ceux qui reçoivent ou demandent des secours sans être malades; le curateur-médecin visite ceux qui sont malades, et contrôle en même temps le service des médecins des pauvres appartenant à la Société *Médico-Philanthropique*, section importante de la grande Société Philanthropique.

Le *Comité Médico-Philanthropique* correspond à notre service d'assistance médicale à domicile. Saint-Pétersbourg est divisé en 14 arrondissements de secours, ayant chacun un curateur-médecin, un médecin des pauvres, un médecin-adjoint et un nombre de sages-femmes, variant avec l'importance de l'arrondissement. Le personnel médical (curateurs, médecins et adjoints) comprend 42 médecins et 23 sages-femmes. Le Comité Médico-Philanthropique a son siége dans le local occupé par la Société Impériale Philanthropique (Liteinaja, n° 31). Chacun des médecins qui en dépendent, est tenu d'avoir à la porte de sa maison un écriteau, indiquant les heures de sa consultation quotidienne; il doit donner gratuitement des conseils à tous ceux qui se présentent avec un certificat d'indigence ou un billet de réception du comité, prescrire les médicaments nécessaires, lesquels sont délivrés aux frais du comité. Le médecin visite dans leurs demeures ceux qui ne peuvent venir à sa consultation, et il envoie avec un billet d'admission dans un des hôpitaux de la ville ceux qui ne pourraient, sans inconvénient pour leur santé, être soignés dans leur domicile. Le médecin-adjoint aide dans son service le médecin des pauvres.

Les médicaments sont, je l'ai dit, fournis aux indigents inscrits aux frais de la Société Philanthropique; mais ils le sont encore dans d'autres circonstances. Lorsqu'un médecin de la ville juge que son malade est trop pauvre pour pouvoir payer le prix entier de la prescription, il écrit sur son ordonnance : *Pro paupero;* souvent même il indique si la réduction de prix doit être du quart, de la moitié ou de la totalité. Muni de cette ordonnance ainsi contre-signée, le malade peut envoyer chercher les médicaments dans n'importe quelle pharmacie de la ville; à certaines époques déterminées, les pharmaciens remettent ces ordonnances et la note de leurs honoraires à la Société Philanthropique.

Les honoraires du médecin sont de 200 roubles (800 francs); mais la plupart ne touchent pas cette indemnité, et en font don à la société.

Le comité fait distribuer gratuitement à tous les indigents de la ville des bandages, des suspensoirs, des lunettes, sur un bon des médecins des pauvres. Le siége de cette institution est dans le premier quartier de l'arrondissement de l'amirauté; un médecin est spécialement chargé de ce service.

Après cette longue digression, qui m'a paru utile, car Saint-Pétersbourg rivalise, non sans avantages, avec Paris, pour ce qui regarde l'organisation de la bienfaisance, je reviens à ce qui concerne plus spécialement les accouchements.

Vingt-trois sages-femmes sont chargées des soins à donner aux femmes indigentes ou nécessiteuses, enceintes ou accouchées; elles doivent les soigner et les visiter jusqu'au neuvième jour après l'accouchement, procurer aux accouchées malades et aux enfants nouveau-nés le linge indispensable et, si besoin est, des matelas, fournis gratuitement par le comité.

Pour ce qui regarde le service supérieur d'accouchement au domicile des pauvres par des médecins-accoucheurs, Saint-Pétersbourg est divisé en six arrondissements seulement, à chacun desquels est attaché un médecin, jouissant d'un traitement. Outre ces six accoucheurs, il en est huit autres non payés, faisant le même service, comme candidats aux places vacantes. L'accoucheur de l'arrondissement est le chef de toutes les sages-femmes de l'arrondissement, qui doivent, chaque mois, lui envoyer le bulletin des naissances, avec mention des présentations et positions, des accidents survenus, des opérations pratiquées, etc.

Obligé, malheureusement, de restreindre le plus possible les limites déjà trop étendues de ce travail, je regrette de ne pouvoir montrer, par l'examen des autres institutions charitables de Saint-Pétersbourg, avec quelle libéralité s'y distribuent les secours matériels aux pauvres, les secours médicaux aux malades, les secours intellectuels aux nombreux enfants reçus dans les établissements publics d'instruction élémentaire et supérieure, car cela me permettrait de montrer avec quelle énergie la Russie marche dans la véritable voie du progrès, et quels sont, à l'égard de ce qui s'y passe, les préjugés de beaucoup de nos compatriotes.

Comme on le voit, trois systèmes différents caractérisent d'une manière générale l'assistance donnée à domicile aux accouchées. L'Allemagne s'occupe des intérêts de l'enseignement presque au même degré que de l'exercice de la charité; l'Angleterre place la charité au-dessus de toute autre considération, mais sa charité est exclusive; Paris et Saint-Pétersbourg ne demandent, pour donner des secours, qu'une condition : être pauvre.

V

ENSEIGNEMENT DE L'OBSTÉTRIQUE

—

L'enseignement de l'obstétrique varie nécessairement, suivant qu'il s'agit de former des élèves sages-femmes destinées seulement à la pratique des accouchements normaux, ou des médecins susceptibles d'être appelés à pratiquer les opérations les plus délicates et les plus difficiles de la chirurgie obstétricale.

ÉLÈVES EN MÉDECINE

—

A l'étranger, comme dans notre pays, on exige de l'étudiant plusieurs années d'études avant de l'admettre à la pratique de l'obstétrique ; mais les conditions varient suivant que l'élève devra faire son éducation dans une clinique sédentaire spéciale, dans une Maternité ou dans les polycliniques, c'est-à-dire au domicile même des accouchées. Examinons d'abord ce qui se passe dans les hôpitaux.

L'étude de l'obstétrique se compose de deux parties principales : 1° l'étude des phénomènes antérieurs à l'accouchement, tels que constatation de la réalité et de l'époque de la grossesse, diagnostic de la présentation et de la position, de la conformation normale ou vicieuse du bassin, etc.; 2° la connaissance des phénomènes de l'accouchement lui-même, qu'il soit régulier ou pathologique.

La clinique d'accouchement, comme toutes les autres, est beaucoup mieux faite, au point de vue de l'instruction, en Allemagne et en Angleterre, qu'en France. Je le dis hautement, parce que mon devoir est de dire ce que je crois être la vérité, de chercher le progrès, et non de flatter mes maîtres et mes amis.

Enseignement dans les hôpitaux.

Les services d'obstétrique destinés à l'enseignement clinique à Vienne, à Prague, à Berlin, à Leipzig, à Dresde, à Munich, à Wurzburg, reçoivent les femmes enceintes plusieurs jours et quelquefois plusieurs semaines avant la terminaison de la grossesse. Comme je l'ai dit en parlant des Maternités en particulier, une sorte de contrat s'établit entre la malade et le médecin : la femme reçoit gratuitement les soins du médecin, le logement, la nourriture, quelquefois même un secours en argent; en échange, elle consent à donner aux médecins qui la soignent les moyens de s'instruire, en restant toutefois fidèles à ce principe : ne pas nuire, *primum non nocere*.

Les élèves, après avoir versé le montant de la cotisation, exigée pour obtenir le droit de présence aux cours théoriques ou pratiques, sont partagés en séries de deux ou de quatre étudiants. Ce payement de droits de présence, que beaucoup de personnes critiquent en France, et qui n'est pas dans nos mœurs, est, je crois, au contraire, une excellente mesure : l'élève prend plus d'intérêt à un cours qu'il ne peut suivre qu'en s'imposant un léger sacrifice pécuniaire; le professeur y trouve une rémunération dont l'importance varie avec sa capacité professorale et les soins qu'il donne à son enseignement. Ajoutons enfin que l'étudiant allemand et anglais ne payant pas les inscriptions que nous devons payer dans nos facultés françaises, il en résulte, en définitive, que les frais d'étude sont moins élevés en Allemagne qu'en France. Quoi qu'il en soit, les élèves appartenant à une ou plusieurs séries sont exercés plusieurs fois par semaine au toucher et à la constatation des phénomènes de la grossesse.

Une ou plusieurs des femmes enceintes reçues à la Maternité se rendent dans la salle de la clinique. En présence du professeur d'accouchements, deux élèves pour chaque femme procèdent successivement à l'examen, par le toucher et la palpation abdominale; ils rendent compte de vive voix de ce qu'ils ont constaté; le professeur confirme ou rectifie leurs appréciations, et l'on conçoit facilement de quelle immense utilité est une clinique faite de cette manière.

Les mêmes élèves qui ont observé la femme pendant sa grossesse, sont appelés à assister à l'accouchement, auquel préside la sage-femme, et dans les cas anormaux l'assistant ou le médecin-professeur. A l'Académie médico-chirurgicale de Saint-Pétersbourg, où le nombre des accouchements est assez restreint et le nombre des élèves assez considérable, on a cherché un moyen de faire assister tous les élèves à l'accouchement, sans que leur présence soit pour la femme une cause de pénible émotion.

Le lit de travail est placé au milieu de l'amphithéâtre; il est fortement éclairé au moyen de becs de gaz, disposés de manière à concentrer leur lumière sur la partie moyenne du lit. La femme qui doit accoucher est amenée dans l'amphithéâtre; elle n'a alors auprès d'elle que deux ou trois personnes. Lorsque le travail de l'accouchement est commencé, on administre le chloroforme; et lorsque la patiente est plongée dans le sommeil anesthésique, les élèves, qui attendaient dans une salle voisine, viennent s'asseoir sur les gradins de l'amphithéâtre, assistent à toutes les périodes de l'accouchement, et se retirent avant le réveil de l'accouchée. Je n'ai pas été témoin d'accouchements faits de cette manière, je ne puis donc signaler les inconvénients ou les avantages probables de cette pratique; mais j'avoue qu'elle me paraît *a priori* avoir pour la malade des inconvénients, qui me la rendent peu sympathique.

L'enseignement clinique de l'obstétrique, dans les hôpitaux et les Maternités, présente, par la réunion des malades et la concentration des élèves dans un même lieu, des inconvénients et des avantages qu'on retrouve pour toutes les cliniques; les facilités et les difficultés qui en résultent pour l'enseignement sont les mêmes; la bonne organisation dépend surtout du professeur; et pour ce qui regarde Paris, je ne suis que juste, en reconnaissant les notables améliorations, apportées à cet enseignement par M. le professeur Depaul. Je crois, cependant, devoir reproduire le règlement suivant, qui mérite d'être cité comme un modèle d'organisation de l'enseignement de l'obstétrique :

RÈGLEMENT POUR LES ÉLÈVES QUI FRÉQUENTENT LA CLINIQUE GYNÉCOLOGIQUE
ET OBSTÉTRICALE DE L'UNIVERSITÉ DE BERLIN.

Le but de l'institution est d'assister les femmes pendant leur grossesse et leur accouchement et celles affectées de maladies utérines, et de favoriser l'étude de l'obstétrique et de la gynécologie. Ce but est rempli par les moyens suivants :

1. L'enseignement clinique comprend :

A. La clinique stationnaire : 1° à la Maternité spéciale; 2° à la Maternité de l'hôpital de la Charité.

B. La clinique ambulatoire (consultation).

C. La polyclinique (traitement à domicile).

2. A. *Clinique stationnaire.* — Elle consiste :

a. Dans l'examen gynécologique des femmes enceintes ou non enceintes.

b. Dans les soins donnés pendant et après l'accouchement.

c. Dans les soins donnés aux malades reçues à la clinique.

Pour remplir ces divers buts, l'enseignement a été divisé en cours se faisant à des heures différentes, et les élèves ont été divisés en plusieurs divisions.

3. Deux heures par semaine sont affectées à l'exercice du toucher sur les femmes enceintes, savoir : mardi et vendredi, de 5 à 6 heures du soir.

Les élèves *pratiquants* (*practicanten*) sont, à cet effet, divisés en groupes, dont un seul est admis à s'exercer pendant la leçon, et qui alternent à tour de rôle. Le nombre des séances serait augmenté si le nombre des élèves devenait plus considérable.

4. Pour les soins à donner pendant l'accouchement, les pratiquants sont partagés de façon à ce que ceux qui appartiennent à un groupe ne puissent gêner par leur présence ni l'accouchée ni leurs camarades chargés d'intervenir médicalement. Les élèves doivent, autant que possible, demeurer aux environs de la Maternité pour éviter les retards dans leur convocation. Si un élève change de domicile, il doit l'indiquer au directeur, qui, s'il y a lieu, le placera dans un autre groupe d'élèves.

5. Suivant l'ordre d'inscription, on désigne à chaque pratiquant une femme qu'il doit spécialement observer et accoucher. En outre, on lui adjoint un certain nombre d'élèves *auscultants* appelés aussi à tour de rôle. Si un élève a été absent soit parce qu'il n'a pas remis son adresse ou sa clef au domestique de la Maternité, soit parce qu'il a manqué à l'appel, il ne peut demander à remplacer son tour perdu par un autre accouchement, à moins qu'il ne puisse donner un motif valable de son absence. Le certificat d'assistance à l'accouchement n'est donné qu'à celui qui a pratiqué l'accouchement.

6. Le pratiquant chargé de l'accouchement se tient dans la chambre même de la malade; il prend l'observation et les notes nécessaires à sa rédaction, d'après le modèle imprimé. Cette feuille d'observation, remplie jour par jour, doit être représentée par l'élève lorsqu'il demande à faire partie des pratiquants de la polyclinique..

7. Tous les accouchements normaux sont faits à tour de rôle par les pratiquants.

Les accouchements anormaux, en tant qu'ils peuvent être confiés aux aides d'accouchement, sont également soignés par les pratiquants si ces derniers ont déjà acquis au cours clinique l'expérience et l'habileté nécessaires, prouvées par un certificat spécial. Si le pratiquant désigné par avance pour cet accouchement, qu'on pouvait croire normal, n'est pas encore muni de ce certificat, l'accouchement est confié à un autre pratiquant possédant ce certificat, en suivant toujours l'ordre d'inscription sur la liste.

Les accouchements particulièrement difficiles sont faits par le directeur lui-même, ou, suivant les cas, par son assistant. On cherche, dans ces circonstances, à faire assister à l'opération obstétricale le plus grand nombre possible d'élèves pratiquants; c'est pour cela qu'il est désirable qu'une double clef de leur appartement soit toujours déposée chez le domestique de la Maternité.

8. Le pratiquant qui fait l'accouchement ne doit pas s'éloigner avant sa terminaison complète. Il ne doit pas faire d'opération obstétricale en l'absence du directeur, à moins qu'il n'y ait péril à attendre.

9. Si les suites de couches sont normales, le pratiquant qui a fait l'accouchement visite la femme tous les jours à 8 heures du matin, accompagné du directeur. Il ne peut faire cette visite à une autre heure de la journée. Il ne peut également, s'il est chargé de soigner l'une d'elles, entrer dans la salle des femmes enceintes, qu'en présence du directeur ou de l'assistant.

10. Les malades de la clinique gynécologique de l'hôpital de la Charité, aux heures de clinique du pratiquant, sont amenées successivement à l'amphithéâtre; un des pratiquants l'examine autant que possible complétement, et le directeur fait ensuite sur la malade une leçon détaillée. L'observation du traitement est prise avec soin.

11. B. *Clinique ambulatoire* (consultation). — La clinique de consultation a lieu trois jours par semaine à 10 heures. Chaque pratiquant, en présence du directeur, est appelé à tour de rôle à examiner la malade, à donner son diagnostic et à proposer un traitement. Il fait et signe l'ordonnance.

12. C. *Polyclinique obstétricale et gynécologique*. — Elle a pour but de permettre aux pratiquants de faire des accouchements à domicile, d'observer et de traiter les maladies spéciales aux femmes, chez celles qui ont besoin des secours publics, mais qui peuvent être soignées à domicile.

13. Les pratiquants ne sont admis à la polyclinique obstétricale qu'après avoir fait et suivi complétement deux accouchements au moins dans la clinique, et après avoir fait

preuve d'habileté et d'instruction. Un pratiquant est appelé à chaque accouchement de la polyclinique; une sage-femme y a déjà été appelée. Il fait lui-même l'accouchement s'il est normal; mais, s'il y a quelque anomalie, il doit écrire au directeur pour le prévenir, afin de faire sous sa direction ou celle de l'assistant, ce qui est nécessaire et les opérations, s'il y a lieu. Le pratiquant qui, sau motif, a manqué à l'appel ou est parti avant la fin du travail, n'est plus appelé.

14. Le pratiquant qui a fait un accouchement à la polyclinique doit visiter la femme pendant dix jours; il rédige l'observation et la remet avant le premier lundi, après l'accouchement, au directeur.

15. Il est défendu d'instituer un traitement pour une accouchée ou une malade de la polyclinique, sans prévenir le directeur ou son assistant.

16. Les observations d'accouchements faits par les pratiquants ou des maladies soignées par eux sont lues à l'heure de la clinique, ordinairement le jeudi, et développées scientifiquement au point de vue de la pathologie et de la thérapeutique. D'après un ordre exprès du ministre de l'instruction publique et de la médecine, les observations des cas intéressants doivent être rédigées en latin et lui être remises.

17. Le pratiquant qui a traité une femme ayant succombé doit en faire l'autopsie et en ajouter le résultat à l'observation qu'il communique à la clinique suivante. Cependant les certificats de décès ne peuvent être signés que par le médecin en second; les pratiquants ne doivent jamais y apposer leur signature.

18. Le pratiquant doit toujours remettre sa carte et une double clef de sa chambre au domestique de l'établissement, afin de pouvoir être prévenu soit le jour, soit la nuit, en cas de besoin.

Le pratiquant doit donner, au commencement de la clinique, un thaler au domestique pour tout le semestre; en outre, le domestique reçoit deux silbergroschen et demi (environ 30 centimes) chaque fois qu'il va chercher un pratiquant pour un accouchement de la polyclinique.

MUNICH

Dans quelques établissements spéciaux, à Munich, par exemple, quelques élèves *pratiquants* sont logés dans la Maternité même, ce qui leur permet plus facilement d'être témoins des accouchements qui se présentent la nuit. Je reproduis également la partie du règlement concernant les *pratiquants* reçus à la Maternité de Munich.

1. L'étudiant qui veut entrer comme élève à la Maternité de Munich, doit, au commencement de chaque semestre, se pourvoir d'un bulletin d'inscription à l'Université et à la clinique en particulier. Il enregistre ensuite son nom sur le livre d'inscription des pratiquants et auscultants, en donnant ses nom, prénoms, lieu de naissance et domicile.

2. Après cette inscription, il reçoit de l'assistant de la clinique une carte d'entrée signée

du directeur et qu'il doit représenter à la porte, à toute réquisition. Cette carte n'a de valeur que pour le semestre désigné.

3. Les pratiquants désirant loger dans la maison doivent se présenter au directeur.

4. L'ordre suivant lequel les pratiquants sont appelés à profiter du logement dans la Maternité est déterminé par leur numéro sur le registre d'inscription.

5. Quand le nombre des accouchements que le professeur de clinique a voulu confier à un pratiquant est atteint, celui-ci doit céder la place à celui qui est inscrit après lui.

6. Il en est de même si, par sa faute, il a manqué un ou plusieurs accouchements.

7. Si un pratiquant, demeurant dans l'établissement, ne se conforme pas aux règlements ou aux ordres du directeur, celui-ci lui adresse un blâme; au besoin, il le prive provisoirement du logement, en attendant la décision du sénat de l'Université.

Cependant avant de prévenir le sénat, le directeur doit se mettre en rapport avec le professeur de cliniq u et s'entendre avec lui sur les mesures à prendre.

8. Le pratiquant, demeurant dans la maison, ne doit jamais découcher; la maison est fermée à 10 heures du soir, et si quelqu'un rentre après 10 heures on doit en prévenir le directeur.

9. La chambre des pratiquants ne doit pas servir à des *raouts*, à des visites trop prolongées d'étudiants étrangers à l'établissement, ou pour toute autre chose pouvant compromettre le repos ou la réputation de l'établissement.

10. Aucun pratiquant ne doit entrer dans les salles hors de la présence du professeur, de l'assistant ou d'une sage-femme.

11. Aucun pratiquant ne doit recevoir dans sa chambre de femme enceinte, il ne doit pas examiner les femmes enceintes ou accouchées hors de la présence et sans la permission du professeur ou de l'assistant.

Il ne doit pas faire de visites dans le logement des sages-femmes.

12. Aucun étudiant ou docteur non inscrit comme pratiquant ou auscultant n'a le droit d'entrer dans les salles des femmes enceintes ou accouchées, excepté s'il est introduit par un médecin de l'établissement qui l'accompagne. Il ne peut entrer que dans la division gratuite.

13. Les mêmes règles sont applicables aux élèves sages-femmes, auscultantes et pratiquantes. (Règlement du 24 janvier 1854.)

Enseignement dans les polycliniques.

Faire servir à l'éducation pratique des élèves les accouchements à domicile me paraît une chose d'autant meilleure, qu'habituant l'élève à la pratique de la ville, elle est en même temps excellente pour l'accouchée, qui se trouve mieux à l'abri des chances de contagion qu'on trouve dans les Maternités les mieux organisées. Cet enseignement fonctionne avec la plus grande régularité en Angleterre et dans presque toute l'Allemagne; il est absolument inconnu en

France, et je crois devoir entrer, à cet égard, dans quelques détails, en prenant pour exemple les polycliniques de Leipzig et de Berlin.

LEIPZIG

J'ai dit plus haut comment était organisé à Leipzig le service des accouchements à domicile au point de vue de l'assistance médicale. Voyons comment cette assistance se combine avec les besoins et les exigences de l'enseignement.

L'enseignement de l'obstétrique comprend trois espèces de cours : le cours théorique, celui d'opérations obstétricales, et la polyclinique. Le nombre des étudiants a varié de 36 à 60, la plupart étrangers à la ville et quelquefois au pays. Les droits payés par les élèves se répartissent de la manière suivante :

Pour le cours théorique..	3 th.	11 fr. 25
Pour le cours d'opérations obstétricales.	3 th.	11 fr. 25
Pour la polyclinique.	2 th.	7 fr. 50

Les élèves, suivant leur degré d'instruction, sont partagés en deux classes : les *auscultants* et les *pratiquants*. Le nom même qui lui est donné indique suffisamment leurs attributions. L'élève *auscultant* ne fait pas encore d'accouchements; il est admis à pratiquer l'exploration des femmes enceintes, par le toucher, la palpation, l'auscultation, etc.

On ne peut être reçu *pratiquant* qu'après avoir suivi pendant un semestre, comme auscultant, la clinique ou la polyclinique obstétricales. Pratiquants ou auscultants doivent autant que possible, assister chaque jour aux exercices du toucher.

Les *assistants,* sorte de chefs de clinique, sont des docteurs spécialement attachés à la polyclinique, et servant d'intermédiaires entre le directeur et les élèves, les sages-femmes, les accouchées et les familles nourricières. ·

Le *directeur* est chargé de tout ce qui concerne la polyclinique ; il choisit son remplaçant et ses assistants ; il reçoit comme pratiquants les élèves qui lui paraissent capables ; il fait ou dirige les accouchements anormaux ; il doit faire de 6 à 12 heures de cours par semaine.

Chaque auscultant ou pratiquant doit laisser son adresse au siége de la polyclinique ; dans plusieurs villes, à Berlin, par exemple, il doit même y laisser une double clef de son appartement, pour qu'il puisse être réveillé la nuit.

Aussitôt que l'élève pratiquant constate le commencement du travail, il doit faire appeler la sage-femme de service. Il doit s'abstenir de toute manœuvre avant l'arrivée de la sage-femme, et, s'il y a lieu, du directeur et de son suppléant. Le premier pratiquant arrivé auprès de la femme en couches est chargé de l'accouchement. En l'absence du directeur, il doit suivre les conseils et même les prescriptions de la sage-femme.

Tout auscultant ou pratiquant qui est venu trop tard, ou qui a abandonné l'accouchée au commencement de la deuxième période de l'accouchement sans l'assentiment du directeur, que la sage-femme soit ou non présente, n'est pas appelé à l'accouchement suivant, et, en cas de récidive, il est exclu pour toujours de la poly-clinique.

L'élève chargé de l'accouchement doit visiter l'accouchée tous les jours avant midi, pendant les huit premiers jours, et tenir l'observation écrite de ce qui s'est passé pendant le travail ; cette observaiton doit être remise au directeur le lendemain de l'accouchement, et doit mentionner les noms de la sage-femme et des élèves présents.

Le domestique qui va chercher les élèves doit être payé par eux à la fin de chaque accouchement.

Comme on a pu le voir (page 258), l'organisation de la polycli nique est à peu près la même à Berlin qu'à Leipzig.

Guy's Hospital lying-in Charity. — L'objet de cet institution est
de donner des soins, pendant leur accouchement et à leur domicile, aux femmes habitant dans un rayon de deux milles autour de
l'hôpital.

L'institution est sous la direction générale et supérieure des médecins accoucheurs de l'hôpital, aidés des assistants résidants
(*Resident Obstetric Clerks*) et des élèves inscrits sur la liste
spéciale. Un registre contient les noms des femmes admises à
participer aux bienfaits de l'œuvre; un autre registre renferme
l'histoire de tous les cas d'accouchement.

Il y a deux *Clerks* résidants, distingués sous le titre de *Senior*
et de *Junior;* chacun d'eux garde le service pendant un mois, durant lequel il est logé et nourri gratuitement à l'hôpital.

Les *Junior Clerks* sont choisis parmi les élèves de l'hôpital, ayant
suivi les cours théoriques et pratiques pendant deux ans au moins,
inscrits sur la liste des élèves en accouchement depuis six mois, et
ayant pratiqué au moins vingt accouchements. Ils sont nommés
par le trésorier, sur la recommandation des médecins formant le
conseil des examinateurs. Après l'expiration de son mois de service,
le *Junior Clerk* est nommé par le trésorier *Senior*, à la condition
d'être recommandé par les médecins accoucheurs en chef; dans le
cas contraire, il est remplacé par un autre élève.

Le *Senior Clerk* distribue, le mardi et le vendredi de 10 à 11 heures, les cartes d'admission aux femmes qui en font la demande, et
qu'il trouve dans les conditions voulues; il inscrit leur nom et leur
adresse sur le registre spécial.

Lorsque la femme qui a reçu une carte d'admission est en travail et réclame les secours médicaux, le *Senior Clerk* doit l'accoucher ou désigner à cet effet soit le *Junior Clerk*, soit un des élèves
inscrits. Il doit veiller à ce qu'aucun élève ne puisse faire son pre-

mier accouchement sans être accompagné du *Junior Clerk*. Si tous les deux *Clerks* sont auprès d'accouchées, on s'adresse alors à l'accoucheur en chef du service.

Les *Resident Obstetric Clerks* doivent toujours être prêts à venir en aide aux élèves dans les accouchements qu'ils pratiquent, mais ils ne doivent ni employer les instruments ni faire aucune opération sérieuse sans la sanction d'un des médecins accoucheurs, auxquels ils doivent, en cas de doute ou de difficultés, demander un avis ou un secours direct.

Au *Senior Clerk* est confiée la liste des élèves, et il y inscrit tous les élèves qui lui demandent à être employés, lorsqu'ils remplissent les conditions exigées. Il exerce une surveillance générale sur le *Junior Clerk* et sur les élèves pour tout ce qui regarde le service, veille à ce que les observations et rapports soient exactement déposés et inscrits sur le registre. A l'expiration de son mois de service, il doit remettre au trésorier et aux médecins accoucheurs une analyse des cas d'accouchements opérés pendant cette période.

Le *Junior Clerk* remplace le *Senior*, lors des absences forcées de ce dernier ; les *Clerks* résidant à l'hôpital ne peuvent s'en absenter que pour les besoins du service, et après avoir prévenu un des médecins accoucheurs ou le superintendant.

Les *Clerks* d'accouchement doivent accompagner et aider les médecins accoucheurs dans les consultations qu'ils donnent aux malades du dehors les jeudi et samedi ; et, en l'absence des médecins, ils sont chargés du service des salles de gynécologie (*Uterine Ward*). Avant d'entrer en fonctions, les élèves doivent se présenter au superintendant, et souscrire au règlement suivant :

1. Les élèves qui désirent pratiquer des accouchements doivent laisser leur nom et leur adresse au *Senior Clerk*, qui les inscrira suivant les heures où ils doivent être de service.

Cette inscription se fait les 1er et 14 de chaque mois, et la liste est dressée pour quinze jours. Cette liste porte, dans une colonne, la mention des heures de service, et en regard le nom des élèves désignés.

HEURES	NOMS ET ADRESSE
De 6 à 8. . . .	MM
De 8 à 10. . . .	
De 10 à 12. . .	

Cette liste est affichée dans le corridor d'entrée, près de la loge du portier; les élèves inscrits doivent, chaque jour, se trouver présents à l'hôpital pendant les deux heures qui leur sont assignées, ou, s'ils s'en absentent, laisser par écrit au portier l'indication du lieu où on pourra les trouver en cas de besoin.

Quand on vient, entre 8 et 10 heures, par exemple, demander le secours de l'institution pour une accouchée préalablement inscrite, l'élève dont le tour de service est de 8 à 10 heures, se rend près de la malade.

2. Les élèves qui, pour motif sérieux ou pour cause de maladie, ne peuvent se rendre auprès des accouchées qui leur sont désignées, doivent en prévenir le *Senior Clerk*.

L'élève qui est chargé d'un accouchement reçoit une carte qu'il doit laisser au domicile de l'accouchée. Il doit rester auprès d'elle jusqu'à la fin du travail, lui laisser en la quittant, son nom et son adresse, et ne reprendre sa carte qu'à la fin de la semaine ou lorsque l'accouchée est tout à fait convalescente. L'élève doit, pendant une semaine, voir chaque jour sa malade, et remettre l'observation médicale au *Senior Clerk*, dans les quinze jours de l'accouchement.

3. Les élèves ne peuvent se servir d'aucun instrument d'obstétrique sans la sanction et la surveillance personnelle du médecin-accoucheur; ils ne peuvent administrer le seigle ergoté à aucune femme sans l'approbation du médecin ou du *Senior Clerk*.

4. Lorsque l'accouchement est très-lent ou anormal, et dans tous les autres cas présentant des incertitudes ou des difficultés, l'élève doit en conférer avec le *Senior Clerk*, qui agira suivant les conseils des médecins.

5. Les accouchées doivent être visitées chaque jour pendant une semaine ou plus longtemps si les circonstances l'exigent.

6. Immédiatement après la délivrance, la carte doit être remise au *Senior Clerk*, qui rassemble les observations. Dans les cas spéciaux, une observation renfermant les détails de chaque jour sera remise par l'élève.

7. Des certificats spéciaux seront accordés par le trésorier aux élèves qui auront fait cent accouchements au moins, et qui auront rempli leurs fonctions à la satisfaction du conseil médical des examinateurs.

8. Les élèves doivent observer rigoureusement le règlement ci-dessus, le bien de l'institution dépendant de son observation.

Guy's Hospital, 3 novembre 1856.

JOHN-CHARLES STEELE, *superintendant.*

ÉLÈVES SAGES-FEMMES

—

L'institution des élèves sages-femmes existe dans toute l'Europe, et elle ne présente guère de différences suivant les pays que dans la durée de l'éducation qui est donnée aux élèves et les conditions d'admission.

RUSSIE

Les élèves de la Maternité de Moscou se divisent en trois classes : 1° les pensionnaires de la couronne ; 2° des élèves payantes logées comme les premières dans l'établissement ; 3° les élèves externes.

Les élèves de la couronne ne sont reçues qu'à l'âge de 18 ans et jusqu'à 25 ans. La durée des études est de trois années. Outre la théorie et la pratique de l'accouchement, on leur enseigne la vaccination.

A la fin de leurs études, elles subissent un examen devant un jury médical, après quoi elles sont envoyées en province où elles remplissent les places vacantes de sages-femmes. S'il n'y en pas de vacantes à cette époque, les nouvelles sages-femmes restent à la Maternité en qualité d'élèves sages-femmes.

Après leur examen, elles reçoivent 300 francs, quelques livres et des boîtes d'instruments nécessaires à leur art. L'attestation délivrée par la Maternité se convertit en diplôme donné par l'Université de Moscou.

Les élèves internes, filles ou femmes de paysans payent une rétribution annuelle de 200 francs. Les conditions requises sont d'avoir de 20 à 50 ans, une bonne santé et une intelligence suffisante. Celles qui après trois mois sont reconnues incapables, sont renvoyées de la maison. Après un apprentissage exclusivement pratique de deux ou trois ans, elles sortent de l'institution.

La maison reçoit, en outre, des élèves externes; celles qui font preuve de bonne volonté sont admises comme surveillantes dans la section des nourrices et à la Maternité. Après trois ans, elles passent leur examen et reçoivent de l'Université un diplôme qui leur permet d'exercer dans toute l'étendue de l'empire.

ALLEMAGNE

La direction donnée aux études obstétricales dans les divers États de l'Allemagne est à peu près la même partout.

On en aura une juste idée par la lecture des règlements des Maternités spéciales de la Prusse, existant au nombre de dix-huit dans les diverses provinces du royaume.

PRUSSE

L'admission des élèves dépend du chef de la province; elle ne peut avoir lieu que par son autorisation expresse, lorsque ces élèves appartiennent à une autre province de la Prusse. Soixante élèves, divisées en deux cours, ayant chacun une durée de quatre mois, sont reçues chaque année dans l'institution.

Les élèves sont entretenues aux frais de leurs communes respectives. Les instruments qui leur sont donnés à leur sortie, sont payés par les communes; les primes accordées à celles qui se sont le plus distinguées sont données sur le fonds de secours des sages-femmes.

Une maîtresse sage-femme sert de répétiteur auprès d'elles; un professeur, désigné par le titre de maître d'écriture, donne l'enseignement élémentaire, et complète l'instruction de celles qui n'ont pas de connaissances suffisantes.

INSTRUCTIONS POUR LE PROFESSEUR. (ANALYSE.)

1, 2. Le directeur est chargé de l'administration de l'établissement, des soins à donner aux accouchées et à leurs enfants, et de l'enseignement des sages-femmes.

3. Il fait un cours tous les jours, excepté les dimanches et fêtes, et donne des répétitions s'il y a lieu. La duré des cours doit être, autant que possible, de quatre mois au plus.

4. La sage-femme en chef répète le cours une première fois; le professeur le répète une seconde et une troisième, s'il en est besoin pour l'instruction de quelques élèves.

5. Le professeur doit enseigner, d'après le livre adopté par l'État pour toutes les écoles de la Prusse. Si tel ou tel enseignement n'est pas conforme à sa conviction, il peut faire des propositions à l'autorité, et recommander qu'on en tienne compte dans une nouvelle édition. Il a le droit aussi d'enseigner des principes nouveaux, *pourvu qu'ils ne soient pas en contradiction avec ceux du livre*[1].

12, 15. Le partage des accouchements entre les élèves doit se faire à tour de rôle et de manière à ce que chacune d'elles ait l'occasion de voir des cas normaux ou anormaux, primipares et multipares, dans l'établissement et dans la polyclinique. Il en est de même de l'examen des femmes enceintes.

18. Le professeur, accompagné de la sage-femme en chef et des élèves, visite chaque jour les accouchées et les enfants.

19. Il fait aussi quelquefois des visites à l'hôpital de la ville, accompagné des élèves, quand il s'y trouve des maladies dont la connaissance et l'étude peuvent être utiles aux sages-femmes.

20. Lorsque la direction de l'hôpital et celle de la Maternité sont confiées à un même médecin, l'hôpital doit être utilisé autant que possible pour l'enseignement des sages-femmes.

Il faut instruire les élèves dans la petite chirurgie, leur apprendre l'application des sangsues, des ventouses, des cataplasmes, l'administration des bains de vapeur et ordinaires, etc., et les faire assister aux opérations importantes.

21. A l'occasion des autopsies à l'école ou dans l'hôpital, il faut montrer aux élèves les viscères qu'il leur importe de connaître, et les exercer sur les cadavres à la pratique du cathétérisme.

22. Les élèves doivent apprendre à rédiger les observations; à cet effet, on leur fera écrire l'histoire d'un accouchement. Le professeur ou la sage-femme en chef corrige la rédaction, qui est lue ensuite aux élèves, et devient le sujet d'une conférence.

On doit leur apprendre aussi à rédiger un diarium, et à en faire un résumé tel, qu'elles devront le remettre plus tard aux médecins quand elles seront installées sages-femmes.

29, 31. L'observation de chaque accouchement doit de plus être prise par le profes-

---

[1] Le livre adopté par le gouvernement prussien est intitué : *Lehrbuch der Geburtskunde für die Hebammen in den Königlich Preussischen Staaten*; à ce livre s'en joint un second intitulé : *Fragebuch der Geburtskunde für die Hebammen in den Königlich Preussischen Staaten.* Ces deux livres du docteur Joseph Hermann Schmidt sont réunis en un seul ouvrage.

seur ou la sage-femme en chef; elle doit être consignée sur les registres de l'établissement pour servir au résumé qui est fait tous les quatre ans.

Au directeur est quelquefois adjoint un professeur en second qui le remplace en cas de besoin dans toutes ses fonctions; mais qui est plus spécialement chargé du cours théorique des accouchements, toujours d'après le livre officiel, dont il ne doit pas s'écarter.

SAGE-FEMME EN CHEF

La sage-femme en chef assiste aux cours et aux répétitions du professeur ; elle les répète journellement aux élèves les moins avancées et fait devant elles des démonstrations sur le mannequin. Elle ne peut accepter des élèves pour cet enseignement aucune rémunération.

MAÎTRE D'ÉCRITURE.

Il donne tous les jours une leçon d'écriture et de composition. Il corrige les rédactions des élèves.

STATUTS CONCERNANT LES ÉLÈVES SAGES-FEMMES.

1. Deux cours se font chaque année et durant quatre mois. Le premier commence le 1er février, le second au 1er octobre. Des élèves de chaque circonscription (*Regierungs-Bezirk*) peuvent y assister.

2. Les conditions d'admission sont :

A. Être âgée de 20 à 30 ans.

B. Être bien portante, avoir tous les sens normaux et surtout une main fine et bien faite; ne pas être affectée d'une maladie contagieuse ou d'une difformité repoussante, ne pas se trouver dans la deuxième période de la grossesse.

C. Être intelligente, avoir une bonne mémoire, savoir lire et écrire lisiblement.

D. Avoir une conduite irréprochable.

E. Être choisie parmi les femmes de la commune où elle doit s'établir.

3. Le curé doit certifier son âge et sa moralité.

Le médecin ses qualités d'esprit et du corps.

L'autorité de la ville où elle a l'intention de s'établir doit attester que les femmes de sa commune l'ont réellement choisie, et promettre qu'elle sera plus tard protégée dans l'exercice de sa profession.

4. La commune à laquelle appartient l'élève propose son admission au conseiller (*Landrath*) de son arrondissement (*Kreis*). Le conseiller s'adresse au gouvernement de la province au plus tard jusqu'au mois de décembre ou d'août, suivant le semestre pendant lequel a lieu le cours. Le gouvernement envoie sa décision au directeur. Une demande directe au directeur reste sans effet.

5. Comme il peut y avoir plus de demandes d'admission que de places vacantes dans l'établissement, la commune doit ajouter à chaque demande les motifs d'urgence tels que

le nombre des habitants et des naissances, l'éloignement du domicile de la sage-femme de la circonscription, les infirmités ou l'âge avancé qui peuvent rendre ses services plus difficiles à rendre, etc.

6, 7, 8. Le prix de la pension doit être envoyé à l'économe de la Maternité, avant le 1er février et le 1er octobre, dates d'entrées des élèves.

11. Toutes les élèves demeurent dans l'établissement; elles ne peuvent prendre de repas en dehors de la maison, sortir ou recevoir des visites sans la permission de la sage-femme en chef.

12. En cas de désobéissance aux ordres du directeur et de la sage-femme, elles sont d'abord réprimandées; s'il y a récidive, leur renvoi est proposé au gouvernement.

La distribution du temps est faite, pour les élèves, de la manière suivante :

Lever à 6 heures du matin et déjeuner; jusqu'à 8 heures, elles étudient isolément ou s'occupent à laver et à habiller les enfants, à nettoyer les chambres; de 8 à 9 heures, cours théorique; de 9 heures à 11 heures, visite des accouchées, et, s'il y a lieu, des malades de l'hôpital; de 11 à 12 heures, leçon d'écriture; de 12 heures à 2 heures, dîner et exercice en plein air; de 2 à 3 heures, visites des malades de la polyclinique, pansements à l'hôpital, etc.; de 3 heures à 3 heures 1/2, repas et café; de 3 heures 1/2 à 5 heures, répétition du cours; de 5 à 6 heures, exercices sur le mannequin ou répétition; de 6 à 8 heures, examen des femmes enceintes par le toucher, conférence clinique sur le résultat de cet examen, visite et pansements du soir; à 8 heures, souper; de 8 heures 1/2 à 10 heures, études en particulier; à 10 heures, coucher.

16. A la fin du cours, les élèves subissent un examen public devant une commission composée de conseillers médicaux des trois gouvernements et du professeur de la Maternité. Elles sont reçues avec les notes : « Extrêmement bien, » « très-bien, » « bien. » Si elles n'ont que la note : « Médiocrement bien » ou « mauvais, » elles sont refusées.

15. Quand l'élève quitte l'établissement, elle reçoit, aux frais de la commune qui l'a envoyée et où elle retourne, les objets suivants, outre un coussin d'accouchement de Meyer : 1° Une paire de ciseaux pour le cordon ombilical; 2° une seringue pour injections et lavements; 3° un cathéter; 4° et 5° un porte-nœud pour la version et son conducteur; 6° deux bouts de sein; 7° deux petites assiettes d'étain, et 8° deux vases de terre pour le lait; 9° deux pessaires; 10° une boîte à onguents; 11° une fiole d'acide acétique; 12° une fiole de teinture de Zimmt; 13° une fiole de gouttes d'Hoffmann; 14° une éponge et de l'amadou; 15° une brosse à frictions pour les enfants en état de mort apparente; 16° une bande; 17° un calendrier de la grossesse. (Ordonnance du 6 juillet 1844.)

AUTRICHE

Il était autrefois permis aux médecins et chirurgiens d'enseigner aux femmes de la campagne l'art des accouchements pour en former des sages-femmes dans leur circonscription; mais depuis 1804, l'éducation des sages-femmes peut se faire seulement dans les établissements autorisés.

Il y a aujourd'hui en Autriche 20 écoles de sages-femmes[1]. Les unes sont réunies aux universités, d'autres aux écoles de chirurgie, d'autres enfin sont spéciales.

Dans les universités de Prague et de Vienne, il y a pour les sages-femmes des cours particuliers et des cliniques séparées faits par des professeurs spéciaux. A Pesth, à Padoue, à Cracovie, le professeur d'accouchement de la faculté de médecine est chargé du cours spécial fait aux sages-femmes, indépendamment de celui qu'il fait aux étudiants en médecine.

Lorsqu'au lieu d'une université complète, ayant sa faculté de médecine, il n'existe qu'une école de chirurgie, l'école des sages-femmes y est quelquefois réunie comme à Salzbourg, Olmütz et Klausenbourg, quelquefois séparée comme à Gratz, Inspruck et Lemberg. Enfin, là où n'existe pas d'écoles pour les étudiants, il en existe pour les sages-femmes à Trient, Venise, Zara, Trèves, Laibach, Klagenfurt, Linz, Czernowitz et Hermanstadt. Le nombre des élèves sages-femmes réunies annuellement dans toutes ces écoles est en moyenne de 1,100.

Les conditions d'admission varient avec les diverses provinces, cependant partout on exige une limite d'âge, une bonne conduite, l'instruction élémentaire : lecture, écriture. En Dalmatie, où peu savent lire, on ne demande pas la lecture. La fixation d'âge varie un peu : à Venise, le maximum est de 35 ans, il s'élève parfois ailleurs à 40 ou 50 ans.

On n'admettait jadis comme élèves que des femmes mariées ou des veuves ; depuis 1848, on reçoit des femmes non mariées, mais en revanche, le minimum d'âge a été élevé à 24 ans ; une femme non mariée voulant être reçue avant cette époque, doit adresser une demande motivée, à l'autorité compétente ; au doyen de la faculté de médecine, par exemple.

---

[1] *Handbuch der öffentlichen Gesundheitspflege in Oesterreich*, von Adolf Schauenstein. Vienne, 1863.

D'après un décret de 1828, les femmes mariées, se trouvant dans un état avancé de grossesse ne sont pas admises.

Dans toutes les provinces, on donne aux élèves pauvres des secours fixes (*stipendium*); celle qui est ainsi secourue, est tenue d'aller exercer dans la commune qui lui est venue en aide ou dans une commune désignée.

En basse Autriche, il y a 8 *stipendia* en faveur d'élèves pauvres qui doivent désigner l'endroit ou elles veulent s'établir. Il en est de même en Galicie, dans la province de Bukowine, toutes les élèves sont entretenues aux frais des deniers publics. Dans cette province, ainsi qu'en Galicie, les élèves s'engagent à exercer dans la campagne ou dans les villes de second ordre et non dans la capitale, à moins qu'elles n'y soient déjà établies.

En haute Autriche, en Tyrol, en Dalmatie, en Bohême, la commune qui ne possède pas de sages-femmes, fait les frais de l'éducation d'une élève qui s'engage à y aller exercer.

L'enseignement pour les élèves sages-femmes est gratuit. La méthode d'enseignement est réglée partout de la manière suivante :

L'enseignement théorique dure six mois; l'élève passe ensuite un examen après lequel elle est admise à pratiquer pendant deux mois dans un établissement d'accouchement, et passe enfin son examen définitif. Dans ces derniers temps on a essayé d'abréger la durée des études en combinant les enseignements théorique et clinique, cette combinaison a été inaugurée également à Vienne, en 1862, à la suite d'un décret ministériel, dont les principales dispositions sont les suivantes :

1. L'élève ne doit pas avoir dépassé l'âge de quarante-cinq ans et n'être pas enceinte. Elle doit savoir lire, écrire et calculer.

2. L'enseignement théorique et pratique doit durer cinq mois, pendant lesquels le professeur fait un cours de deux heures par jour. Il y a à Vienne deux cours annuels: l'un commence le 1er octobre, l'autre le 1er mars.

3. Ces deux heures sont employées de la manière suivante : durant les deux premiers mois, enseignement théorique pendant une heure, et, pendant la seconde heure, application pratique à la clinique des idées professées au cours. Durant les trois derniers mois, les deux heures sont principalement consacrées à l'étude clinique.

4. Pendant tout le semestre, les élèves doivent suivre la clinique et assister aux visites du matin et du soir, et concourir au service suivant le degré de leurs aptitudes.

5. A la fin du semestre, elles passent un examen pratique devant le professeur. Si elles ont mérité la première note, elles reçoivent un certificat qui leur permet de se présenter à l'examen définitif, appelé *rigorosum*. Si elles n'ont pas satisfait, elles doivent encore rester à la clinique un ou plusieurs mois, jusqu'à ce qu'elles obtiennent le certificat.

Les frais d'examen pour le *rigorosum* doivent être acquittés d'avance : ils sont à Vienne de 55 florins 25 kreuzer (environ 88 francs).

Si l'élève échoue au *rigorosum*, elle doit continuer ses études pendant un temps fixé par les examinateurs. Elle repasse un nouvel examen devant le professeur et se représente de nouveau. Si elle satisfait au *rigorosum*, elle reçoit le diplôme, et est admise à exercer après avoir prêté serment.

ANGLETERRE

Il n'existe pas jusqu'à présent en Angleterre d'école spéciale d'accouchements pour les femmes, comme il en existe sur le continent européen; aucun examen public ne confère à celles qui ont étudié l'obstétrique, le droit d'exercer la profession de sage-femme.

Une femme ayant suivi pendant quelque temps la pratique d'une Maternité, obtient, après examen des médecins en rapports avec l'institution, un certificat d'aptitude; mais si ce certificat atteste sa capacité, il n'a pas la même signification *légale* que les diplômes accordés en France, en Belgique, en Prusse et en Autriche aux élèves sages-femmes de ces divers pays.

Cependant, il s'est formé récemment à Londres une société prenant le titre de *Female Medical Society* ayant pour but de vulgariser la pratique de l'obstétrique par des sages-femmes, et même pour ce qui regarde le traitement des maladies des femmes et des enfants l'exercice de la médecine par des femmes. Cette société qui compte un certain nombre d'adhérents parmi lesquels on peut citer M. John Stuart Mill, a fondé une véritable école de médecine, sous le nom de *the Ladies' Medical College*, dont le siége est à Londres, 4 Fitzroy square. Cette école a inauguré seulement en novembre 1865, son second semestre d'études. Elle compte environ une vingtaine d'élèves.

Le cours d'accouchement qui comprend environ **80** leçons est fait par M. Ed. William Murphy, professeur à *University College.*

Le cours de médecine générale, fait par le docteur James Edmunds, secrétaire honoraire de l'institution, comprend : les principes de l'anatomie, de la physiologie, de l'hygiène et de la médecine. C'est beaucoup, comme on le voit, pour cinquante leçons ; il est vrai que ce cours est destiné non-seulement aux élèves sages-femmes, mais encore aux dames du monde.

Cette institution est donc destinée en réalité à former des sages-femmes, et le certificat qu'elles obtiendront après examen à leur sortie du collège médical des dames, n'aura d'autre valeur que celle que lui accordera la faveur ou la défaveur publiques ; mais il n'a pas, je le répète, la valeur légale de nos diplômes, sans lesquels on ne peut *légalement* pratiquer l'accouchement.

La création de cette école de médecine pour les femmes, a rencontré une certaine opposition parmi nos collègues d'Angleterre ; l'idée me paraît excellente, tant qu'il ne s'agit que de fonder le noyau d'un établissement spécial d'instruction pour des sages-femmes, se bornant exclusivement à la pratique de l'accouchement ; l'idée, au contraire, me paraît fâcheuse, alors que les fondateurs veulent aussi confier à des femmes, qui ne pourront jamais faire les études suffisantes, le traitement des maladies des femmes et des enfants. La pudeur des malades doit être respectée ; mais leur vie est encore plus respectable, et il y a dans les motifs allégués pour justifier la tentative de création de « *female doctors* » une insinuation imméritée et injustifiable contre l'honorabilité professionnelle et la moralité des médecins.

FRANCE

Les femmes qui ont l'intention de se livrer à la pratique des accouchements, peuvent faire leurs études spéciales dans divers établissements. Outre l'école spéciale qui existe à la Maternité de Paris, il est ouvert chaque année, dans les trois facultés de médecine (Paris, Strasbourg et Montpellier), des cours d'accouchement, où sont admises gratuitement toutes les femmes qui témoignent le désir d'apprendre la profession d'accoucheuse.

Indépendamment de cette source d'instruction, il est établi dans l'hospice le plus fréquenté de chaque département un cours annuel et gratuit théorique et pratique, d'accouchement, destiné particulièrement à l'instruction des sages-femmes.

Avant d'être admises comme élèves sages-femmes, les aspirantes à ce titre doivent :

1° Justifier qu'elles savent lire et écrire correctement;

2° Qu'elles sont âgées de plus de dix-huit ans;

3° Produire leur acte de naissance et celui de leur mariage si elles sont femmes, ou celui du décès de leur mari si elles sont veuves.

4° Témoigner de bonne vie et mœurs par un certificat du maire de la commune où elles résident; ledit certificat devra énoncer l'état des père et mère et celui du mari. (Arrêtés du ministère de l'intérieur, du 8 novembre 1810; et du ministre de l'instruction publique, de 1847.)

Les cours cliniques et théoriques d'accouchement dans les facultés, étant faits à des élèves libres, leur organisation n'offre pas de physionomie particulière, et je me bornerai à donner celle de l'École d'accouchement, établie à la Maternité de Paris.

Maternité de Paris.

Sauf quelques modifications de détail, l'École des sages-femmes, instituée à la Maternité de Paris, est encore aujourd'hui régie par les arrêtés du Ministre de l'intérieur, en date du 8 novembre 1810; et du Conseil des hospices des 26 juin 1811 et 17 avril 1816.

Cette école est destinée à former des sages-femmes pour toute la France; les préfets y envoient chaque année un nombre d'élèves, proportionné aux fonds dont ils peuvent disposer. Ces élèves ne peuvent être choisies que parmi les femmes ou filles du département ayant l'âge de 18 à 35 ans; elles doivent, pour obtenir leur nomination, 1° savoir lire et écrire; 2° produire leur acte de naissance, celui de leur mariage si elles sont mariées, l'acte de décès de leur mari si elles sont veuves; 3° présenter un certificat de bonne vie et mœurs, attesté par le maire de leur commune.

Aucune femme enceinte ne peut être envoyée comme élève à l'École de la Maternité.

Les élèves de la Maternité y sont logées, nourries, chauffées, éclairées en commun; le prix de la pension, qui est ordinairement payée par le département, est de 600 francs par an.

Le séjour à l'École est d'une année; il peut, dans quelques circonstances, être porté à deux années.

L'enseignement de la Maternité comprend la théorie et la pratique des accouchements, la vaccination, la saignée, la connaissance des plantes usuelles.

INSTRUCTION THÉORIQUE DES ACCOUCHEMENTS

1. Le chirurgien-accoucheur et la sage-femme en chef assigneront à chacune des élèves les places qu'elles occuperont à leurs leçons respectives.

3. Les élèves seront divisées en sections dans chacune desquelles la sage-femme en chef désignera une première pour exercer les autres par des répétitions sur les leçons de théorie, et une seconde pour la remplacer en cas de maladie ou de tout autre empêchement.

4. L'honneur d'être premières et secondes devra être accordé aux élèves qui se distingueront par leur bonne conduite parmi les plus instruites.

La sage-femme en chef pourra révoquer celles qu'elle aura désignées, si elles ne répondent pas à sa confiance, et en nommera d'autres pour les remplacer.

5. Les répétitions auront lieu le matin, de dix heures à midi, et le soir, de six à huit.

INSTRUCTION PRATIQUE DES ACCOUCHEMENTS

1. Pour déterminer l'ordre de tour des élèves dans les accouchements, la sage-femme en chef dressera un tableau où les noms de toutes les élèves seront inscrits ; elle les partagera par sections proportionnées à leur nombre, ayant soin le plus possible de placer une élève ancienne à la tête de chaque section.

2. L'élève placée à la tête d'une section veillera spécialement sur les élèves qui la

composent. En conséquence, non-seulement elle fera à son tour l'accouchement qui lui sera destiné, mais elle présidera, sous la direction de la sage-femme en chef, à celui que chaque élève de la section serait appelée à faire.

4. Les élèves de tour ne pourront quitter l'accouchée que deux heures après sa délivrance. L'une restera constamment auprès d'elle pour veiller à ce qu'il ne survienne pas d'accidents, et pour faire appeler à propos la sage-femme en chef, si la circonstance l'exige; l'autre élève sera chargée de donner ses soins à l'enfant.

5. Les mêmes élèves seront tenues de visiter les femmes qu'elles auront accouchées, trois fois le jour, le matin, à midi et le soir, afin de bien observer tout ce que présente l'état ordinaire de couches, de prévenir à temps la sage-femme en chef des complications qu'il pourrait offrir, et de rédiger avec exactitude les bulletins cliniques.

6. Toute élève sera tenue, à l'instant de la visite de la sage-femme en chef, de se trouver auprès du lit de la femme qu'elle aura accouchée, afin de lui rendre compte de l'état de cette femme.

7. Les élèves devront multiplier leurs visites auprès des femmes qui seront malades, et, selon la gravité de la maladie, une d'elles sera constamment de garde pour veiller à ce que le service se fasse ponctuellement.

8. L'élève chargée du soin d'une femme malade devra aussi se trouver près de son lit à l'instant de la visite du médecin, pour lui rendre compte de ce qui se sera passé dans l'intervalle d'une visite à l'autre.

9. La sage-femme en chef déterminera l'ordre et la proportion dans lesquels les élèves seront de garde auprès des malades.

10. Les élèves n'assisteront aux dissections qu'autant qu'elles y seront appelées par l'accoucheur, le médecin en chef ou la sage-femme en chef[1].

11. Il est défendu aux élèves de procurer des aliments d'aucune espèce aux femmes en couches, de recevoir d'elles aucune indemnité, d'écrire pour elles aucune correspondance.

DE LA VACCINATION

4. Aucun enfant sevré, admis à l'hospice de la Maternité, ne pourra être placé à la campagne qu'il n'ait été vacciné.

5. Pour que toutes les élèves jouissent sans distinction de l'avantage d'apprendre à vacciner, la sage-femme en chef les distribuera toutes par section de huit, dont l'ordre sera établi par la voie du sort.

6. Chaque section sera appelée tour à tour à la vaccination de huit enfants.

8. Chaque élève, par ordre de numéros, vaccinera un enfant en présence de la surveillante, et sous la direction de l'élève en médecine.

10. Les élèves de la section de tour visiteront chaque jour les enfants qu'elles auront vaccinés, afin d'observer les progrès et les succès de la vaccination.

---

[1] On voit qu'à la Maternité de Paris, rien n'était fait pour s'opposer à la contagion, aucune précaution n'est spécifiée par ce règlement tout administratif, qui a cinquante ans d'existence, et qui régit encore aujourd'hui l'établissement. Cependant, depuis le mois d'avril 1865, une légère modification s'est faite dans le service des accouchées malades : j'ai montré (page 229) combien elle était illusoire.

11. Pendant les six ou huit jours consacrés à l'effet de la vaccination sur les huit premiers enfants, la surveillante aura soin d'en faire donner à d'autres nourrices, afin que huit nouveaux enfants se trouvent prêts à être vaccinés par une seconde section de huit élèves, et on continuera ainsi, de manière que la vaccination ne soit jamais interrompue.

Dix femmes enceintes seront chargées, sous la direction de la première surveillante : 1° du balayage des escaliers et corridors de la maison dite le *Pensionnat;* 2° du nettoyage et récurage de la vaisselle : 3° du service du réfectoire; 4° du balayage de l'amphithéâtre chaque fois qu'une leçon aura été donnée.

DU PARLOIR

1. Le parloir des élèves sages-femmes sera ouvert tous les jours, depuis huit heures du matin jusqu'à dix heures, et depuis midi et demi jusqu'à quatre heures.

Le dimanche, depuis huit heures jusqu'à neuf heures, et depuis une heure jusqu'à six heures.

2. La surveillante du parloir se tiendra, pendant toutes les heures qui y sont consacrées, dans un cabinet vitré, pour exercer sa surveillance.

3. Pendant le temps du parloir, deux femmes enceintes se tiendront dans le parloir pour appeler les élèves, sur l'indication qui aura été faite de leurs noms par les personnes qui viendront les visiter.

Ces femmes seront sous les ordres de la surveillante ; elles entretiendront la propreté du parloir.

7. Il ne pourra, sous aucun prétexte, entrer dans le Pensionnat ni blanchisseuses, ni autres ouvrières quelconque. C'est pendant les heures de parloir seulement, que les élèves pourront recevoir leur linge et autres objets.

DES RÉCRÉATIONS

1. Hors les heures consacrées aux leçons du professeur, de la sage-femme en chef, aux répétitions, à l'étude et aux soins dus aux femmes en couches, les élèves peuvent disposer de leur temps pour la récréation et la promenade.

3. Pendant les heures de récréation, la sous-surveillante parcourt la promenade, et veille à ce que les élèves se comportent décemment et n'aillent pas ailleurs que dans le terrain qui leur est assigné.

EXERCICES DE PIÉTÉ

1. Les dimanches et fêtes, les élèves qui ne seront pas de service à la salle d'accouchement seront tenues d'aller aux offices.

2. Celles qui ne seraient pas de la religion catholique seront seules dispensées d'assister à ces offices.

3. Les jours de dimanche et de fête, à l'heure indiquée, les élèves, vêtues proprement et décemment, se réuniront dans l'une des classes, pour se rendre ensemble à la chapelle.

4. Avant le départ, il sera fait un appel nominal des élèves, et elles seront conduites à la chapelle et ramenées par la surveillante et la sous-surveillante.

5. La surveillante sera en tête des élèves, et la sous-surveillante à la suite. Elles traverseront le jardin en ordre, et deux à deux.

SORTIES ET CONGÉS

1. Conformément au règlement de Son Exc. le ministre de l'intérieur, les élèves pourront jouir, pendant leur année scolaire, de quatre jours de sortie avec père, mère et mari seulement.

2. Pour l'exécution précise de ces dispositions, les père, mère et mari qui désireront faire profiter leurs filles ou femmes de ces jours de sortie devront, avant tout, se présenter à l'agent de surveillance, et lui justifier, soit par leurs actes de mariage, de naissance, passe-ports, ou autrement, qu'ils sont père, mère ou mari desdites élèves.

3. Lorsque l'agent de surveillance aura acquis la conviction que les personnes qui se présentent sont effectivement père, mère ou mari des élèves, il tiendra note de leurs noms, et leur délivrera un billet pour la sage-femme en chef, constatant que si aucun motif ne s'oppose à la sortie de M..., élève, elle peut avec assurance la confier à telle personne, son père, mère ou mari.

4. Les père, mère ou mari devront se présenter chaque fois en personne : les élèves ne seront confiées ni à aucun domestique ni à aucun porteur de pouvoir.

RÉCOMPENSES ET PUNITIONS

1. L'accoucheur, le médecin et la sage-femme en chef délivreront tous les trois mois, et séparément, aux élèves dont ils auront été le plus satisfaits, des bulletins dits *satisfecit*.

3. L'accoucheur et la sage-femme en chef délivreront leurs *satisfecit* aux élèves à la fin de la dernière leçon de chaque trimestre; le médecin en chef à sa visite du dernier jour du trimestre.

6. Indépendamment des *satisfecit* délivrés par l'accoucheur, le médecin et la sage-femme en chef; la première surveillante remettra tous les trois mois, et par chaque élève, à l'agent de surveillance et à la sage-femme en chef, un bulletin imprimé ainsi conçu :

École d'accouchement

Mademoiselle,————————— élève du département de————————————

propreté dans les dortoirs,—————————————————————————————————

tenue personnelle,——

assiduité,——

silence au réfectoire,———————————————————————————————————

douceur et obéissance,—————————————————————————————————————

soumission à tous les règlements d'ordre intérieur, ————————————————

---

7. A la suite de chacun de ces articles, la surveillante mettra, selon qu'elle le jugera juste et convenable, *bien* ou *très-bien, mal* ou *très-mal.*

9. Le tableau contenant le dépouillement de ces bulletins et des *satisfecit* de l'accoucheur, du médecin et de la sage-femme en chef, sera annexé au procès-verbal de la séance, et transmis par extrait aux autorités, conformément au règlement de Son Exc. le ministre de l'intérieur.

11. A la fin de l'année scolaire, il sera fait un résumé des tableaux des quatre trimestres, en ce qui concernera seulement les bulletins délivrés par la première surveillante, et le membre du conseil chargé de la surveillance de l'hospice pourra disposer jusqu'à concurrence d'une somme de 500 francs, qu'il aura la faculté de répartir en plusieurs récompenses, soit en napoléons d'or, soit en livres ou instruments.

12. Ces récompenses seront données par MM. les administrateurs dans une séance particulière, la veille de la distribution des prix.

Il sera fait mention de cette récompense dans le procès-verbal de la distribution des prix.

13. La bonne conduite dans l'intérieur de l'école étant la première chose à laquelle une élève doit satisfaire, celle qui, pendant le cours de l'année scolaire, serait fréquemment mal notée sur les bulletins de la première surveillante, ne pourra jamais obtenir le prix d'assiduité et de vigilance clinique.

Fait à Paris, le 26 juin 1811.

Signé Mourgue, *Vice-Président.*

Approuvé par M. le conseiller d'État, préfet, le 3 juillet 1811.

Le Secrétaire général, Maison.

Comme on le voit d'après la lecture de ces règlements, les conditions de l'admission des élèves sages-femmes, de leur éducation et de la durée de leur séjour à l'école, sans présenter de grandes différences, en présentent cependant quelques-unes, suivant les pays.

L'âge d'admissibilité varie : de 18 à 30 ans, en Russie ; de 18 à 35, en France ; de 20 à 30, en Prusse ; l'âge s'élève en Autriche jusqu'à 35, 40 et même 50 ans.

L'état civil présente surtout des différences notables. En Russie, en France, en Prusse, les élèves sages-femmes peuvent être mariées ; elles devaient être en Autriche mariées ou veuves ; mais cette condition, supprimée en 1848, a fait place à un minimum d'âge de 24 ans. Partout elles sont refusées, si elles sont dans un état de grossesse avancée.

Les filles séduites ne sont jamais admises en Prusse dans les écoles de sages-femmes. Le choix des élèves que la commune envoie dans les Maternités est fait tantôt à l'élection par les femmes de ces communes, quelquefois par le maire (*Vorstand*) de la commune. (Décret du 14 décembre 1861.)

La durée des cours, variable suivant le pays, est chose beaucoup plus importante. Cette durée est de deux à trois ans en Russie, d'un an en France; elle est de cinq mois en Autriche et de quatre mois seulement dans la plupart des États allemands (Bavière, Prusse, etc.). J'ai eu souvent occasion de débattre cette question importante avec nos confrères d'Allemagne, et je crois qu'une année bien employée est un terme largement suffisant, mais à peu près nécessaire. *La sage-femme ne devrait pratiquer que les accouchements normaux; elle ne devrait faire ni la version, ni l'application du forceps; mais il faut qu'elle puisse reconnaître en temps utile si un accouchement débute d'une manière anormale, et si elle aura besoin de l'assistance d'un médecin, qu'elle devra dès lors prévenir et faire chercher de suite,* tel est le principe qui doit diriger dans la réglementation de l'enseignement des sages-femmes. Or, dans toute l'Europe centrale, un médecin est toujours à la portée de l'appel d'une sage-femme; et si l'éducation de celle-ci est limitée aux principes que nous venons de poser, un an d'études suffit largement à son éducation. Elle n'a pas besoin de savoir de quelle nature est l'épithélium des organes génitaux, quelle est la disposition des fibres musculaires de l'utérus, quelles lois président au développement de la corde dorsale de l'embryon; son éducation doit être faite en vue de la pratique; la théorie ne doit lui enseigner que le mécanisme de l'accouchement, les phénomènes de la grossesse et de la délivrance.

Mais en Russie, dans quelques parties de l'Europe orientale, là où une sage-femme peut être éloignée par plus de vingt lieues de steppes de tout secours médical, il faut qu'elle puisse mener à bien les accouchements normaux et anormaux, et c'est ce qui nous explique la longue durée de leurs études à la Maternité de Moscou.

Si notre système d'assistance à domicile tel qu'il fonctionne depuis quelques années est de beaucoup supérieur à tout ce qui existe

ailleurs en Europe, est-ce à dire pour cela qu'il ne soit plus per-
fectible, et que nous ne puissions pas emprunter à nos voisins quelques détails dans l'organisation des secours? Soutenir une pareille
thèse serait à la fois une injustice et une faute.

Presque partout où existe l'assistance obstétricale à domicile, on
voit la bienfaisance s'unir intimement, comme but, au désir de
mettre à profit pour l'éducation spéciale des médecins et des sages-
femmes une source précieuse d'enseignement.

A Paris, l'assistance à domicile, confiée uniquement aux médecins et aux sages-femmes des bureaux de bienfaisance, pourrait
devenir en même temps une œuvre d'éducation spéciale, tout en
diminuant le nombre des femmes allant faire leurs couches dans les
Maternités ou dans les hôpitaux. Or, tout ce que renferme ce travail aboutit à cette conclusion : l'accouchement à domicile doit être
la règle; l'accouchement à l'hôpital, l'exception.

Malheureusement, intervient ici une objection qu'on ne manquera
pas de me faire.

« L'administration de l'assistance publique, dit-on, ne saurait
intervenir ni directement ni indirectement dans l'enseignement de
la médecine. » Je m'élève énergiquement contre cette doctrine, soutenue encore aujourd'hui par des personnes que j'aime et que
j'honore de toute l'estime que méritent leurs talents. L'enseignement de l'anatomie dans l'amphithéâtre de la rue du Fer-à-Mou-
lin est pour l'administration de l'assistance publique un titre
et un droit à la reconnaissance des élèves des hôpitaux; car tandis
que cet établissement, où j'ai appris l'anatomie, est *encore* aujour-
d'hui le meilleur de tous ceux qui existent en Europe; celui de la
Faculté où je l'ai enseignée, et auquel j'ai été attaché pendant cinq
années, est le plus défectueux de tous ceux que renferment les
grandes capitales du continent européen. C'est seulement à l'hôpital qu'on apprend la médecine, et j'appelle de tous mes vœux le jour
où chacun de nos hôpitaux servira à l'enseignement clinique aussi
bien qu'au soulagement des malades; le jour où, libre des entraves

que lui crée un monopole, excellent dans ses intentions mais
fàcheux dans ses résultats, l'administration des hôpitaux pourra
utiliser pour l'éducation des élèves un personnel médical et chirurgical que l'Europe lui envierait bien plus encore, s'il était libre
d'accomplir tout le bien qu'il est capable de faire.

Les nombreux élèves attachés à nos hôpitaux pourraient être appelés utilement à concourir avec les médecins des bureaux de bienfaisance à la pratique des accouchements à domicile, et voici comment cette organisation pourrait peut-être se concilier avec nos
lois et nos usages.

Chacun des hôpitaux de Beaujon, Lariboisière, Saint-Antoine,
la Pitié, la Charité, Necker, formeraient le centre d'un arrondissement de secours, dont les limites seraient plus ou moins étendues,
suivant les besoins de la population et le personnel médical disponible.

Un médecin ou un chirurgien du bureau central, ou le médecin
chargé de la direction de la salle d'accouchements de l'hôpital,
serait le chef du service obstétrical.

Un assistant ou chef de clinique, docteur en médecine, nommé
au concours, et logé à l'hôpital, serait chargé de le suppléer.

Deux internes, également logés à l'hôpital, choisis par le médecin en chef de service parmi les internes ayant plus d'une année
d'exercice, seraient de plus attachés au service à domicile; l'un
d'eux, à tour de rôle, serait tenu d'être présent à l'hôpital.

Les externes de l'hôpital ou, en cas d'insuffisance, les stagiaires
constitueraient les élèves chargés du service; leur nombre varierait
avec l'importance de l'établissement, l'étendue et les besoins de
la circonscription de secours. Ces élèves seraient partagés en deux
classes : les auscultants et les pratiquants; et l'institution serait
régie par un règlement rédigé suivant les idées suivantes :

Pour être admis comme auscultant, il faut avoir été un an au moins externe des hôpitaux et avoir pris douze inscriptions régulières à la Faculté.

Pour devenir pratiquant, il faut avoir suivi pendant trois mois au moins, comme auscultant, la clinique spéciale de l'hôpital, avoir pratiqué quatre accouchements sous la surveillance et en présence d'un des internes ou de l'assistant du service d'obstétrique. Mais ces conditions remplies ne constituent pas un droit, et l'on ne peut devenir pratiquant qu'avec l'assentiment du médecin en chef du service.

Le médecin en chef, suppléé au besoin par son assistant, est chargé de faire chaque semaine, à l'hôpital, deux leçons théoriques d'une heure. Tous les élèves régulièrement attachés à l'établissement peuvent y assister.

L'assistant préside aux exercices cliniques du toucher, qui se font deux fois par semaine. Les élèves auscultants y sont seuls admis. Une même femme ne peut servir à l'exploration qu'à deux élèves au plus.

Toutes les femmes ont droit aux services de la polyclinique ; les femmes inscrites au bureau de bienfaisance ont seules droit aux secours pécuniaires.

Les femmes qui désirent être accouchées à leur domicile doivent, autant que possible, se présenter à l'hôpital aux jours et heures indiquées, quinze jours au moins avant le moment présumé de l'accouchement.

L'assistant de service reçoit les demandes, à la salle de consultation spéciale de l'hôpital, trois fois par semaine, de dix heures à midi. Les auscultants assistent à tour de rôle à ces consultations, où l'assistant les exerce à la pratique du toucher et du diagnostic obstétrical.

L'assistant signe, s'il le juge convenable, un billet d'admission sur lequel est inscrit le nom de la malade et l'époque présumée de l'accouchement ; la femme remet ce billet à l'agent administratif, qui l'inscrit sur un registre, s'informe de l'état civil, de l'âge, du domicile, de la profession, etc., de la postulante. Si elle se trouve dans les conditions exigées pour le secours, il lui délivre un bulletin définitif d'admission qui sera envoyé à l'hôpital lorsque le moment de l'accouchement sera arrivé.

Les élèves pratiquants sont divisés en séries ; autant que possible elles seront de douze au moins. Les noms des élèves composant chaque série et l'heure désignée pour leur service sont affichés dans l'hôpital. Les élèves appartenant à une série doivent être présents à l'hôpital pendant les deux heures de garde journalière. Au fur et à mesure de la présentation des bulletins définitifs d'admission, les élèves les premiers inscrits de la série de garde se rendent auprès de la femme qui réclame leurs soins. Si leur nombre le permet, deux élèves assisteront à chaque accouchement.

Si l'accouchement *paraît* devoir présenter quelque anomalie, le pratiquant prévient l'interne qui se rend auprès de la malade et s'assure de l'exactitude du diagnostic.

Si l'accouchement présente réellement quelque anomalie qui puisse exiger une intervention médicale ou chirurgicale, l'interne requiert l'aide de l'assistant qui seul peut prescrire le seigle ergoté, appliquer le forceps ou faire la version.

Cependant ces opérations peuvent être faites par l'interne en présence et sous la responsabilité de l'assistant ou du médecin en chef.

Toutes les opérations graves ou difficiles ne doivent être faites, sauf le cas d'urgence, que par le médecin en chef ou en sa présence par l'assistant.

L'élève doit remplir jour par jour une feuille d'observations spécialement imprimée en vue des accouchements. Il ne peut quitter la malade qu'une heure au moins après la terminaison complète de l'accouchement. Il doit la visiter tous les jours, au moins dans la première semaine, etc.

Je n'ai pas à entrer ici dans les détails d'ordre intérieur, j'ai tenu seulement à montrer comment je crois réalisable à Paris l'idée des polycliniques allemandes et anglaises, et les avantages qu'elle possède pour l'enseignement *pratique* de l'art obstétrical.

PRATIQUE CIVILE DES ACCOUCHEMENTS

—

La profession d'accoucheur est presque toujours confondue avec
celle de médecin ou de chirurgien ; mais les principes qui, dans les
différents États de l'Europe, ont présidé à la réglementation de la
pratique de notre art, à la délivrance des titres conférant le droit et
presque partout le monopole de l'exercice professionnel, sont assez
différents en France et à l'étranger, pour qu'il me paraisse utile d'entrer, à cet égard, dans quelques détails, pour ce qui concerne l'Angleterre, les États allemands et la Russie.

La théorie qui, chez toutes les nations de l'Europe, a présidé à
l'organisation de la profession médicale est celle-ci : l'État ayant
l'obligation morale de veiller sur la santé des citoyens, mais ceux-ci
étant incapables de pouvoir apprécier si tel ou tel individu a les connaissances suffisantes pour pratiquer la médecine avec sécurité
pour les malades, l'État revêt de certains titres et marque en quelque sorte du sceau de sa garantie, ceux qu'il présente aux citoyens
comme dignes de leur confiance.

Une seconde théorie intervint ensuite : Pour se donner à lui-même
la garantie que les individus qu'il couvre de son patronage auront
le degré et la *qualité* d'instruction qu'il juge nécessaires, l'État mono-

polise l'enseignement; l'instruction est donnée dans des écoles soutenues par le budget de l'État, formées de professeurs fonctionnaires de l'État et les titres de docteurs, officiers de santé, médecins, chirurgiens, accoucheurs, sages-femmes, etc., donnés sous certaines conditions par l'État, sont la garantie *officielle* du savoir des individus auxquels ils sont conférés.

Vint enfin une troisième théorie : Pour préserver, même malgré eux, les citoyens de la tentation de s'adresser à des personnes n'offrant pas à l'État, et ne devant offrir à personne, des garanties suffisantes de savoir, l'exercice de la profession médicale est monopolisé entre les mains de ceux ayant obtenu les titres légaux, elle est interdite à tous les autres et l'exercice illégal est considéré comme un délit.

Toutes les nations de l'Europe ont accepté la première théorie ; toutes, à l'exception de l'Angleterre et en partie de la Belgique, ont accepté la seconde ; l'Angleterre repousse également la troisième, acceptée cette fois par toutes les autres.

ANGLETERRE

—

On peut à peu près caractériser la situation du corps médical en Angleterre avant le *Medical Act* de 1858, en disant que l'État ne conférait personnellement aucun droit, aucun titre à l'exercice légal. Des universités, des corporations, des colléges, *officiellement reconnus*, conféraient des titres, qui, suivant l'importance du corps qui les accordait et la nature de ce titre, offraient au malade une garantie de savoir plus ou moins grande. Ces titres ne pouvaient être usurpés par ceux qui n'y avaient pas droit, sans exposer les usurpateurs aux sévérités de la loi et aux poursuites de la corporation, à laquelle ils prétendaient à tort appartenir. Les titres de docteur ou de bachelier en médecine, donnés par les universités; ceux de membre, de licencié, de compagnon (*Fellow*), conférés par les colléges de médecine et de chirurgie d'Angleterre, d'Écosse ou d'Irlande, représentaient une valeur scientifique relative; c'était au malade à choisir son médecin, suivant le titre que celui-ci possédait.

L'idée philosophique qui a présidé à la promulgation du Medical Act de 1858 est celle-ci : l'État ayant charge de la santé publique, doit veiller à ce que les citoyens puissent être soignés dans leurs maladies par des médecins vraiment dignes de ce titre. Les citoyens ne pouvant apprécier le degré de capacité de chaque personne s'offrant à eux pour les soigner et pour les guérir, l'État présente au public revêtus de sa garantie officielle, tous ceux qu'il en juge dignes ; toutes ces personnes ont leur nom inscrit dans un registre publié chaque année sous forme de livre appelé *The Medical Register* et dont la rédaction est confiée à un conseil médical composé de délégués, choisis à l'élection par chacune des corporations ou universités de médecine de l'Angleterre.

Ce qu'il importe à l'État, c'est que ces personnes soient instruites, capables, expérimentées; mais peu lui importe le lieu où elles ont puisé leur instruction, leur capacité, leur expérience. Or, certains titres scientifiques conférés sous des conditions suffisamment sérieuses, par certaines sociétés, associations ou écoles de médecine d'Angleterre, *légalement reconnues et autorisées*, paraissent à l'État des garanties suffisantes d'instruction, de capacité, d'expérience; donc tous ceux qui justifieront de l'obtention de ces titres pourront être inscrits sur le *Medical Register*.

Mais ces titres n'ont pas tous la même valeur scientifique; un *Fellow* du collége des chirurgiens, présente plus de garanties de savoir qu'un *Member* du même collége; un *Docteur* en médecine d'une université, plus qu'un Bachelier en médecine de la même université ; de même qu'en France un professeur de la Faculté, un médecin d'hôpital, un membre de l'Académie de médecine présentent plus de garanties scientifiques qu'un simple officier de santé. Donc, l'État doit veiller, et il veille en Angleterre, à ce que personne ne puisse prendre un titre qui ne lui appartient pas, puisque chaque titre témoigne, chez l'homme qui le porte, d'une valeur scientifique plus ou moins grande, et donne au public incompétent une garantie qui doit être réelle. Aussi, ne tolérerait-il pas ce qui serait possible en France, l'usurpation du titre de membre correspondant de l'Académie de médecine, l'usurpation du titre de docteur par un officier de santé, docteur il est vrai, mais d'une université étrangère.

L'État doit-il aller plus loin et dire aux citoyens : Comme vous êtes incapables de jugement, je veillerai pour vous et je vous empêcherai de pouvoir vous faire soigner, même si tel était votre désir, par un individu qui pourrait tromper votre confiance : je suis votre tuteur, et *seul je sais ce qu'il vous faut;* si donc vous vous adressez à ceux auxquels je n'ai pas donné droit d'exercice légal, vous attirerez sur ces personnes une punition ou tout au moins une amende.

Pour moi, je crois erronée cette théorie qui est celle de la loi française, chaque jour ouvertement éludée. L'État doit en pareille matière ses conseils et rien de plus, ou il s'expose à attenter à ce qu'il y a de plus sacré : la liberté individuelle. Prenons un exemple : je suppose une femme atteinte d'un cancer du sein; elle a consulté ceux qu'on appelle avec complaisance les princes de la science; tous les consultants ont déclaré qu'elle a un cancer incurable, inopérable et ils refusent de l'opérer. Sa seule perspective est la mort, lorsqu'elle apprend qu'à Vienne ou à Londres un semi-nègre se prétend possesseur d'un remède pour guérir les cancers; de quel droit, je le demande, l'État peut-il arguer pour l'empêcher de se rattacher à cette espérance et d'aller se soumettre aux soins du médecin marron? et, s'il lui plaît de reconnaître par un payement quelconque des soins même inutiles; de quel droit réel peut-on l'empêcher de le faire? La loi doit partout être respectée parce qu'elle est la loi; mais je tourne plus volontiers mes regards

vers l'Angleterre où est la loi de l'avenir ; là, l'État dit aux citoyens :

Vous pouvez vous adresser en toute confiance aux personnes dont
l'inscription sur le *Medical Register* vous garantit en mon nom les
capacités scientifiques. Les différents titres dont elles sont revêtues,
sont des preuves que ces capacités sont ou peuvent être plus ou
moins grandes, mais je vous affirme et certifie qu'elles sont suffisantes ; à vous de choisir suivant vos besoins, vos préférences ou
votre fortune. Vous pouvez, cependant, vous faire soigner par
toute autre personne à votre choix ; mais je vous en dissuade,
car elles ne me paraissent vous offrir aucune garantie. Si ces
personnes vous donnent leurs soins, elles sauront qu'en cas de
malheur, elles s'exposent à être condamnées pour homicide par imprudence, puisqu'elles n'ont pas fait ce qu'il faut pour se mettre,
par une éducation médicale suffisante, aussi à l'abri que possible des
malheurs en médecine. Elles sauront, enfin, que si elles ont soigné
et guéri un ingrat, elles ne pourront judiciairement vous réclamer
des honoraires puisque *légalement* elles n'avaient pas le droit de
vous soigner.

Tels sont les principes qui ont présidé à l'organisation actuelle de
la médecine en Angleterre ; un jour viendra et peut-être n'est-il pas
éloigné où les vingt ou trente titres divers donnant droit à l'inscription sur la liste officielle des médecins d'Angleterre seront plus ou
moins unifiés.

Il me reste, maintenant, peu de choses à dire pour ce qui concerne spécialement la pratique des accouchements : tous ceux
qui sont inscrits sur le *Medical Register* ont droit d'exercice légal.

Quelques facultés : le collége des médecins et celui des chirurgiens d'Irlande, le collége des chirurgiens d'Angleterre, donnent
des diplômes spéciaux d'accoucheurs reconnus par le *Medical
Act* de 1858 ; mais avant de se présenter aux examens institués
pour l'obtention de ces diplômes, les candidats doivent justifier de
la possession antérieure de titres médicaux ou chirurgicaux qui, par

eux-mêmes, leur donnaient déjà droit à la pratique légale et à l'inscription sur la liste officielle. Au contraire, quelques établissements : *the Rotunda, Coombe lying-in Hospitals,* délivrent des diplômes d'accoucheurs ne donnant pas droit à l'exercice légal, et servant uniquement de recommandation dans la pratique civile.

Quant à ce qui concerne la profession de sage-femme, elle est absolument libre; mais on comprend qu'un diplôme serait utile pour indiquer au public, laissé libre aussi dans son choix, si la sage-femme a, ou n'a pas, l'instruction nécessaire. C'est pour remplir cette lacune, que je regrette tout le premier, que vient de se fonder à Londres le *Female Medical College,* et les diplômes qu'il délivrera, garantiront l'éducation spéciale des titulaires.

Presque dans toute l'Europe centrale, la sage-femme est au contraire un véritable fonctionnaire répondant à nos médecins cantonnaux.

PRUSSE

En Prusse, en Bavière, dans la Hesse, le droit de pratique n'est pas la conséquence immédiate de l'obtention des titres universitaires. L'idée qui a présidé à cette séparation est la suivante : Le droit à la pratique de la médecine est un monopole exercé sous la garantie et la tutelle de l'État; tous ceux qui en jouissent doivent présenter à l'État des garanties suffisantes. Le droit étant le même pour tous, les conditions nécessaires pour l'obtenir doivent être égales pour tous, c'est-à-dire représenter un degré égal d'instruction. Mais, quoique cette instruction soit donnée par l'État, elle ne doit pas l'être dans un même établissement d'éducation médicale, car il est préférable pour les progrès de la science de créer plusieurs centres scientifiques et d'exciter ainsi l'émulation des professeurs en laissant les élèves, libres de faire leurs études dans n'importe quelle faculté du royaume. Mais n'est-il pas évident que les titres universitaires donnés par ces diverses universités n'auront pas toujours la même valeur ; n'est-il pas évident que les unes accorderont difficilement un titre que les autres donneront avec une facilité trop grande ; n'est-il pas à craindre que telle faculté, où les talents des professeurs n'attireraient pas un nombre suffisant d'élèves, suppléerait à cette juste défaveur par la bienveillance exagérée qui lui fera accueillir des candidats qui eussent été refusés dans une autre faculté ? Ce ne seront donc plus les facultés, ce sera l'État lui-même qui donnera la capacité légale pour la pratique civile, et il se fera représenter dans le jury d'examen, jury unique siégeant dans la capitale, non pas seulement par des professeurs, mais encore par des praticiens éminents.

Les facultés donneront donc le titre de docteur ; le jury d'État seul, fera passer l'examen d'État (*Staats-Examen*) et donnera le titre de médecin praticien (*Arzt*) avec les droits que confère ce titre. Mais, comme on ne peut faire un bon praticien sans avoir fait des études scientifiques suffisantes, nul ne sera admis à l'examen d'État, s'il n'est déjà docteur en médecine. En Bavière, cependant, il existe une interversion et l'élève qui a satisfait à un examen de la faculté, va dans la capitale passer l'examen d'État, après quoi il revient à la faculté soutenir une thèse et recevoir le titre de docteur. En Prusse, une fois reçu *Arzt*, le médecin va s'établir ou bon lui semble ; en Bavière, il n'en est plus de même : fonctionnaire de l'État, il est envoyé par l'État (suivant la valeur des notes obtenues aux examens) dans telle ou telle circonscription.

Il n'existe pas en Prusse de diplôme spécial d'accoucheur donnant exclusivement qualité pour pratiquer les accouchements ; mais il existe un examen spécial pour les accouchements auxquels ne peuvent être admis que ceux ayant déjà satisfait à l'examen de médecin et de chirurgien.

A côté de ce titre de médecin existe celui de chirurgien (*Wundarzt*), qu'on distingue encore en *Wundarzt* de première et de deuxième classe. Les chirurgiens de première classe (*nicht promovirte Medico-Chirurgen*) répondent à peu près à nos docteurs en chirurgie ; les chirurgiens de deuxième classe, à nos officiers de santé ; avec cette différence fondamentale, que notre officier de santé ne peut faire d'opérations tandis que le chirurgien de deuxième classe ne peut pratiquer la médecine, sauf les cas où il n'existe pas dans la localité, ou à une suffisante proximité, de médecin ou de chirurgien de première classe. Aujourd'hui, du reste, la Prusse a aboli en principe le grade de chirurgien de seconde classe.

La qualité d'accoucheur ne peut être obtenue qu'après avoir subi les examens de médecine et de chirurgie, donnant droit au titre et aux droits de *Arzt*.

En Prusse, comme dans presque tous les États de l'Allemagne, une taxe officielle règle tout ce qui se rapporte à la pratique de l'art médical ; quoique cette taxe ne soit appliquée et applicable qu'en cas de contestation, de règlement et de fixation d'honoraires par les tribunaux, il me paraît intéressant d'en donner un spécimen en transcrivant, pour les accouchements, la taxe officielle de la Prusse :

1. Pour un accouchement naturel et prompt, de . . . . 7,50 à 18,75.
2. Pour un accouchement de jumeaux . . . . 11,25 — 30,»».
3. Pour un accouchement naturel, mais ent, et ayant exigé un jour et une nuit. . . . . 15,»» — 37,50.
4. Pour un accouchement par les pieds. . . . . 15,»» — 37,50.
5. Pour une version, avec ou sans application du forceps. 15,»» — 45,»».
6. Pour un accouchement par le forceps. . . . . 15,»» — 37,50.
7. Pour un accouchement après perforation. . . . . . 15,»» — 37,50.
8. Pour une opération césarienne sur une femme vivante, que l'enfant soit mort ou vivant. . . . . 37,50 — 75,»».
9. Pour la même opération après la mort. . . . . . . 15,»» — 30,»».
10. Pour extraction du délivre quelques heures après l'accouchement. . . . . 7,50 — 22,50.
11. Pour l'extraction d'une môle. . . . . 3,75 — 11,25.
12. Pour l'examen d'une femme enceinte. . . . . 1,45 — 7,50.
13. Pour rédaction d'un rapport demandé. . . . . . . 1,45 — 3,75.

En Prusse, en Bavière, dans beaucoup d'États allemands les sages-femmes sont envoyées et entretenues à la Maternité, soit par la
couronne et la caisse publique, soit aux frais des communes où
elles s'engagent à retourner exercer après leur réception comme
sages-femmes. On leur désigne les endroits où elles doivent aller
exercer leur profession et où elles doivent se fixer, soit pour quelques années (5 années en Prusse), soit pour toute la durée de leur
carrière. L'élève qui veut être reçue sage-femme doit présenter un
certificat attestant qu'elle a fait ses études complètes dans une Maternité prussienne à la satisfaction du professeur. (Décret du 6 janvier 1841.)

La commission d'examen est composée de trois personnes, savoir : du professeur d'accouchements, d'un conseiller médical du
gouvernement (*Regierungs-Medicinal-Rath*), et si l'école ne forme
des sages-femmes que pour un département, d'un membre du collége médical de la localité; ce dernier est remplacé par un médecin
d'arrondissement (*Kreis-Physicus*) si l'école forme des sages-femmes pour plusieurs départements.

L'élève est examinée sur la pratique, par le professeur qui lui
fait faire des exercices de toucher sur un vagin artificiel et la version
sur le mannequin, etc. Les autres juges examinent sur la théorie,
la conformation et la structure du bassin, les phénomènes et les
signes de la grossesse, etc. On dresse un procès-verbal des questions et des réponses, lequel est envoyé au gouvernement de la
province pour lui servir d'élément d'appréciation dans le placement
des sages-femmes.

La sage-femme reçue prête le serment suivant :

Moi, N... N..., je jure par Dieu tout-puissant et prête le vrai serment sans aucune ar-
rière-pensée, de faire mes devoirs de sage-femme en chrétienne consciencieuse. Je ne ferai
volontairement de mal à personne; je fais au contraire le vœu de donner tous les secours
possibles aux femmes accouchées, de leur donner des soins, ainsi qu'à leurs enfants, tant
que cela sera nécessaire; de n'épargner ni fatigue ni peine pour conserver la vie de la mère
et de l'enfant; de me rendre aussitôt à l'appel des pauvres comme à celui des riches [1] ; de

---

[1] En Saxe, les sages-femmes doivent gratuitement leurs soins aux pauvres.

ne jamais abandonner ou négliger une femme en travail ; de me soumettre aux règlements des sages-femmes tels qu'ils sont prescrits par Sa Majesté Prussienne, mon roi et maître comme il convient à une sage-femme fidèle et consciencieuse.

Aussi vrai que Dieu m'aide, par Jésus-Christ et son saint Évangile. *Amen*. (Règlement du 1er décembre 1825 [1].)

Aucune sage-femme ne peut s'établir où elle le veut, sans en faire la demande préalable à l'autorité de l'endroit, savoir : dans les villes, à la police; dans la campagne au conseiller (*Landrath*) de l'arrondissement; et, dans les deux cas, au médecin de l'arrondissement (*Kreis-Physicus*). Ce sont ces autorités qui doivent juger si la localité a besoin d'une sage-femme, si une sage-femme y gagnera assez pour vivre, si ses certificats de l'école ou ceux du médecin et de l'autorité du lieu où elle a déjà exercé satisfont à toutes les exigences. (Décret du 6 janvier 1841, § 4.)

Le diplôme de sage-femme n'est valable que pour le département (*Bezirk*) pour lequel il a été délivré.

Si la sage-femme, avec l'agrément de l'autorité, quitte le département, on lui donne un autre diplôme pour le département où elle désire s'établir. Voici sa formule :

La femme N... N... est décidée à s'établir comme sage-femme à N... Ayant fini ses études de sage-femme d'après les prescriptions, et ayant montré à l'examen de bonnes (très-bonnes, extrêmement bonnes) connaissances dans l'art d'accoucher, ladite N... N... est reconnue comme sage-femme exerçant à N..., sous la condition qu'elle se conformera aux instructions spéciales à sa profession, selon le serment qu'elle a prêté.

Le   18   .   (Règlement du 1er décembre 1825.)

Les sages-femmes appartiennent à la catégorie des personnes médicales, n'ayant pas rang de fonctionnaires (*Nicht-Beamten*).

D'après le décret de 1817, la sage-femme reçoit par l'intermédiaire du curé à chaque mariage et baptême, un, un et demi, à trois

---

[1] En Hanovre, le serment est ainsi conçu : « Je jure et promets devant Dieu, et par sa sainte parole, d'exécuter exactement et consciencieusement les instructions qui m'ont été lues et transmises, et que j'ai bien comprises. Je jure aussi de me comporter partout, dans l'exercice de ma profession, comme il convient à une sage-femme, honnête et consciencieuse. Que Dieu et sa sainte parole me soient en aide.

gute Groschen. Elle est libre de tout impôt, à chaque naissance ayant lieu dans son arrondissement, *elle reçoit sa taxe, quoiqu'on ait appelé quelquefois une autre sage-femme.*

Les honoraires sont valables suivant les endroits. En général, ils sont le quart de ceux de l'accoucheur et peuvent s'élever au tiers[1].

Pour la petite chirurgie, comme applications de sangsues, ventouses, administration de lavements, elles ont le quart ou la moitié de ce qu'on donne aux chirurgiens de deuxième classe.

Les médecins d'arrondissement (*Kreis-Physicus*) ont le contrôle des sages-femmes ; ils leur font passer un examen tous les trois ans (*Nach-Prüfungen*). Si elles échouent à cet examen, elles sont renvoyées à l'École des sages-femmes. (Décret de 1820.)

Mais, d'après le décret de 1861, si elles échouent à cet examen, le diplôme de sage-femme ne leur est pas supprimé.

Il existe une caisse de secours pour les sages-femmes pauvres.

Dans les villes, on admet en général la nécessité d'une sage-femme par 2,000 âmes de population[2].

La sage-femme diplômée doit exercer cinq ans dans la commune qui l'a envoyée à l'École des sages-femmes. Après ce temps, elle peut changer de résidence, après en avoir prévenu la commune, assez de temps à l'avance pour qu'on puisse envoyer une autre élève à la Maternité.

Chaque sage-femme exerçant doit avoir un *diarium*, dont elle remplira les rubriques suivantes :

1. Numéro d'ordre.
2. Date de l'accouchement.
3. Nom, âge, état et domicile de l'accouchée.
4. Combien d'accouchements antérieurs.
5. Sexe de l'enfant.

---

[1] La taxe *officielle* de l'accoucheur est pour accouchement simple de 2 à 5 thalers (de 7 fr. 50 à 18 fr. 75!). La sage-femme reçoit donc *officiellement* de 1 fr. 80 à 6 fr. 25 par accouchement.

[2] En Hanovre la circonscription des sages-femmes doit comprendre au moins 200 familles réunies dans un rayon d'un demi-mille autour du domicile de la sage-femme. (Ordonn. du 29 av il 1844.)

6. Naissance à terme ou prématurée.

7. Accouchement : *A* position; *B* accidents; *C* opérations.

8. Résultat : *A* pour la mère; *B* pour l'enfant.

9. Remarques particulières de la sage-femme.

10. Remarques de l'accoucheur : *A* sur la marche de l'accouchement; *B* sur la conduite de la sage-femme.

Ce diarium permet de contrôler les naissances, les accidents de l'accouchement et ses résultats, les qualités ou les fautes de la sage-femme, car il doit être représenté aux inspections médicales.

AUTRICHE

En Autriche et en Saxe, le droit à la pratique civile est attaché au titre de docteur en médecine; et il n'existe pas, comme dans la Prusse, le Hanovre, la Hesse, la Bavière, d'examen d'État. Les titres donnant droit à la pratique sont encore jusqu'aujourd'hui fort nombreux en Autriche. Il y existe, en effet, des docteurs en médecine, en chirurgie et en pharmacie; des maîtres en chirurgie, en accouchement, en oculiste, en médecine vétérinaire; et enfin des chirurgiens (*Wundärzte*).

En Saxe, où il n'existe d'autre faculté de médecine que celle de Leipzig, le titre de docteur donne droit à la pratique dans toute l'étendue du royaume; en Autriche, il y a exception pour ce qui regarde Vienne; et les docteurs, reçus à la faculté de Vienne et à celle de Prague, peuvent seuls être admis de droit à pratiquer dans la capitale. Les docteurs des autres universités de l'empire doivent, pour exercer à Vienne, y subir devant l'université un nouvel examen, portant uniquement sur la pratique.

L'examen d'accouchement est nécessaire pour être docteur en médecine ou en chirurgie; mais on ne peut être docteur en chirurgie sans être, au préalable, docteur en médecine; et il faut pour être docteur en obstétrique posséder les deux titres précédents.

Si la pratique de la médecine n'est permise qu'aux docteurs, la pratique de la chirurgie et de l'accouchement est légale pour les chirurgiens et les accoucheurs.

Il existe à Salzburg, Olmutz, Hermanstadt, etc., des écoles de chirurgie, destinées à former des chirurgiens. Après deux ans d'études, l'élève, dont on n'exige qu'une instruction élémentaire, peut être reçu *Wundärzt;* après trois ans, s'il a satisfait aux examens, il reçoit le grade de *Magister Chirurgiæ*. Ces titres doivent bientôt disparaître ; déjà l'école de Laybach a été supprimée, et l'on a transformé en faculté celle de Gratz.

Le *magisterium* de l'accouchement n'est donné qu'aux docteurs en médecine et aux maîtres en chirurgie; ces derniers, cependant, ne reçoivent qu'un seul diplôme, l'accouchement comptant parmi les opérations de la chirurgie.

Quant au *Wundärzt*, il est identique avec nos barbiers-chirurgiens.

Tout médecin qui, dans le traitement d'un malade, a commis une faute lourde par son ignorance, surtout si de cette faute il en est résulté une lésion grave ou la mort, ne peut, s'il est déclaré coupable, continuer l'exercice de la médecine avant d'avoir passé un nouvel examen.

Les médecins et les accoucheurs peuvent seuls prescrire des médicaments internes, les sages-femmes ne le peuvent pas.

La sage-femme comme le *Wundärzt* ne peuvent appliquer le forceps ; elles doivent appeler un maître en chirurgie ou un docteur.

J'ai donné, plus haut (page 271), les conditions dans lesquelles se fait, en Autriche, l'éducation spéciale des sages-femmes.

La sage-femme reçue prête serment :

1° d'obéir à ses supérieurs et aux ordres de la faculté de médecine en ce qui concerne son art;

2° de n'administrer aucun médicament interne sans la prescription d'un médecin; d'appeler un accoucheur ou un médecin dans les cas douteux, *de ne pas cacher aux malades l'imminence de la mort,* et de ne pas négliger ce qui est nécessaire au bien *temporel ou éternel* de la femme accouchée;

3° de ne jamais confier l'accouchement à une élève non diplômée;

4° de ne jamais refuser son secours aux pauvres;

5° de ne jamais aider l'avortement, la substitution d'enfant, ou aucun acte criminel;

6° de baptiser les enfants sur le point de mourir, les fœtus avant terme avec de l'eau tiède et non avec un autre liquide; d'annoncer ensuite le baptême au prêtre [1];

7° de garder le secret aux femmes accouchées, mariées ou non; mais *l'annoncer fidèlement à l'autorité compétente dans les cas de procès criminel.*

Les sages-femmes qui ont un diplôme d'une université autrichienne peuvent s'établir dans tout l'empire; elles doivent présenter ce diplôme à l'autorité compétente de la circonscription (*Kreis-Amt*), pour que le médecin (*Kreis-Arzt*) de la circonscription en prenne connaissance. Celles qui s'établissent à Vienne doivent en prévenir la faculté de médecine et annoncer chaque changement de leur domicile.

La sage-femme qui exerce sans diplôme est punie la première fois d'une amende de 6 thalers, amende doublée en cas de récidive et punie à une troisième faute par la prison.

Les sages-femmes doivent mettre une enseigne, afin de faire connaître leur domicile.

---

[1] *Règles pour le baptême.* — S'il n'y a qu'une main ou un doigt de sorti, il faut baptiser cette main ou ce doigt.

Si l'enfant a deux têtes, il faut les baptiser toutes deux. Savoir : D'abord une tête en disant : « Je te baptise au nom du Père, du Fils et du Saint-Esprit; » puis la seconde tête en disant : « Si tu n'es pas encore baptisée, je te baptise au nom du Père, » etc.

Si deux mains sont sorties, et si la sage-femme ne sait si elles appartiennent à un ou à deux enfants, elle baptise les deux mains, et si après le baptême les deux mains sont rentrées dans le vagin ou l'utérus, après la sortie des enfants elle les rebaptise en disant : « Si tu n'es pas encore baptisé, je te baptise au nom du Père, » etc. (Ordonnance du 14 décembre 1769.)

Elles ont droit au titre de *Frau* (madame).

Aucun accoucheur, ni sage-femme ne doit baptiser un enfant juif. Les accoucheurs et les sages-femmes sont obligés, sous peine d'une amende, d'annoncer à l'autorité dans les 24 heures de la naissance de l'enfant : l'accouchement d'une juive, le nom du père et de la mère, leur domicile et le sexe de l'enfant.

En 1830 on permit aux sages-femmes juives d'accoucher les chrétiennes sous la condition en cas de danger de mort d'avertir les parents pour qu'ils puissent prendre soin de l'âme du mourant.

Le médecin accoucheur et la sage-femme sont obligés d'instruire consciencieusement le curé de la paroisse de tout ce qu'ils savent de la mère : son nom et son état civil. S'ils cachent la moindre chose, ils peuvent être punis par la loi et perdre le droit d'exercer leur art.

Ils sont tenus de présenter au curé leur diplôme, si celui-ci le leur demande.

Il est défendu à une sage-femme de couper le filet à un enfant, sous peine d'emprisonnement; elle doit faire appeler un chirurgien.

Si un accoucheur ou une sage-femme sont appelés à donner un lavement pour calmer des douleurs ou du météorisme chez une femme, ils doivent examiner s'il n'y a pas grossesse et l'annoncer dans le cas d'affirmative à la femme et à ses parents. Ils doivent empêcher autant que possible l'infanticide, sous peine d'être considérés comme complices. Si une femme leur propose l'avortement, *ils doivent la dénoncer à la police*, mais ils doivent garder le secret envers les autres personnes.

Les sages-femmes, médecins ou chirurgiens qui, en dehors des cas criminels, ne gardent pas le secret des malades sont pour la première fois suspendus pour trois mois; la suspension est d'un an en cas de récidive : la perte du diplôme suit une troisième faute de ce genre.

FRANCE

Les titres, donnant droit en France à l'exercice de la médecine, sont ceux de docteurs et d'officiers de santé. Le titre de docteur ne peut être obtenu que dans les trois Facultés de Paris, Strasbourg et Montpellier; mais il donne droit à la pratique de la médecine, de la chirurgie et de l'accouchement dans toute la France.

Le titre d'officier de santé peut être conféré par les jurys médicaux ou par les Facultés; mais les droits sont les mêmes dans les deux cas, et l'officier de santé ne peut exercer que dans la circonscription territoriale, pour laquelle il a été reçu.

A l'inverse de ce qui existe dans toute l'Europe, et je dirais volontiers contre ce que commanderait la plus simple notion des connaissances qu'exige la pratique de la chirurgie et de la médecine, l'officier de santé français peut pratiquer librement la médecine, toute la matière médicale est à sa disposition, mais il ne peut pratiquer aucune opération sérieuse de chirurgie, sans l'assistance d'un docteur en médecine; il en est de même pour l'application du forceps.

Quant au doctorat en chirurgie, il est tombé en désuétude, quoiqu'il existe toujours officiellement.

Les études médicales peuvent se faire en France dans les Facultés et dans les Écoles secondaires; mais les élèves de ces dernières écoles ne peuvent aspirer qu'au titre d'officier de santé; le titre de docteur n'étant obtenu que dans les Facultés après quatre années d'études.

Tous les ans, un jury médical, composé de professeurs de l'École secondaire et d'un professeur d'une Faculté qui le préside, s'assemble au chef-lieu de la circonscription. Ce jury fait passer des examens et accorde ou refuse aux candidats le titre aux grades d'officiers de santé ou de sages-femmes de seconde classe.

La réglementation de la profession de sage-femme est assez simple.

Il existe deux classes de sages-femmes : celles qui ont été reçues dans une des trois Facultés de Paris, Montpellier et Strasbourg; celles qui ont été reçues par les jurys médicaux. Les unes sont de première, les autres de seconde classe.

Les trois Facultés ont des cours théorique et clinique d'accouchement auxquels peuvent assister les élèves sages-femmes qui se sont fait inscrire après avoir justifié des conditions d'âge, d'état civil et de moralité. A la fin de leur temps d'étude ou quand elles se croient suffisamment préparées, les élèves passent leurs examens, après avoir présenté au secrétariat de la Faculté les certificats de la sage-femme en chef, du professeur et du directeur de l'hospice, constatant qu'elles ont suivi très-régulièrement les cours qui leur ont été destinés.

Le prix de ces examens a été fixé ainsi qu'il suit :

1° Deux examens à 40 francs.	80 fr.
2° Un certificat d'aptitude.	40
3° Visa de ce certificat.	10
	130

Lorsqu'elles ont satisfait aux épreuves, elles obtiennent le titre de sages-femmes de première classe.

Les conditions d'admission, les matières des examens sont les mêmes pour les deux classes; les aspirantes à la seconde classe payent seulement :

Le certificat d'aptitude.	20 fr.
Le visa de ce certificat.	5
	25

Les élèves reçues à la Maternité de Paris échangent leur diplôme contre un certificat d'aptitude de sages-femmes de première classe.

Comme les docteurs en médecine, les sages-femmes de première classe peuvent exercer dans toute l'étendue du territoire français ; comme les officiers de santé, les sages-femmes de seconde classe ne peuvent pratiquer que dans la circonscription où elles ont passé leur examen.

A quelque classe qu'elles appartiennent, les sages-femmes ne peuvent employer les instruments dans les cas d'accouchements laborieux, sans appeler un docteur (art. 33 de la loi du 19 ventôse an XI). Il résulte de cette disposition de la loi, cette anomalie qu'une sage-femme ne peut appliquer le forceps, mais qu'elle peut pratiquer la version, opération bien autrement délicate que l'application du forceps. Du reste, la loi ne paraît exister que pour être éludée et un trop grand nombre de sages-femmes ne craignent pas, malgré la loi, malgré leur ignorance en pareille matière, de se livrer à peu près ouvertement à la pratique de la médecine pour ce qui regarde les maladies des femmes.

Avant de se livrer à l'exercice de son art, la sage-femme doit justifier de son diplôme devant les magistrats et le sous-préfet de l'arrondissement où elle élit domicile.

Les élèves envoyées par leur ville natale ou leur département à la Maternité de Paris et qui y ont obtenu un diplôme, l'échangent à la Faculté de médecine de Paris contre un certificat d'aptitude de sage-femme de première classe. Elles sont, de plus, soumises au règlement suivant :

1. A leur arrivée au chef-lieu de la préfecture, les élèves, ayant reçu à la Maternité de Paris le certificat d'aptitude, seront tenues de justifier des pièces qui leur auront été délivrées à l'hospice ; elles seront enregistrées, revêtues d'un *visa* et du timbre du département.

2. Le jury médical n'étant point constamment assemblé, les préfets prendront les mesures et donneront les ordre nécessaires pour que chaque élève, avec son simple certificat de capacité, puisse exercer *provisoirement* la profession d'accoucheuse, jusqu'à ce que le jury médical lui ait, dans sa plus prochaine réunion, échangé ce certificat contre un diplôme.

3. Les sages-femmes qui auront été instruites à la Maternité aux frais de leurs départements, et qui auront souscrit l'engagement de se fixer dans les communes qui leur auront été désignées par les préfets, seront tenues de s'établir dans ces mêmes communes.

Dans le cas où elles n'auraient contracté aucune obligation à cet égard, les préfets les inviteront à aller habiter, de préférence, les communes où le besoin de bonnes accoucheuses se fera le plus sentir.

Celles dont les frais d'instruction ont été supportés par une commune devront y fixer leur résidence.

Celles nommées par les commissions administratives devront de droit être attachées à l'hospice d'où elles auront été tirées, s'il s'y fait des accouchements et que leur présence y soit nécessaire.

4. Aucune élève ne peut exercer ses fonctions, dans quelque lieu que sa résidence soit fixée, que l'avis n'en ait été donné par le préfet au maire de la commune, et que ses certificats n'aient été visés à la mairie.

5. Les élèves de la Maternité, et particulièrement celles qui y auront obtenu des récompenses, seront choisies, de préférence à toutes autres, pour donner dans les communes leurs soins aux pauvres.

Les préfets et les administrations locales leur donneront, en conséquence, tous les encouragements qui seront en leur pouvoir.

Paris, le 8 novembre 1810.

Il n'existe en France aucune taxe réglant les honoraires des sages-femmes.

RUSSIE

Il existe en Russie trois classes de praticiens : les docteurs en médecine, les médecins et les felchters.

Le doctorat en médecine, d'une valeur plus élevée que le nôtre, n'est pas nécessaire pour la pratique. Les médecins correspondent plus exactement à nos docteurs français ; ils ont le droit de pratiquer la médecine, la chirurgie et les accouchements dans toute l'étendue de l'empire.

Les felchters sont inférieurs comme éducation et comme instruction à nos officiers de santé ; ils répondent assez exactement à nos anciens barbiers-chirurgiens, et aux élèves infirmiers qu'on a cherché à former au Val-de-Grâce. Dans les hôpitaux civils et militaires de la Russie ils sont chargés des saignées, des pansements, et de la petite chirurgie. Pris ordinairement parmi les enfants de soldats ou d'ouvriers, ils reçoivent une éducation spéciale. Ils entrent ordinairement au service vers l'âge de dix ans après avoir montré qu'ils savent lire et écrire. Pendant quatre ans, ils suivent dans des écoles spéciales annexées à de grands hôpitaux : le russe, le latin, la calligraphie, le dessin, la pharmacie, la petite chirurgie, l'anatomie et la réduction des fractures et des luxations ; après un temps variable de service ils peuvent dans certaines conditions entrer dans la pratique civile.

La profession obstétricale proprement dite ne peut être pratiquée que par les médecins.

J'ai montré plus haut les conditions de réception, d'éducation des élèves sages-femmes et les règlements qui président à leur nomination comme sages-femmes. Ce titre a, à peu près, la même valeur qu'en France ; il est donné par les écoles spéciales et il est échangé contre un diplôme donné par les universités. La longue durée des études (2 à 3 ans) exigée dans quelques Maternités s'explique par cette circonstance, que la sage-femme, éloignée souvent de tout secours médical par de longues distances, doit pouvoir pratiquer toutes les opérations de l'obstétrique ; parfois même, mais exceptionnellement, elle doit pratiquer la médecine, car, les femmes Kirghisses, tribu nomade qui habite les steppes orientales de la Russie, ne permettraient jamais à un médecin de leur donner ses soins.

Quoique ce sujet s'écarte beaucoup de l'objet spécial de ce travail, je résiste d'autant moins au désir de donner quelques détails sur l'organisation médicale de la Russie qu'ils offriront, je l'espère, quelque intérêt aux lecteurs français.

Il y a en Russie cinq districts universitaires : Pétersbourg, Moscou, Kiew, Dorpat et Kasan. A la tête de chaque université se trouve un curateur, servant d'intermédiaire entre les corps savants et l'empereur ou le ministre de l'instruction publique. Au-dessous de lui se trouve le recteur, *élu* par la réunion des professeurs des cinq facultés, nommé pour trois ans et rééligible.

Chaque faculté possède son doyen, *élu par les professeurs* de cette faculté, également nommé pour trois ans et rééligible. Ces nominations doivent être ratifiées par l'empereur ; il n'existe pas d'exemple de non-ratification.

Pétersbourg et Dorpat possèdent une faculté de langues orientales, Kasan, une faculté de théologie.

Facultés de médecine. — L'académie médico-chirurgicale tenant lieu, à Pétersbourg, de faculté de médecine, je prendrai pour exemple la faculté de Moscou.

Il y a à Moscou treize chaires, dont neuf sont occupées par des professeurs ordinaires et quatre par des professeurs extraordinaires. Il n'y existe aucune chaire de sciences, dites accessoires ; elles appartiennent à la faculté des sciences. L'ordinariat est un titre attaché à la personne et non à la chaire ; un professeur après avoir été quelques années professeur extraordinaire, devient professeur ordinaire sans changer de chaire.

Les professeurs reçoivent le traitement suivant :

    1° Professeur ordinaire,. . . . . . . 12,000 francs
    2°   Id.   extraordinaire . . . .   8,000 »
    3° Agrégé ou docent . . . .   4,800 »
    4° Privat docent   0,0

Tous les professeurs doivent être docteurs en médecine.

Les chaires et les titres sont donnés par un système mixte d'élection et de concours. Lorsqu'une chaire est déclarée vacante, les professeurs agrégés ou les *privat docent* font acte de candidature et l'on procède d'abord à l'élection de ceux qui, parmi eux, peuvent participer au concours. Telle est la règle pour Pétersbourg ; mais dans les autres universités tout le monde peut concourir. L'école se recrute elle-même et la nomination est soumise à la ratification de l'empereur, qui ne l'a jamais refusée.

Les épreuves pour le professorat consistent en deux leçons: l'une faite après une heure de préparation sans livres ni notes, l'autre après un temps variable sur une question choisie par le candidat.

Après vingt-cinq ans de pratique médicale et de grade de médecin ou de docteur, les professeurs ont une retraite de 10,000 fr.

La réunion des professeurs peut réélire pour cinq ans un professeur arrivé à l'époque de la retraite. Cette époque ne dépend pas de l'âge.

A l'Académie de Pétersbourg les appointements peuvent être doublés quand un professeur a publié un ouvrage important et digne de cette récompense.

Les *professeurs agrégés* sont choisis parmi les docteurs envoyés à l'étranger ou parmi les *privat docent*.

Pour être *privat docent* il faut faire deux leçons publiques devant la faculté. Les élèves ne rétribuent pas leurs cours.

Avant de pouvoir commencer ses études médicales, le jeune étudiant doit produire un diplôme analogue à notre diplôme de bachelier ès lettres ; mais l'examen pour l'obtenir comprend de plus l'allemand et le français.

Dès son arrivée à l'université, ou à l'Académie médico-chirurgicale de Pétersbourg, quatre conditions différentes sont offertes à l'étudiant :

    1° Payer à l'État une redevance analogue à nos inscriptions ;

    2° Ne payer aucune redevance ;

    3° Recevoir un *stipendium* ou bourse ;

    4° Être entretenu aux frais de l'État pendant la durée de ses études.

    1° *Payement à l'État.* En payant deux cents francs par an, soit mille francs pour les cinq années d'études, l'élève reçu médecin est libre de tout engagement; il peut se livrer à l'exercice de sa profession dans toute l'étendue de l'empire et se fixer là où il le désire. Il est libre de tout service militaire.

2° *Gratuité des études.* Reçu médecin, l'élève qui n'a payé aucune redevance doit à l'État deux années de service comme médecin militaire, s'il est de l'Académie médico-chirurgicale de Pétersbourg; comme médecin civil ou militaire, s'il appartient à une autre université ; ces deux années expirées, il est et reste libre.

3° *Un stipendium* est accordé après deux années d'études aux élèves ayant de bons certificats; on leur rembourse; de plus, les frais des deux premières années. Ce *stipendium* est fourni par les différents ministères suivant le nombre des bourses disponibles dans chacun d'eux ; l'élève est obligé de servir dans le ministère duquel il recevait le *stipendium*, cinq ans s'il recevait 26 francs par mois, dix ans s'il recevait 52 francs.

4° *Études faites aux frais de l'État.* A l'Académie médico-chirurgicale de Saint-Pétersbourg, des élèves reçoivent 100 francs par mois pendant toute la durée de leurs études. Reçus médecins, ils doivent à l'État dix ans de service, soit dans l'armée, soit dans les hôpitaux militaires.

En sortant de l'école, le médecin militaire reçoit 1,800 francs par an, plus le logement, l'éclairage, le chauffage, une ordonnance habillé et nourri et en temps de guerre les fourrages pour deux chevaux.

Après cinq années d'études qui embrassent toutes les parties de la médecine et dont l'organisation, sous le rapport de l'éducation pratique, ont excité mon admiration; l'élève (qui, après sa seconde année, a dû satisfaire aux examens d'anatomie, de physiologie, de chimie, de physique, etc.) subit ses examens de médecine. Les examens consistent en cinq épreuves orales et pratiques sur la médecine, la chirurgie, les affections syphilitiques, cutanées, mentales, les maladies des femmes et des enfants, la médecine légale, la thérapeutique et les opérations.

L'élève refusé à un de ces examens peut continuer à subir les autres épreuves ; mais il doit, après trois mois au moins et six mois au plus, repasser l'examen auquel il a été refusé. Toutefois, si après avoir échoué dans une épreuve, il est encore déclaré insuffisant dans une des quatre autres ; il doit recommencer, après un intervalle de six mois, à subir tous les examens de médecine, proprement dite, même ceux auxquels il avait d'abord satisfait.

Il n'y a pas de thèse pour le grade de médecin.

DOCTORAT. — Le grade de docteur n'est pas obligatoire pour l'exercice de la profession, il est tout à fait facultatif. Après un temps qui, en général, n'est pas moindre d'une année, et qui ordinairement est de trois, le médecin repasse tous ses examens pour lesquels, on exige cette fois, une connaissance plus complète de la science et de la littérature médicale actuelle du pays et de l'étranger. Le titre de docteur permet seul d'arriver au professorat et au grade de médecin en chef dans les hôpitaux ou dans les régiments. Le médecin ordinaire d'hôpital peut ne pas être docteur.

Tous les ans, parmi les élèves qui ont subi leurs examens de médecin, l'Académie médico-chirurgicale choisit les dix candidats qui ont le mieux satisfait aux épreuves. Ceux-ci peuvent, avec le grade et les appointements de chirurgien militaire, séjourner encore trois ans à l'école, où ils remplissent des fonctions analogues à celles de nos chefs de clinique, prosecteurs, chefs de laboratoire, etc., mais dès ce moment i's doivent choisir une spécialité : médecine, chirurgie, chimie, physique, botanique, etc.

Trois d'entre eux, choisis parmi les plus distingués, sont ensuite envoyés, pendant deux ans, à l'étranger ; ils voyagent où ils croient pouvoir apprendre le plus, France, Allemagne, Italie, Angleterre, reçoivent de l'État 8,000 francs par an ; mais ils doivent, pendant ce temps, envoyer quelques travaux sur les sujets qui leur ont paru les plus intéressants ;

Le *docteur en chirurgie* tombe en désuétude comme en France. Les docteurs en médecine peuvent seuls se présenter aux examens qui comprennent : la chirurgie théorique, l'anatomie chirurgicale, la médecine opératoire sur le cadavre et deux opérations sur le vivants.

Pour obtenir le grade de *médecin de district*, il faut passer un examen sur l'hygiène, les lois et la police médicales, faire une autopsie et un rapport médico-légal.

Pour être *opérateur du gouvernement*, il faut subir un examen d'anatomie chirurgicale, de chirurgie théorique et un examen clinique consistant à prendre, pendant quinze jours, l'observation écrite de deux malades ; faire sur le cadavre plusieurs opérations et en faire deux sur le vivant.

Pour être *accoucheur du gouvernement*, il faut subir un examen théorique et pratique sur les maladies des femmes et des enfants, sur la médecine légale obstétricale, faire un accouchement dont on rédige l'observation, et avoir fait deux opérations obstétricales (forceps, version).

Pour être *inspecteur médical*, il faut passer de nouveaux examens pratiques de toxicologie, de médecine légale, et avoir servi dix ans comme médecin de district.

Telle est, en résumé, l'organisation de la médecine. Je ne puis entrer dans plus de détails ; mais il est facile de voir que, pour ce qui concerne l'enseignement, si la Russie nous a fait des emprunts, la France serait aujourd'hui fort heureuse de pouvoir lui emprunter, ainsi amélioré, ce qu'elle lui a jadis donné.

CONCLUSIONS

La différence considérable qui existe dans la mortalité des femmes accouchées à domicile ou dans les Maternités, amènerait à désirer la suppression complète de ces établissements. Malheureusement, un tel désir est irréalisable; et quelque complète que puisse être l'organisation d'un service d'assistance à domicile, il sera toujours indispensable d'ouvrir aux femmes en couches un asile et un abri. Puisque les Maternités sont nécessaires, nous devons chercher quels principes doivent présider à leur construction et à leur organisation.

Je n'ai pas à rappeler combien sont nombreuses et difficiles les questions que pose l'hygiène hospitalière, quand il s'agit de créer un hôpital général : situation, orientation, isolement et dimension des bâtiments, disposition des corridors et des salles, espacement des lits, chauffage, aération, etc., etc., sont autant de problèmes qui sont loin d'être complétement résolus. Combien sont plus grandes encore les difficultés, quand il s'agit d'un établissement destiné aux femmes en couches ; il doit renfermer toutes les conditions hygiéniques nécessaires aux hôpitaux généraux ; il doit de plus mettre les accouchées à l'abri de ce fléau des Maternités : la fièvre puerpérale.

La mortalité spéciale par suite d'épidémies de fièvre puerpérale est la seule cause des *grandes* différences qu'on remarque dans la mortalité générale des diverses Maternités d'Europe. Rendre exceptionnelles et, si l'on peut, supprimer ces épidémies meurtrières, tel est le problème à résoudre. Cette solution ne peut être obtenue qu'en étudiant les conditions de développement de ces épidémies, et en recherchant les causes qui ont pu les rendre ordinaires, fréquentes, rares ou tout à fait exceptionnelles dans quelques établissements.

La marche des épidémies, leur apparition et leur développement formidable dans une Maternité, tandis que la Maternité voisine est complétement épargnée; leur existence dans toutes les saisons, sous tous les climats, par toutes les températures; la transmission de la maladie aux accouchées voisines de l'accouchée malade; les faits incontestables de transmission indirecte de la pyoémie puerpérale par l'accoucheur prouvent que la fièvre puerpérale est contagieuse, et que les épidémies ne sont que le résultat d'une extension trop facile de la contagion. Empêcher la contagion de la maladie lorsqu'elle se développe spontanément chez une femme en couches, tel est le problème, et il est tellement important que devant lui presque tous les autres s'amoindrissent ou s'effacent.

Qu'il s'agisse d'un hôpital chirurgical, nous verrons la mortalité proportionnelle s'accroître dans une progression presque définie, suivant la situation topographique et la population de l'établissement; nous trouverons, au contraire, de petites Maternités souvent décimées par les épidémies, et de grands établissements où ces épidémies sont tout à fait exceptionnelles.

Les hôpitaux, toutes choses égales d'ailleurs, sont plus salubres quand ils sont placés à l'extérieur des villes; cependant, les Maternités de Londres sont situées au milieu d'agglomérations ouvrières, et donnent des résultats relativement favorables; tandis que la Maternité de Paris, admirablement située, est depuis quatre années surtout le théâtre d'une épouvantable mortalité, sans exemple ailleurs.

L'encombrement suffit pour rendre insalubre l'hôpital le mieux installé ; l'infirmerie de workhouse de Marylebone à Londres est dans les mêmes conditions, sous ce rapport, que nos établissements d'accouchement, et cependant la mortalité des accouchées n'y atteint pas 1 pour 100 pour trois ans, tandis qu'elle arrive dans les nôtres à 10,15, et trop souvent à 20 pour 100.

C'est que l'influence de toutes ces conditions favorables ou défavorables à l'apparition spontanée d'une fièvre puerpérale primitive et non communiquée, s'atténue, devant l'influence bien autrement grave de la transmission de la fièvre puerpérale par contagion ; et nous trouverons des résultats relativement heureux dans tous les établissements où les moyens de préservation contre la contagion seront rigoureusement employés.

Les Maternités de Londres, que Tenon, à la fin du siècle dernier, citait pour leur faible mortalité, n'ont que de petites salles, et par conséquent peu d'accouchées réunies ; la literie est renouvelée à chaque accouchement, complétement remise à neuf ou même détruite après chaque décès ; les miasmes infectieux ne peuvent se fixer dans les cloisons, dans les murailles, car tout l'établissement est repeint chaque année ; non-seulement les malades de fièvre puerpérale sont isolées avec soin, mais, comme médecins ou sages-femmes ne mettent pas en doute la contagiosité de la maladie, ils cherchent à ne pas devenir les intermédiaires de la contagion. La section d'accouchement du workhouse de Marylebone est à une des extrémités de l'infirmerie, mais en communication indirecte par le corridor avec toutes les salles ; les lits sont serrés les uns contre les autres ; la population de l'établissement est considérable, mais la plus grande propreté y règne ; les murs sont badigeonnés à la chaux une fois tous les ans, et plus souvent s'il le faut. Aucun miasme spécial n'a pu y élire domicile, et, depuis trois ans, ainsi que j'ai pu m'en assurer en compulsant les registres, aucun cas de fièvre puerpérale ne s'y est développé.

L'alternance des salles, l'observation des précautions les plus minutieuses, la conviction pour tous de la réalité de la contagion est la cause des résultats relativement heureux que donnent les Maternités de Leipzig, de Munich, de Wurzbourg.

Le séjour des femmes malades dans les mêmes salles que les accouchées saines, la communication presque directe des salles les unes avec les autres explique la mortalité et les épidémies de la Maternité de Prague.

Vienne, qui avait présenté de si terribles épidémies dans ses deux Maternités, a vu leur mortalité diminuer notablement depuis l'emploi des précautions contre la contagion. Le nettoyage complet des salles, une large aération ont diminué les chances de développement et de contagion de la fièvre; mais les salles renfermant à la fois un grand nombre d'accouchées, il suffit qu'une seule devienne malade pour en infecter immédiatement plusieurs de ses nombreuses voisines. Les épidémies pourront y être moins graves et plus rares; mais elles s'y montreront encore.

A Paris, malgré de fàcheuses conditions hygiéniques la mortalité de la Clinique a diminué notablement depuis qu'elle a pour la diriger un professeur convaincu de la contagiosité de la maladie; mais l'impossibilité de séparer d'une manière absolue les malades, la communication trop facile des salles les unes avec les autres, le grand nombre des lits renfermés dans chaque salle peut faire porter pour la Clinique de Paris, le même pronostic que pour celle de Vienne.

Notre Maternité a vu l'année dernière sa mortalité dépasser 30 pour 100 et l'épidémie y rester presque en permanence pendant plu-sieurs années. C'est qu'on ne pouvait trouver nulle part une réu-nion aussi complète de tout ce qui peut favoriser la contagion. Que les choses changent depuis la dure expérience de l'année dernière, nous l'espérons; l'administration déploie pour cela le plus grand zèle, mais la doctrine de la contagion ne paraît pas avoir été jusqu'ici en faveur à la Maternité.

Le développement, non de la péritonite traumatique, mais de la fièvre puerpérale, est rare chez une accouchée en dehors de la contagion, une Maternité dans les murs et le mobilier de laquelle ne s'est pas fixé le germe contagieux peut laisser passer plusieurs années sans voir se développer dans ses salles un seul cas de cette terrible maladie. Mais, si après le premier cas spontanément et accidentellement éclos on ne prend aucune précaution, si on n'évacue pas la salle contaminée, si on ne renouvelle pas tout son mobilier, si on ne badigeonne pas murs et plafonds, si on ne lave pas à grande eau le parquet, on peut être à peu près sûr de voir la fièvre puerpérale s'y établir presque en permanence et frapper toutes les femmes qui, se trouvant aussi dans un état particulier, encore mal défini, favorable à l'éclosion de la maladie, se trouveront placées dans la sphère d'action directe du miasme ainsi mis en réserve. Aussi, telle Maternité, telle salle qui pendant longues années n'a pas vu un seul cas de fièvre puerpérale, verra, au contraire, fréquemment, cette maladie y devenir endémique lorsqu'aucune précaution n'aura été employé après son apparition dans l'établissement.

La salubrité d'une Maternité dépend donc surtout des précautions que prendront toutes les personnes qui y sont attachées, de la manière dont le service s'y trouvera réglé et organisé; mais il faut que la disposition matérielle des bâtiments rende possible l'emploi de ces précautions, qu'elle permette l'isolement des malades, qu'elle s'oppose enfin à l'apparition et au développement de la fièvre puerpérale. La solution de ce problème a été récemment agitée en Allemagne.

Avant de décider la construction d'une nouvelle Maternité à Prague, les députés de la Bohême ont cru qu'ils ne pouvaient mieux faire que de s'en rapporter à l'avis des médecins les plus compétents en pareille matière. Quatre questions ont été posées à MM. Oppolzer, Rokitansky et Skoda, de Vienne; Virchow, de Berlin; Lange, de Heidelberg; Schwarz, de Gœttingue; Loeschner, de Prague, et Hecker, de Munich. Leurs réponses sont rapportées dans le *Monatsschrift für Geburtskunde* (août 1864, p. 155).

Première question. — L'origine et l'extension, par voie de contagion, de la fièvre puerpérale, se montrant sous forme d'épidémie, sont-elles dans l'état actuel de la science certaines, vraisemblables ou possibles?

R. Il n'y a pas de doute sur l'origine et l'extension par contagion de la fièvre puerpérale (*Oppolzer, Skoda, Rokitansky*).

Dans le développement et la propagation de la fièvre puerpérale, le rôle essentiel est représenté par une prédisposition individuelle comme pour les inflammations diffuses ou malignes. La fièvre puerpérale peut se produire par la prédisposition seule, sans qu'il y ait contagion. Une infection locale, spécifique : la *contagion*, ne se manifeste que lorsqu'il y a une certaine intensité dans l'épidémie et dans les principes contagieux. *Chez un individu non prédisposé, la contagion peut rester sans effet* (*Virchow*).

La fièvre puerpérale est une maladie du sang résultant d'une infection par des matières animales décomposées; le plus souvent cette infection vient du dehors, plus rarement elle naît dans l'individu lui-même (*Self-infection*), La contagiosité de la fièvre puerpérale doit être niée, si on veut entendre par ce mot son inoculation par des produits spécifiques; mais sa propagation par un principe animal ou cadavérique est bien probable (*Lange*).

La fièvre puerpérale comme la gangrène nosocomiale est produite par des miasmes (effluves malignes) (*Hecker* et *Schwarz*).

Sauf M. Loeschner qui n'ose pas se prononcer, on voit que les plus illustres médecins de l'Allemagne admettent d'une manière formelle la contagiosité de la fièvre puerpérale; je l'ai, du reste, prouvé plus haut par les faits, et nous devons déjà en tirer une première conclusion : LES FEMMES ATTEINTES DE FIÈVRE PUERPÉRALE DOIVENT ÊTRE ISOLÉES DES AUTRES.

Deuxième question. — Est-il convenable d'avoir de grands établissements d'accouchement bien disposés; ou vaut-il mieux les séparer en plusieurs petites Maternités? Quelle devrait être en ce cas l'importance de ces dernières?

R. Si la construction et la disposition sont convenables et si l'espace est suffisant, les grands établissements ne sont pas *absolument moins avantageux* que les petits (*Rokitansky, Oppolzer, Skoda*).

Virchow se déclare d'une manière formelle contre les grands établissements; il faut construire, répondit-il, plusieurs Maternités dans les différents quartiers de la ville, permettant 800 et au plus 1,500 accouchements annuels, renfermant des salles de 20 à 30 lits pour femmes enceintes et des salles d'accouchées n'ayant au plus que 10 lits.

Les grands établissements sont mauvais. Plus l'établissement est petit, meilleures sont, en général, les conditions hygiéniques (*Lange*).

On ne saurait admettre la construction de grands établissements; plus la Maternité est petite, plus l'espace qu'elle occupe est grand, meilleures sont les conditions hygiéniques (*Hecker* et *Schwarz*).

Les grands établissements sont mauvais (*Loeschner*).

Ici encore il y a une remarquable unanimité. Je crois avec Virchow qu'on pourrait à grands frais construire un grand établissement permettant avec quelque sécurité 1,500 accouchements annuels; mais je me prononce énergiquement pour les petits établissements. Les chances d'infection y sont moins grandes, et si une épidémie qu'on ne peut toujours empêcher et dont il faut prévoir la possibilité, s'y développait par contagion, l'évacuation et la fermeture momentanée d'un petit établissement a moins d'inconvénients, puisqu'il n'arrête pas subitement les secours donnés à un grand nombre de femmes enceintes, aussi nous posons cette seconde conclusion :

Une Maternité doit être disposée de manière a permettre de 800 a 1000 accouchements AU PLUS par an.

Troisième question. — Pendant les épidémies faut-il admettre le système d'évacuation et de désinfection, et faut-il, en conséquence, construire une maison de rechange (*Wechselhaus*)?

Il faut avoir une maison de rechange n'ayant que le tiers de l'importance de la Maternité pour y placer, en cas de besoin, les femmes enceintes et accouchées bien portantes (*Oppolzer, Skoda, Rokitansky*).

Lorsqu'il y a une *épidémie,* il faut une évacuation complète et absolue de l'établissement. S'il n'y a que quelques malades, quelques cas isolés de fièvre puerpérale, il faut une évacuation partielle de la maison et une désinfection complète des chambres occupées par les malades. La Maternité doit être composée d'un centre et de deux ailes, dont chacune sera mise tour à tour en activité. La buanderie et la maison de rechange seront assez éloignées de la maison principale (*Virchow*).

La simple séparation des malades n'est. pas d'un grand effet; il faut une maison de rechange et une complète désinfection (*Lange*).

Même un petit établissement a besoin d'une maison de rechange (*Hecker* et *Schwarz*).

Les rapports entre les différentes maisons doivent être suspendus; en cas de nécessité, il faut une quarantaine absolue (*Loeschner*).

Comme les hautes autorités médicales dont je viens de rapporter l'opinion, je suis partisan de la séparation des malades, de l'évacuation absolue de la maison d'accouchement en cas d'épidémie, et de la désinfection complète par le badigeonnage des murs, les fumigations, l'ouverture des fenêtres, le repos pendant un ou deux mois; mais je ne partage pas leur avis quant à la nécessité des maisons de rechange, à moins qu'on n'entende par « maison de rechange » une infirmerie pour les accouchées malades. Si on entendait ce mot comme : Maternité alternante, on se heurterait, en effet, à des difficultés financières, ce qui est déjà grave; mais ce qui l'est plus encore, c'est que cette mesure serait probablement inefficace.

Pour que l'évacuation dans la maison de rechange puisse être utile, il faut qu'elle soit complète, c'est-à-dire qu'elle comprenne tout le personnel du service médical et des services généraux : cuisine, lingerie, bureaux, etc. En effet, si les accouchées seules occupent la maison de rechange, les gens de service, les employés, les sages-femmes, les médecins, retournant plusieurs fois par jour dans la maison infectée, apporteront la maladie dans la maison de rechange, et la séparation sera bientôt illusoire. Pour qu'elle soit réelle, il faudrait avoir en quelque sorte deux exemplaires de la Maternité, la dédoubler avec ses services généraux, et par conséquent se résoudre à des dépenses considérables en vue d'une utilité fort éventuelle et même exceptionnelle; car dans une Maternité bien organisée les épidémies peuvent et doivent être fort rares. Eût-on même deux maisons semblables, elle ne devraient pas être à proximité l'une de l'autre dans la même enceinte, sous peine de voir la séparation rester quelquefois inefficace, l'atmosphère pouvant, à aussi courte distance, jouer le rôle d'agent de transport des miasmes contagieux.

Ce qui nous paraît indispensable, et nous croyons que telle est la signification du mot maison de rechange, c'est une infirmerie tout à fait séparée, comme cela existe partout en Allemagne, en Russie, à Copenhague, en Suisse, pour la petite vérole: infirmerie où l'on transporterait les accouchées aussitôt qu'elles présenteraient un cas individuel et isolé de fièvre puerpérale.

Mais comment suppléer au manque de secours amené par la fermeture de la Maternité, devenue exceptionnellement le théâtre d'une épidémie?

J'ai eu l'honneur de proposer, il y a quelques mois, au directeur général de l'assistance publique, dans des circonstances semblables, et le bonheur de lui voir accueillir et mettre en pratique ce que je crois être le meilleur moyen à employer : l'accouchement au domicile des sages-femmes de la ville. Moyennant un sacrifice pécuniaire assez considérable, mais de peu de durée, il est facile à une administration de s'entendre avec un certain nombre de sages-femmes, recevant chez elles des pensionnaires privées venant y faire leurs couches, et de suppléer ainsi au manque des lits d'hôpital. Une femme enceinte se présente à la Maternité pour y accoucher et l'établissement ne peut la recevoir; mais on lui remet un billet à l'adresse de telle ou telle sage-femme privée, et elle y va accoucher comme pensionnaire aux frais de l'administration, qui sait de combien de ces lits temporaires elle dispose, combien ont été distribués, combien et quels sont encore ceux disponibles. Nous poserons donc encore les conclusions suivantes :

Toute Maternité doit renfermer une infirmerie SPÉCIALEMENT *affectée aux femmes atteintes de fièvre puerpérale, et placée dans un bâtiment tout à fait isolé.*

La Maternité doit renfermer le double des lits régulièrement occupés, de façon à ce que chaque salle après avoir été occupée pendant le temps nécessaire au rétablissement des accouchées qui y ont reçu asile, puisse être ventilée, et rester inoccupée pendant un temps égal. L'alternance sera établie entre la partie gauche et la partie droite de la maison ou entre deux étages différents.

Lorsqu'un cas de fièvre puerpérale se sera développé dans une salle; après le transport de la malade à l'infirmerie et le départ des autres femmes accouchées de la même salle et gardées dans une sorte de quarantaine jusqu'à leur rétablissement, la salle sera entièrement badigeonnée.

Lorsqu'une épidémie se sera développée à la Maternité, aucune nouvelle accouchée n'y sera admise; l'établissement pourra être évacué; mais, dans aucun cas, les accouchées ne seront envoyées dans d'autres établissements d'accouchements. Après son évacuation, l'établissement subira une désinfection absolue, un badigeonnage complet et ne sera remis en activité qu'après un repos d'un mois au moins.

Quatrième question. — La maison d'accouchements et la maison de rechange peuvent-elles être en rapport direct, sous la même direction ou administration, ou doivent-elles être complétement séparées?

R. La maison de rechange peut être placée au voisinage de l'établissement, et rester sous la même administration. Médecins, sages-femmes, linge, etc., doivent être séparés et particuliers pour chacun des établissements (*Skoda, Rokitansky, Oppolzer*).

La direction médicale et l'administration des deux établissements doivent être séparées et indépendantes (*Virchow*).

La maison de rechange doit être aussi éloignée que possible de la Maternité, avec la précaution que le personnel médical ou autre des deux maisons soit absolument séparé. L'administration séparée est désirable. Une maison d'accouchements doit être isolée et entourée de jardins. La réunion avec des hôpitaux ou des services de gynécologie est IMPARDONNABLE (*Lange*).

Les différents établissements ne doivent pas seulement être séparés par l'espace; ils doivent avoir une direction médicale et administrative séparées ; mobilier, linge, etc., doivent être particuliers à chacun d'eux (*Hecker* et *Schwarz*).

Les auteurs que je viens de citer, médecins d'une autorité incontestable sur la matière, sont, comme on le voit, explicites sur tous ces points. Je partage absolument leur avis, sauf cependant une petite modification. Le point essentiel est d'éviter tout rapport direct entre la Maternité et l'infirmerie; mais je ne vois pas quel serait l'inconvénient de laisser sous l'administration financière d'un même directeur l'hôpital et son annexe; pour tout le reste je suis partisan d'une séparation complète.

L'infirmerie spéciale sera dirigée par un médecin, ne se livrant pas en ville à la pratique des accouchements, ne résidant pas dans l'établissement; il sera suppléé par un assistant logé dans la maison, mais ne pouvant sous aucun prétexte entrer dans la Maternité principale. Il en sera de même des serviteurs; quant au matériel, le linge de l'infirmerie sera lavé dans la buanderie même de l'infirmerie.

Le tunnel, ne livrant passage pour ce qui concerne la cuisine, qu'au wagon de transport, et marchant par un mécanisme, sera le seul moyen de communication directe des deux établissements. Le projet de Maternité par lequel je termine ce travail est basé sur les préceptes que je viens d'examiner succinctement, il est le développement et la démonstration graphique des idées défendues et développées dans ce travail.

Si dans ce qui concerne l'organisation matérielle de ses hôpitaux, Paris a quelque chose à envier à l'étranger; si un certain nombre d'établissements russes, anglais ou allemands me paraissent pouvoir servir de modèles aux nôtres; dans l'ensemble de son système d'assistance publique, Paris soutient avec avantage la comparaison avec tous les États de l'Europe.

Malheureusement, aucune comparaison n'est possible pour ce qui concerne nos Maternités, et surtout la maison de la rue de Port-Royal; les réformes matérielles nécessaires sont si grandes, qu'elles ne seront suffisantes qu'à la condition d'être radicales. L'épouvantable mortalité qui règne à la Maison d'accouchement l'a condamnée depuis longtemps; et quand on voit l'administration *municipale* ne pas hésiter à sacrifier plus de vingt millions pour construire, malgré l'avis formel du corps entier des chirurgiens des hôpitaux, un détestable Hôtel-Dieu, on me pardonnera de demander la transformation de la Clinique et la reconstruction de la Maternité, sur le terrain qu'elle occupe aujourd'hui.

Il faudrait en outre créer sur différents points de Paris, quelques petites Maternités dans les quartiers les plus populeux; disposer dans les maisons de secours quelques lits pour y recevoir une accouchée dans les cas d'extrême urgence, éviter les grands services d'accouchement dans les hôpitaux; et, dans aucun cas, ne pas transférer dans les hôpitaux des malades ayant pris, dans un service spécial, fermé par suite de l'apparition de la maladie, le germe de la fièvre puerpérale qu'elles apportent avec elles.

Enfin, et c'est là le point essentiel, il est urgent que l'administration se décharge d'une lourde responsabilité, qui aujourd'hui lui appartient toute entière; il est urgent que le corps médical des hôpitaux cesse de voir tomber autour de lui des hécatombes de victimes dont il sauverait la plus grande part, si on lui laissait la liberté d'action qui doit lui appartenir et qu'il réclame au nom des intérêts les plus sacrés de l'humanité; au nom des pauvres, des malades; au nom de ceux que l'état déplorable de nos hôpitaux a rendu orphelins.

PROJET DE MATERNITÉ

Les Maternités peuvent, sans inconvénients sérieux, être placées à la circonférence des villes. On ne saurait invoquer l'éloignement de la famille, puisque l'entrée des Maternités est en général interdite aux parents, ou aux amis de l'accouchée; on ne saurait non plus invoquer l'urgence des secours, comme pour les accidents imprévus, surtout si on permet l'entrée de l'établissement aux femmes qui se trouvent dans le neuvième mois de leur grossesse. Sans doute on voit assez fréquemment des femmes surprises par les douleurs de l'enfantement, accoucher dans le trajet de leur domicile à l'hôpital; mais cela, pour Paris surtout, tient à ce que les femmes, ayant une grande répugnance à entrer à la Clinique ou à la Maternité, préfèrant accoucher dans les hôpitaux généraux. Or, comme elles ne peuvent, d'après le règlement, y être reçues que dans les cas d'urgence et après le commencement du travail, la plupart d'entre elles, attendent, pour quitter leurs demeures, qu'elles ressentent les premières douleurs.

Cependant les cas d'urgence se présentent assez fréquemment, même en dehors de ces circonstances particulières; il faut donc que les hôpitaux généraux, ou mieux les hôpitaux ou maisons de secours disséminés dans les divers quartiers des grandes villes comme Londres, Paris, Berlin, Vienne, Saint-Pétersbourg, etc., renferment quelques lits destinés à recevoir les femmes en couches qui ne pourraient se rendre à la Maternité.

Médecin, et nullement architecte, je n'ai pas la prétention de donner le projet suivant comme exécutable, tel que je le décris;

mais, c'est pour moi le moyen de présenter d'une manière plus sensible mes idées sur la disposition d'une Maternité.

La nécessité de séparer la Maternité de l'infirmerie, exige un emplacement de 10,000 à 12,000 mètres carrés; dans ce projet, les constructions n'occupent approximativement que 2,500 mètres carrés, dont 1,740 environ pour le bâtiment principal, et 750 à 800 pour l'infirmerie.

DISPOSITION DES BATIMENTS.— La Maternité ne doit pas se trouver immédiatement de façade sur la voie publique; il est bon qu'elle en soit séparée par un petit jardin, pour éviter le bruit et la commotion que cause le mouvement des voitures.

L'infirmerie doit être tout à fait séparée de la Maternité ; si les deux bâtiments se trouvent dans un même enclos, il est bon qu'une grille, toujours fermée ou un mur, empêchent toute communication directe.

Le concierge de la Maternité, peut, sans inconvénient, être logé dans le bâtiment même; mais l'infirmerie devant être plus isolée encore de la voie publique, il est bon qu'un petit pavillon soit donné au concierge et à sa famille au rez-de-chaussée, un second pourrait être réservé au mécanicien ou chauffeur de l'infirmerie.

Si on voulait établir une nombreuse école d'élèves sages-femmes il serait préférable de construire un bâtiment séparé pour l'administration et pour l'école spéciale; on pourrait ainsi diminuer d'un étage la Maternité en mettant les malades au rez-de-chaussée; mais je pense que quinze élèves sages-femmes internes, logées dans chaque établissement, constituent un maximum qu'au double point de vue de leur instruction rapide et du bien-être des malades, il ne faut pas dépasser.

Orientation. — La façade principale, celle sur laquelle s'ouvrent les fenêtres des chambres, sera autant que possible orientée au sud, le corridor regardant le nord.

Forme générale. — Pour un petit établissement devant renfermer des chambres isolées d'une capacité moyenne, la forme suivante m'a paru réunir les conditions hygiéniques les meilleures, jointes à l'économie de la construction.

Au centre, un pavillon central débordant la façade principale d'à peu près deux mètres, et faisant en arrière une saillie plus considérable de huit mètres. Sur les côtés, également en arrière, deux petites ailes faisant un retour de six mètres sont destinées à recevoir l'office, le lavabo et les water-closet. Exposé du côté du nord, éclairé par quatorze fenêtres, le corridor commun pourra être aussi bien ventilé que possible.

Quant au style architectural, si mon crayon, guidé par mes souvenirs d'Allemagne, a mélangé le style roman avec le gothique et d'autres encore, je n'y attache, on le comprend, aucune importance; ce projet, je le répète, est celui d'un médecin et non d'un architecte.

Bâtiment principal. — Il se compose d'un sous-sol, d'un rez-de-chaussée et de deux étages. Le bâtiment est entouré d'un fossé, comme la plupart des constructions anglaises; ce fossé doit être bitumé et creusé de manière à permettre l'écoulement facile des eaux pluviales. Cette disposition permet l'éclairage facile du sous-sol, lui retire toute humidité et supprime les caves en utilisant un étage, en diminuant les frais de construction, tout en faisant reposer le bâtiment sur une base solide. Pour cela il faut placer de distance en distance, entre quelques-unes des fenêtres du sous-sol, établir de petits murs de soutènement ne dépassant pas le niveau du sol, allant du mur du bâtiment à la paroi extérieure du fossé et donnant ainsi aux murs du sous-sol toute la solidité des fondations, dont la profondeur se trouve ainsi diminuée.

Sous-sol. — La lumière doit arriver directement dans les pièces du sous-sol, c'est-à-dire que ses fenêtres dépasseront de cinquante centimètres au moins, le niveau du sol extérieur au fossé, et seront percées perpendiculairement à la surface du mur, et non obliquement comme les soupiraux de cave.

Le sous-sol, voûté, est destiné à loger les services généraux;

cette disposition, employée actuellement dans presque tous les établissements étrangers est de tout point excellente, et nous espérons montrer dans notre rapport général qu'elle n'a pas d'inconvénients sérieux. Dans beaucoup d'hôpitaux, les infirmiers ont même leur dortoir dans ce sous-sol; mais nous croyons qu'il vaut mieux ne pas suivre cet exemple.

L'entrée de l'étage souterrain doit être indépendante de celle de l'hôpital; l'escalier, véritable escalier de service est placé sur la façade latérale droite de l'édifice et descend dans le fossé de circonvallation.

Un corridor voûté règne dans toute la longueur du sous-sol; à gauche, se trouvent successivement des chambres destinées à renfermer les provisions et servant de boucherie, de panneterie, etc.

Le réfectoire des gens de service, a quatorze mètres de long sur huit de large; il s'ouvre sur le corridor et sur la cuisine avec laquelle il communique par une seconde porte, pour faciliter le service.

La cuisine est munie de marmites de diverses dimensions, depuis les plus grandes, d'une contenance d'un ou deux hectolitres, pour la préparation du bouillon, jusqu'aux plus petites pour la confection des sauces; toutes seraient en fer ou en cuivre, à double paroi, chauffées par un courant de vapeur fournie par le générateur de la machine, suivant le système employé dans les nouveaux hôpitaux allemands. Au-dessus des grandes chaudières, se trouve sur chacune d'elles, un tube aboutissant à une cheminée commune, comme cela existe à la Maternité de Hanovre, et conduisant directement au dehors la vapeur qui s'échappe de l'eau en ébullition pendant la cuisson des mets.

Une grille pour les rôtis, avec tourne-broche mu par le courant d'air produit par le foyer (comme à l'hôpital Lariboisière), sera le seul appareil de chauffage direct, nécessaire à la cuisine.

Le lavage de la vaisselle s'opère dans une salle communiquant avec la cuisine et avec le corridor.

La lingerie et ses dépendances viennent ensuite. Les armoires au

linge sont fermées par des portes, dont les panneaux sont consti-
tués par des toiles métalliques, afin d'empêcher la pénétration des
poussières, et de permettre la ventilation et le séchage complet du
linge mis en réserve.

La *chambre de travail* est celle où se répare le linge de la maison.

La *buanderie* et la *salle des repasseuses* terminent l'étage. La
buanderie est comme la cuisine chauffée par la vapeur apportée du
générateur par des tuyaux s'ouvrant directement dans les bassins.
Les chaudières à couler le linge sont également chauffées à la vapeur. L'essoreuse, mue par la machine à vapeur ou une presse hydraulique, un séchoir à tiroir, compléteront le matériel de la buanderie ; on pourrait cependant joindre avec avantage un des nombreux
appareils servant à cylindrer le linge ; habitude reçue partout en
Allemagne, et qui ne paraît pas mériter le reproche que lui font les
ménagères françaises d'user le linge, en brisant les fibres textiles.

Sans doute, on fera tout d'abord à cette situation de la buanderie
dans l'hôpital même le reproche de donner à l'intérieur de la maison
de l'humidité et des odeurs désagréables ; cependant, si on fait à la
voûte de la buanderie des ouvertures aboutissant à une cheminée
d'appel ; si on garnit cette ouverture d'un pavillon en tôle, surmon-
tant les chaudières et aboutissant à la cheminée, aucune odeur n'est
à craindre ; car, même sans que ces précautions y soient prises,
nous n'avons pas constaté, dans les nombreux hôpitaux étrangers
où cette situation de la buanderie existe, ces inconvénients prévus
a priori, mais qu'une bonne construction prévient ou fait disparaître.

Des deux petites ailes terminales, l'une renferme la soute au
charbon ; à côté de laquelle est placée la chambre de désinfection,
véritable étuve, de grande dimension, pouvant être fortement chauffée, et servant à la purification des vêtements des malades et à la
désinfection des objets susceptibles d'être contaminés ; Munich et
Copenhague m'ont présenté des chambres disposées à ce même

usage; l'autre aile renferme l'escalier de service intérieur et les latrines (water-closet).

Une machine à vapeur est nécessaire dans tout établissement hospitalier de quelque importance; elle sert à faire monter l'eau froide et l'eau chaude à tous les étages, à donner la vapeur à la cuisine, à la buanderie, aux petites cuisines ou offices desservant les salles, et à faire mouvoir quelques appareils : essoreuses, cylindre pour le linge, etc. La machine est placée à l'arrière du bâtiment, dans l'aile centrale, au-dessous de l'escalier. On ne saurait faire de sérieux reproches à cette situation, une machine motrice, assez faible du reste, ne devant donner, si elle est bien construite et entretenue, ni fuites de vapeur, ni bruit appréciable à distance.

Dans cette même partie de l'édifice se trouvent l'extrémité inférieure de la cage, où glisse le lift; celle de la trémie, par laquelle est précipité le linge sali; et enfin la chambre du tunnel, parties sur lesquelles je reviendrai plus loin.

Rez-de-chaussée. — Le rez-de-chaussée est destiné à l'habitation du personnel. Par un escalier de trois ou quatre marches, on arrive dans un large vestibule, à droite duquel se trouve l'entrée du *bureau* (4), auquel fait suite (7, 7′) le logement de l'*employé*. A gauche est la loge du *concierge* (3); la petite pièce (6), placée à gauche de l'escalier, sert de chambre de garde pour une aide-sage-femme.

Le vestibule conduit au corridor commun, qui se présente à droite et à gauche. A gauche se trouve le logement de la *sagefemme en chef*, composé d'un salon (14), d'une salle à manger (14′) et d'une chambre à coucher (14″).

Vient ensuite le logement du médecin assistant, composé d'un cabinet de travail (15) et d'une chambre à coucher (15′).

L'*appartement du directeur* occupe toute l'extrémité de l'aile gauche. Il y a avantage à ce que la direction de la Maternité soit, comme cela est à peu près partout à l'étranger, confiée au médecin en chef, et dès lors il devient évidemment avantageux qu'il soit logé dans la maison même, puisque son intervention, dont le besoin ne peut jamais être prévu, peut devenir nécessaire au milieu de la nuit.

Cet appartement est muni de deux entrées : une sur le corridor, pour les besoins du service et la réception du personnel de l'établissement; une sur la façade latérale, pour les visites que sa famille ou lui-même peuvent recevoir du dehors. Chacune de ces entrées a son antichambre ou vestibule (A et H). L'appartement comprend : le cabinet du directeur (C), un salon (D), une salle à manger (B), deux chambres à coucher (E, E), une cuisine (I), la chambre de la domestique (K), le water-closet (L).

A droite du corridor se trouvent les appartements réservés surtout aux élèves sages-femmes. Le logement de la sage-femme en second, composé d'un salon (8), d'une chambre à coucher (8'); cette dernière, communiquant avec (9) un grand dortoir affecté aux élèves. Leur réfectoire commun (10) vient ensuite; et enfin une salle servant de pharmacie et de laboratoire.

La partie centrale, au delà du corridor, renferme au centre l'escalier principal; la salle de garde (6), occupée par une ou deux élèves sages-femmes; une chambre servant de vestiaire et de salle de bain (5), renfermant deux baignoires, est destinée à faire prendre un bain de propreté à chaque femme enceinte reçue dans l'établissement; l'ouverture inférieure du lift (16) et la trémie (17).

L'aile latérale droite comprend les water-closet particuliers et communs (12), et l'escalier de service descendant au sous-sol (13).

Premier et deuxième étages. — Ces deux étages sont destinés aux femmes en couches. Ils sont disposés de manière à permettre l'alternance des deux ailes droite et gauche, en assurant une séparation complète. Leur distribution intérieure ne diffère que quant à la destination de la partie centrale de l'édifice.

La partie du corridor qui se trouve au haut de l'escalier et qui répond à l'aile centrale de l'édifice, est séparée de ses parties droite et gauche par des portes vitrées, qui, par leur fermeture, permettent une séparation complète des deux moitiés du bâtiment.

Chaque aile comprend six chambres; douze, par conséquent, pour chaque étage. La dimension des chambres est de 8 mètres de large, sur 7 mètres de long, et 5 mètres de hauteur, donnant une capacité de 280 mètres cubes ou 93 mètres par malade; et même dans le cas où chaque salle en renfermerait quatre, la capacité serait encore de 70 mètres cubes par lit.

Chaque salle s'ouvre isolément sur le corridor commun, et le mode de ventilation employé ne permet pas à l'air d'une salle de repasser dans la salle voisine par l'intermédiaire du corridor.

Le nombre des lits pour chaque salle serait de trois : deux, occupés par une femme accouchée; le troisième, par une femme enceinte, servant de garde-malade aux deux autres jusqu'au jour où elle-même fera ses couches. Voici quels sont les motifs qui m'ont guidé dans la disposition des salles et la manière de régler leur occupation.

La possibilité du développement spontané de la fièvre puerpérale, la contagiosité de cette affection, indiquent de suite qu'il faut, autant que possible, renoncer au système de salles renfermant un grand nombre de lits. Sans doute, l'espacement suffisant des malades, en faisant disparaître l'encombrement, fait disparaître une des causes probables du développement de cette redoutable complication; mais il n'en résulte pas moins que si la fièvre puerpérale (soit par suite d'un accouchement laborieux, soit par une prédisposition individuelle spéciale), vient à se développer, neuf malades, si la salle, par exemple, renferme dix lits, seront exposées à la contagion : c'est là un premier inconvénient, et des plus graves; mais si après sortie par la guérison ou la mort des dix malades occupant la salle, on veut (ce qui est indispensable) procéder à son nettoyage complet par la peinture des murs, le lavage des boiseries, etc., on condamne à un repos prolongé, et l'on annihile, pour un mois et plus, dix lits qui auraient pu, avec une autre disposition, être utilement employés. Aussi a-t-on cherché à arriver à l'isolement absolu par l'emploi du système cellulaire. Or, il faut bien le reconnaître, le système cellulaire a de graves inconvénients dans la pratique, au point de vue de la surveillance et du service; et, si on doit y recourir, quand il y a urgence absolue, on doit aussi l'éviter lorsqu'on peut s'en dispenser sans danger.

Parmi les projets qui se sont produits dans ces derniers temps, je citerai surtout celui de mon collègue et ami le docteur Tarnier, auquel nous devons de très-importantes recherches sur la fièvre puerpérale. Voulant obtenir l'isolement absolu, il propose de construire un bâtiment ayant un corridor central, intermédiaire à deux rangées de chambres. Celles-ci ne seraient en communication avec le corridor central que par un vitrage, hermétiquement clos, ne pouvant pas s'ouvrir et destiné à permettre la surveillance. En dehors du bâtiment et sur les deux façades latérales régnerait pour chaque étage une galerie extérieure comme dans les chalets suisses ; c'est sur cette galerie que viendraient s'ouvrir les portes de chacune des chambres. Excellent dans son principe théorique, ce projet nous paraît moins bon dans son application pratique.

Ce balcon extérieur exposé aux vents, à la pluie, à la neige rendrait le service très-pénible pour ceux qui devraient y circuler une partie de la journée et quelquefois la nuit, pour porter aux femmes accouchées les services dont elles peuvent avoir besoin, leurs aliments et leurs médicaments.

La porte de chaque chambre s'ouvrant directement à l'extérieur, amènerait un refroidissement considérable de la température, chaque fois qu'on l'ouvrirait lorsque la température extérieure serait comme cela est souvent l'hiver de 6 à 12 degrés au-dessous de zéro. Pendant les tourmentes de pluies ou de neige, à chaque fois que l'on ouvrirait la porte, la pluie et la neige entreraient sur le seuil et même au milieu de la chambre; enfin les fenêtres s'ouvrant au niveau de la façade, mais surplombées par le balcon de l'étage supérieur ou par le toit du balcon qui dessert l'étage, donneraient une clarté insuffisante dans la chambre de la malade. Je repousse donc dans leur *application* les idées de notre collègue, quoique excellentes en ·

théorie comme indiquant le sens dans lequel doit être résolu le problème; mais je reconnais que son projet serait très-utilement applicable à la construction d'une Maternité d'*été*, si comme cela se fait avec raison en Russie et dans l'Allemagne du Nord, nous adoptions le principe des hôpitaux d'été et d'hiver; cependant, nous devons reconnaître que ce qui est indispensable dans des climats où la température varie suivant la saison de 25 degrés au-dessous de zéro à 35 degrés au-dessus, est moins utile en France où la température ne présente pas ces grandes divergences.

Le système cellulaire complet est employé dans la Maternité de Copenhague; cet établissement renferme 42 chambres ayant chacune 12 pieds de long, sur 10 de large et destinées à une seule femme accouchée. La moitié de ces chambres alterne avec l'autre moitié, 21 reçoivent des femmes en couches, pendant que les 21 autres restent vides pour êtres aérées et nettoyées. S'il se présente un plus grand nombre de pensionnaires, elles sont accouchées en ville chez les sages-femmes et aux frais de l'administration. Le système cellulaire absolu me paraît difficilement praticable et de plus un peu illusoire, la communication se faisant toujours plus ou moins par le médecin ou les gens de service; je le réserve seulement pour l'infirmerie, mais je crois le réaliser pour la Maternité dans les limites du possible et même du désirable. En effet, le corridor, éclairé par douze fenêtres de façade et une fenêtre à chaque extrémité, ventilé comme nous le verrons, d'une manière permanente, par des ouvertures pratiquées dans le plafond, a les avantages de la galerie extérieure de M. Tarnier sans en avoir les inconvénients. Les salles n'existent que d'un seul côté et rien n'empêche, par l'ouverture des fenêtres opérée chaque matin pendant une demi-heure, de renouveler l'air d'une manière absolue et même, en cas d'épidémie au début, de transformer, par l'ouverture permanente de toutes ces fenêtres, le corridor en une sorte de galerie extérieure.

En plaçant deux accouchées par chambre, on diminue les inconvénients du système cellulaire, et quant à la difficulté du service,

on y obvie facilement sans augmentation de personnel en donnant
le troisième lit à une femme enceinte qui devient la garde-malade
des deux accouchées. Si une femme accouchée est prise de
fièvre puerpérale, elle est transportée dans l'infirmerie; la seconde
accouchée sa voisine est mise en quarantaine; la femme enceinte
elle-même fait ses couches dans une salle où elle reste isolée, et,
après sa sortie de la maison, la salle est fumigée, rebadigeonnée;
l'on renouvelle les literies et on laisse la chambre inoccupée pendant quinze jours au moins, en laissant pendant cet intervalle les
fenêtres ouvertes nuit et jour.

Mobilier. — Le mobilier de chaque salle se compose de trois
lits, de deux berceaux, de trois chaises, d'une table et de trois tables
de nuit. On pourrait avec avantage ajouter un quatrième lit et
même un troisième berceau, afin de pouvoir changer de lit alternativement l'une et l'autre des deux accouchées et dans le cas
de nécesssité de placer dans la salle une troisième accouchée.

Lit. Il doit être en fer, galvanisé et peint; garni d'un matelas
de paille de maïs, d'un traversin de paille et d'un oreiller de fucus.
Le lit doit pouvoir être lavé et désinfecté lorsqu'il a servi à une
malade affectée de fièvre puerpérale; après la sortie de chaque accouchée, la paille du matelas imbibée des lochies sera brûlée; il en
sera de même de celle du traversin. Le fucus de l'oreiller sera lavé et
séché et les toiles du matelas et des oreillers soigneusement lavées.

En cas de maladie, on désinfectera dans l'appareil spécial les
couvertures de laine de chaque lit et les matelas des berceaux.

Berceaux. Les berceaux peuvent sans inconvénients être garnis
d'un matelas de laine ou de crin, qu'on désinfectera à l'étuve
lorsque la fièvre puerpérale se sera développée dans la salle. Leur
forme sera la même que celle du lit, sauf l'élévation des côtés, au-
dessus du niveau des couvertures.

Table de nuit. La table de nuit, aussi simple que possible
et en sapin verni sera munie, d'un porte-linge, mobile autour d'une
charnière.

Chaises. Elles seront avec avantage en fer garni de jonc ou même entièrement métalliques.

Rideaux. Rigoureusement proscrits, ils seront remplacés pour chaque salle par un paravent, formé de trois cadres de bois, dans l'intervalle desquels se trouve tendue une toile, comme cela existe dans presque toute l'Allemagne, toile pouvant facilement être lavée en cas de besoin.

Les rideaux des fenêtres consisteront en un store de toile s'enroulant autour d'un cylindre de bois placé à la partie supérieure de la fenêtre.

Une *cuvette* au-dessus de laquelle se trouveront deux robinets, l'un pour l'eau chaude l'autre pour l'eau froide, sera fixée dans la paroi latérale de la chambre.

Enfin, chaque salle renfermera une cheminée ouverte et un bec de gaz, garni d'un globe dépoli teinté ou non en bleu.

OFFICE. — L'office, destiné à faire chauffer quelques tisanes, du linge, etc., est placé dans les petites ailes latérales. Il en existe un pour chaque côté, car chaque partie du bâtiment est destinée à servir alternativement. L'office renferme une étuve et quelques petits récipients de cuivre, à double fond comme ceux de la cuisine, un bain-marie, qui, de même que l'étuve et les récipients est chauffé par la vapeur provenant du générateur de la machine. Il s'y trouve aussi deux robinets à eau chaude et à eau froide, et une baignoire montée sur roues de manière à pouvoir être transportée, en cas de besoin, dans les salles de malades.

PARTIE CENTRALE DE L'ÉDIFICE. — 1ᵉʳ ÉTAGE — Le centre du bâtiment intermédiaire aux deux ailes logeant les malades, a une destination différente suivant l'étage.

Surveillante. Une chambre particulière est destinée à une sage-femme surveillante, chargée de la direction générale de l'étage correspondant; cette chambre, éclairée par une fenêtre s'ouvrant sur la façade principale est placée à gauche de l'escalier au premier comme au second étage.

Femmes enceintes. Chaque salle renfermant deux accouchées, et seulement une femme enceinte, il fallait réserver des lits pour les femmes enceintes; douze seulement étant logées dans les salles, il fallait leur donner douze autres lits; mais le chiffre des non-accouchées, n'égale pas d'ordinaire celui des accouchées, beaucoup de femmes n'arrivant que dans la journée même de leur accouchement. Dix lits de réserve suffiraient très-certainement. Ils sont placés dans un dortoir occupant toute la partie de l'aile centrale donnant sur la façade postérieure, sauf une petite chambre placée à gauche, communiquant avec le dortoir et destinée à la surveillante des femmes enceintes.

A droite de l'escalier est une dernière salle, dans laquelle peuvent se réunir pendant la journée les femmes enceintes, qui y prennent aussi leurs repas.

2ᵉ ÉTAGE. — La partie centrale du deuxième étage est destinée aux accouchements. Il n'y a aucun inconvénient à placer la chambre de travail au haut de la maison, puisque le lift permet de transporter les accouchées sans aucune gêne ni fatigue à l'étage inférieur. De plus, il faut que les cris des accouchées ne viennent pas troubler le repos des malades, pour cela j'ai isolé la salle en arrière du bâtiment. En mettant à la chambre de travail une double porte matelassée, il est impossible qu'aucun cri soit entendu; cependant on pourrait encore sans inconvénients (grâce au lift) transporter au troisième étage la chambre de travail, en lui substituant le dortoir des infirmières placé dans le plan au troisième étage.

La *chambre de travail* renferme deux lits, construits sur le modèle allemand, c'est-à-dire pouvant se séparer perpendiculairement à la longueur en deux moitiés, dans le cas où une opération obstétricale devient nécessaire.

Une *salle de bains*, un *petit office* des *water-closet* particuliers sont annexés à cette salle, addition indispensable à toute chambre d'accouchement.

3ᵉ ÉTAGE. — Le troisième étage, existant seulement au centre du bâtiment, renferme le dortoir des infirmières et des logements d'employés. On peut lui substituer la salle des accouchements.

Les greniers peuvent être utilisés pour sécher le linge et conserver certaines parties du matériel.

CHAUFFAGE ET VENTILATION. — Les questions de ventilation et de chauffage ont acquis une triste importance dans l'organisation des établissements hospitaliers, depuis qu'au chauffage naturel, par des cheminées, de salles suffisamment vastes, on a cherché à substituer des appareils fort ingénieux, mais qui témoignent chez leurs inventeurs et leurs prôneurs d'une ignorance absolue des choses de l'hygiène nosocomiale, des maladies et des malades.

Quand dans une salle de théâtre, d'assemblée politique, scientifique ou religieuse, il se réunit accidentellement pendant une ou plusieurs heures un nombre considérable de personnes, on ne peut songer à donner à cette salle une capacité telle, que chacun des spectateurs ou auditeurs y trouve la quantité d'air pur nécessaire à un séjour de plusieurs heures et moins encore à un séjour permanent. Souvent aussi l'air enfermé dans la salle ne suffirait pas, même temporairement, à la respiration normale d'un grand nombre de personnes que des nécessités d'acoustique obligent à rassembler dans un espace restreint, dans lequel existent encore par les bougies ou les becs de gaz, de nombreux foyers de combustion.

Il est alors de toute nécessité de fournir artificiellement la quantité d'air nécessaire, pendant quelques heures, à une quantité de personnes hors de toute proportion avec l'espace dans lequel elles se trouvent renfermées; de nombreux et très-ingénieux systèmes que j'admire tout le premier, viennent remplir cette indication.

Mais quand il s'agit de salles de malades, c'est-à-dire de chambres dans lesquelles il existera jour et nuit le même nombre de personnes, le cubage de la salle doit être suffisant pour leur fournir, sans intervention d'aucun artifice, l'air pur nécessaire. Qu'à cette condition *sine qua non* d'une bonne hygiène, on ajoute, parce qu'il s'agit de malades, des facilités à l'arrivée d'une plus grande quantité d'air

pur que pour un individu sain ; je suis tout le premier à l'admettre
et à le réclamer ; mais il faut pour que les règles de l'hygiène nosocomiale soit respectées, que la salle soit salubre, même sans cet
excès de précautions. Il faudra plus de terrain sans doute pour
élever l'hôpital ; mais qui force à choisir pour les constructions le
centre des villes où le prix des terrains égale, s'il ne le surpasse,
le prix des constructions. De même pour le chauffage. Rien ne
remplace une cheminée ouverte qui est à la fois le mode de
chauffage *par rayonnement* le plus salubre et le moyen de ventilation le plus efficace. Nos nerfs olfactifs, nos poumons, sont les
meilleurs réactifs de la pureté de l'air, comme notre palais le
meilleur réactif de la saveur des mets et l'estomac celui de leur diges-
tibilité, quel appareil de chimie ou de physique oserait-on leur comparer? Or, il suffit de se tenir quelques secondes près d'un appareil
de chauffage à air chaud pour savoir mieux que tous les ingénieurs et
les chimistes à quoi s'en tenir sur la pureté de l'air qui s'en échappe.
Un atelier où travaillent des ouvriers valides peut être chauffé uniquement par circulation de vapeur ou d'eau chaude ; il faut que le
convalescent puisse trouver auprès du foyer, des rayons calorifiques
directs qui échauffent son corps engourdi, en même temps que
de l'air pur arrive à ses poumons. Dans les systèmes si malheureusement introduits dans nos hôpitaux sans l'assentiment ou même
contre l'avis des médecins et chirurgiens des hôpitaux, l'air qui
baigne la surface du corps du malade est à la même température
que celui qu'il respire. Il ne fallait pas cependant être médecin,
pour savoir la douce influence d'un bon feu de sarments, lorsqu'on
trouve enfin un abri après une course sous la pluie ou la neige ;
ingénieurs et administrateurs ont dans leurs salons, dans leurs
cabinets de bons foyers où petille une joyeuse flamme, pourquoi
les refuser aux malades qui en ont bien autrement besoin. Cela
coûte cher, dit-on, je n'admets pas ces objections poussées trop
loin, surtout quand il s'agit d'hôpitaux, dont le faste est trop souvent comme un défi jeté aux véritables lois de la bienfaisance. Ce-

pendant, par motif d'économie et aussi de plus grande régularité dans la distribution de la chaleur, il faut, dans les grands établissements, pour chauffer les escaliers et les corridors, et empêcher le refroidissement absolu des salles lorsque le feu vient accidentellement à s'y éteindre, un système général de chauffage, élevant la température de l'air ambiant par rayonnement et non par mélange d'air, chauffé plus ou moins loin de l'endroit où il est versé par l'appareil.

Nous aurions donc un système général de chauffage par circulation d'eau chaude, dans des tubes hermétiquement clos, comme dans l'appareil de Haag, d'Augsbourg, ne laissant toutefois passer dans les salles que des tubes circulant dans l'angle du mur et du parquet, mais ayant dans les corridors le serpentin en forme de poêle, qui complète cet appareil.

Un système de chauffage direct, c'est-à-dire une petite cheminée ouverte, alimentée au charbon de terre existe dans chaque salle de malade.

Je l'ai dit déjà dans bien des circonstances, nos collègues de France ont, en général, une grande répulsion pour la libre arrivée de l'air extérieur dans les salles et une crainte exagérée du froid que cela peut occasionner; il faut éviter les courants d'air violents, voilà à quoi se réduit la question. L'ouverture des fenêtres, impraticable dans les grands froids, n'est même possible sans inconvénients pendant le printemps et l'automne qu'à la condition d'avoir des fenêtres disposées d'une certaine façon, ne s'ouvrant pas directement à la hauteur de la tête du malade; si l'on ouvre largement les fenêtres en Angleterre, il ne faut pas oublier qu'elles ne sont pas construites comme celles de nos appartements.

En exceptant la Russie, la Suède, le Danemark et le nord de l'Allemagne, nous croyons pouvoir poser cette règle, que toute salle de malade doit être munie d'une ouverture *permanente*, communiquant librement avec l'extérieur. Reste la question de dimension et de situation.

L'air frais doit arriver dans une salle de malade par la partie
supérieure et non par la partie inférieure de la chambre. Il est bien
entendu que je raisonne ici dans l'hypothèse de l'existence d'une
cheminée à foyer ouvert, puisque je regarde cette disposition comme
indispensable. Si l'air arrive par la partie inférieure, il s'établit un
courant direct entre la cheminée et l'ouverture par laquelle il arrive; l'air frais apporté est enlevé immédiatement, l'air chaud
monte et séjourne dans les parties supérieures.

Supposons, au contraire, une ouverture placée vers le haut de la
chambre, et communiquant directement avec l'extérieur. L'air,
échauffé par le calorique rayonnant fourni par le foyer, se divise en
plusieurs couches. Celles qui sont les plus rapprochées de la cheminée, servent à la combustion du foyer, et sont versées directement à l'extérieur par le tuyau de fumée; les autres, plus éloignées,
et même une partie de l'air, voisin du foyer et fortement chauffé,
monte vers le plafond. L'air froid, arrivant de l'extérieur, se mélange à cet air chaud; l'un tend à monter, l'autre tend à descendre;
et, comme le courant d'air s'établit de cet orifice à l'ouverture de la
cheminée, le courant principal est un courant descendant qui
amène au contact du malade, non de l'air tout à fait froid, mais
de l'air déjà échauffé par son mélange avec les courants ascendants.
Or, pour que cet effet se produise, il faut que l'ouverture ne soit
pas trop large, et qu'un courant direct ne se produise pas entre
l'orifice d'entrée et l'orifice de sortie, c'est-à-dire la cheminée.
Pour remplir le but cherché, une ouverture de six centimètres de
diamètre nous paraît suffisante; elle serait disposée suivant le
mode aujourd'hui employé en Angleterre. Cette ouverture, placée
sur la façade extérieure, fermée d'une plaque de fer à jour et ou-
vragée, pour empêcher les oiseaux de venir y faire leur nid, est
l'orifice d'un canal marchant entre le plafond de l'étage qu'on doit
ventiler et le plancher de l'étage supérieur (*voir* la Coupe du bâtiment). Ce canal vient s'ouvrir à la partie centrale du plafond de la
salle; et, pour forcer l'air à s'étendre en nappe avant de descendre

45

vers le foyer, une plaque circulaire pleine, soit de bois soit de tôle, de cinquante centimètres environ de diamètre, sera placée à deux centimètres au-dessous du niveau du plafond, où elle sera retenue par trois ou quatre tiges de fer, convenablement espacées.

L'ouverture, restant libre d'une manière permanente, l'hiver et l'été, le jour et la nuit, le courant d'air se fera toujours de l'extérieur vers la chambre, exceptionnellement du corridor vers la chambre, jamais de la chambre (lorsque le feu y sera allumé) vers le corridor, et l'air ne pourra passer d'une salle de malade dans une autre.

Des ouvertures semblables, en nombre suffisant, existeront dans le plafond du corridor commun; *au niveau du parquet, existeront des ouvertures placées de distance en distance, orifices de canaux d'appel, qui, allant aboutir à une certaine hauteur dans la cheminée des chambres situées à l'étage inférieur, enlèveront les couches inférieures de l'air du corridor, et détermineront le courant d'air suffisant à sa ventilation, le corridor devant être chauffé par des poêles à eau chaude,* et non par des cheminées qui pourraient appeler dans le corridor commun l'air des chambres occupées par les malades.

Service des eaux. Dans chaque salle, dans chaque office, se trouveront des robinets pour l'eau froide et pour l'eau chaude. L'eau chaude sera fournie par la machine, mais par un système de tuyaux indépendant de celui qui sert pour la circulation de l'eau servant au chauffage. Le réservoir d'eau froide et celui d'eau chaude sont placés dans la partie supérieure de la maison. L'eau de l'un des réservoirs est chauffée par la condensation de la vapeur provenant de la machine. Le réservoir doit de plus être muni d'un gros tuyau, d'une section de 20 centimètres, descendant verticalement jusqu'au soussol, ayant à chaque étage un tuyau embranché, long de 50 à 60 centimètres, et fermé par un robinet qu'on peut ouvrir de suite en cas d'incendie et auquel s'ajuste un tuyau de cuir.

Plate-forme mobile. — Le lift sera placé dans une cage suffisam-

ment grande pour qu'on puisse y placer un lit. Il ne sera pas mis
en mouvement par la machine à vapeur, car il est appelé à servir
la nuit ou lorsque la machine ne fonctionne pas. On peut employer
comme moteur un appareil hydraulique, comme à Charing-
Cross-Hôtel, à Londres ; ou une machine Lenoir, qu'un appareil
électrique, en communication avec le lift même, peut mettre en
mouvement de tous les étages. J'examinerai plus complétement
ce qui concerne les appareils moteurs, ceux de chauffage, de ventilation, dans mon rapport général sur les hôpitaux.

Trémie. La trémie est destinée à permettre de jeter de tous
les étages à la buanderie, placée dans le sous-sol, le linge sali par
l'usage, sans qu'il puisse séjourner dans l'étage occupé par les accouchées.

Sonnerie électrique. Chaque accouchée a, à portée de son lit,
une sonnette électrique aboutissant à la chambre de la surveillante.
Les deux fils, avant d'entrer dans la plaque d'appel, doivent s'en-
rouler autour de deux vis, munies chacune d'un bouton de pression, et sur lesquelles se fixe un cordon, terminé par un bouton
d'appel, qu'on peut laisser sur le lit et même entre les mains de la
malade. On peut aussi employer une disposition existant à l'hôpital
de Rotterdam, au moyen de laquelle le numéro de la chambre apparaît sur le tableau (comme dans nos hôtels), mais la sonnerie *ne
s'arrête que lorsque la plaque qui cache le numéro a été relevée
par la personne que la sonnerie doit avertir.*

Maternité (Clinique attachée à une Faculté de médecine).

Il n'y a guère de changement à opérer au plan que je viens de
détailler ; il suffit de transformer le rez-de-chaussée de l'aile droite,
en donnant à un deuxième assistant le logement de la deuxième
sage-femme, et à convertir le dortoir des élèves sages-femmes en
salle de cours cliniques, et le réfectoire en musée et cabinet du
professeur.

INFIRMERIE

—

L'infirmerie est exclusivement destinée aux femmes atteintes de fièvre puerpérale ; les accouchées atteintes de maladies contagieuses, de fièvres éruptives seront isolées dans les chambres du bâtiment principal ou placées dans une des salles de l'aile en repos.

L'infirmerie doit être indépendante de la Maternité, dont elle sera séparée par une grille et mieux encore par un mur percé seulement d'une porte grillée.

Elle se compose de trois étages. Un rez-de-chaussée occupé par les services généraux et le logement du personnel, deux étages destinés aux malades et destinés à *alterner l'un avec l'autre*.

Chaque étage renfermant neuf chambres pour malades isolées et la Maternité ne contenant à la fois que 24 femmes accouchées, même en admettant l'alternance absolue de chaque étage de l'infirmerie, on voit qu'elle suffit à une *morbilité* de 37 pour cent ; mais, comme les femmes atteintes de fièvre puerpérale séjournent plus longtemps que les accouchées non malades, on arrive en admettant un séjour moyen de vingt jours par malades à pouvoir donner asile à une moyenne de 18 pour 100 de malade, chiffre plus que suffisant avec ce qu'exigera une Maternité bien construite et où l'on observera toutes les précautions que l'expérience indique.

Le bâtiment a 46 mètres de développement en façade, chaque étage est percé de 11 fenêtres. Le système de corridor commun était ici une nécessité.

Rez-de-chaussée. — Élevé sur un plancher placé à 50 centimètres au-dessus du sol pour éviter l'humidité, il comprend :

Le vestibule (1) d'entrée menant au corridor. A gauche de l'entrée se trouvent :

(6) Le logement de la *première surveillante* chargée de la direction des infirmières ;

(5) Le logement du médecin assistant composé d'un cabinet de travail et d'une chambre à coucher ;

(4) Le logement de l'économe ou de l'employé chargé de la direction administrative de l'infirmerie.

A droite, (3) l'escalier conduisant au premier étage ;

Le logement de la surveillante (7) ;

(8) *La lingerie.* L'infirmerie devant avoir son linge particulier.

(9) *Le réfectoire des infirmières*, (10) les latrines (11), une salle pour les habits des malades.

Le premier étage comprend neuf chambres à un seul lit pour malades, et au centre la salle de jour (4) pour les convalescentes.

L'aile centrale en saillie sur la façade postérieure renferme l'office (5) avec une baignoire mobile.

Une chambre pour l'infirmière de jour, surveillante de l'étage (6). — Une seconde chambre pour l'infirmière de nuit (7) le lift (8) la trémie (9) et les water-closet (10).

Le second étage est semblable au premier.

Une petite rotonde est ajustée au rez-de-chaussée à l'aile centrale.

Le mur du corridor est plein, afin de séparer complétement l'infirmerie des salles que renferme cette aile et la rotonde surajoutée ; cependant un corridor (12) existant entre le mur de gauche et la chambre du lift (15) permet la communication.

Cette portion ainsi en grande partie séparée comprend :

(16) *La buanderie.* On y arrive de l'extérieur par une porte s'ouvrant sur le corridor (13). — La trémie (14) vient s'ouvrir directement dans la buanderie ;

(17) La machine à vapeur fournissant l'eau chaude pour le chauffage et pour les besoins des malades. On pourrait ajouter une petite machine motrice;

(18) La salle d'autopsies éclairée par une large fenêtre, ayant entrée sur le corridor de communication avec l'infirmerie et dans

(19) Le dépôt des morts, lequel a une seconde porte s'ouvrant à l'extérieur pour laisser entrer les parents qui viennent reconnaître le cadavre et une troisième porte de communication avec

(20) La chapelle funéraire,

(22) La sacristie,

(21) Le dépôt des bières et cercueils,

(23) La chambre du garçon d'amphitéâtre.

Le petit pavillon placé près de la grille d'entrée peut servir à loger le portier et le mécanicien.

Communication de l'infirmerie et de la Maternité. — Il me reste à étudier le mécanisme du service en cas de transfert à l'infirmerie d'une femme atteinte de fièvre puerpérale.

On place sur le brancard la malade et le matelas sur lequel elle est couchée, et par le lift on descend le brancard jusqu'au rez-de-chaussée d'où on le transporte à l'infirmerie.

Après le départ de la malade la paille de la paillasse est brûlée, les linges, les toiles, le lit préalablement démonté, sont envoyés à la chambre de désinfection et soumis à la purification la plus complète. Après quoi on envoie à la buanderie tout ce qui est susceptible d'être lavé, on repeint le lit et, s'il y a lieu, on revernit les meubles.

Pour éviter les frais qu'entraînerait le service de deux cuisines distinctes on peut desservir l'infirmerie par la cuisine du bâtiment principal. Pour cela un petit tunnel comme il en existe entre l'hôpital et la Maternité de Kiel, loge un petit chemin de fer souterrain sur les rails duquel roule un petit wagon. Le wagon est mis en mouvement par un appareil très-simple que je n'ai pas à décrire ici et au signal parti de la Maternité ou de l'infirmerie les vases de cuisine placés sur le truc vont par un mouvement de va-et-vient de l'un à l'autre des bâtiments sans que personne, doive ou puisse les accompagner.

L'infirmerie n'ayant pas de sous-sol, la chambre du tunnel y formera une cave souterraine, dans laquelle on descendra par un escalier placé dans le corridor (12) à côté et au-dessous de la trémie (11) qui ne dépasse pas le rez-de-chaussée.

On ne trouvera dans ce projet aucune place pour la chapelle. Les accouchées retenues au lit et sortant aussitôt après leur rétablisse-ment, n'ont pas à acquitter de devoirs religieux pendant leur séjour à la Maternité, et quant aux élèves sages-femmes, rien n'empêche de les laisser se rendre ou même de les conduire à l'église la plus voisine. Comme mes collègues de l'étranger, je garde toute ma sollicitude pour la vie des accouchées, et sans négliger d'observer à l'égard des élèves sages-femmes, les règles de la science, de la morale et des devoirs qu'imposent les diverses religions, je ne crois pas qu'à l'exemple de ce qui existe à Paris, une école d'accou-chement doive être un cloître.

FIN

TABLE DES MATIÈRES

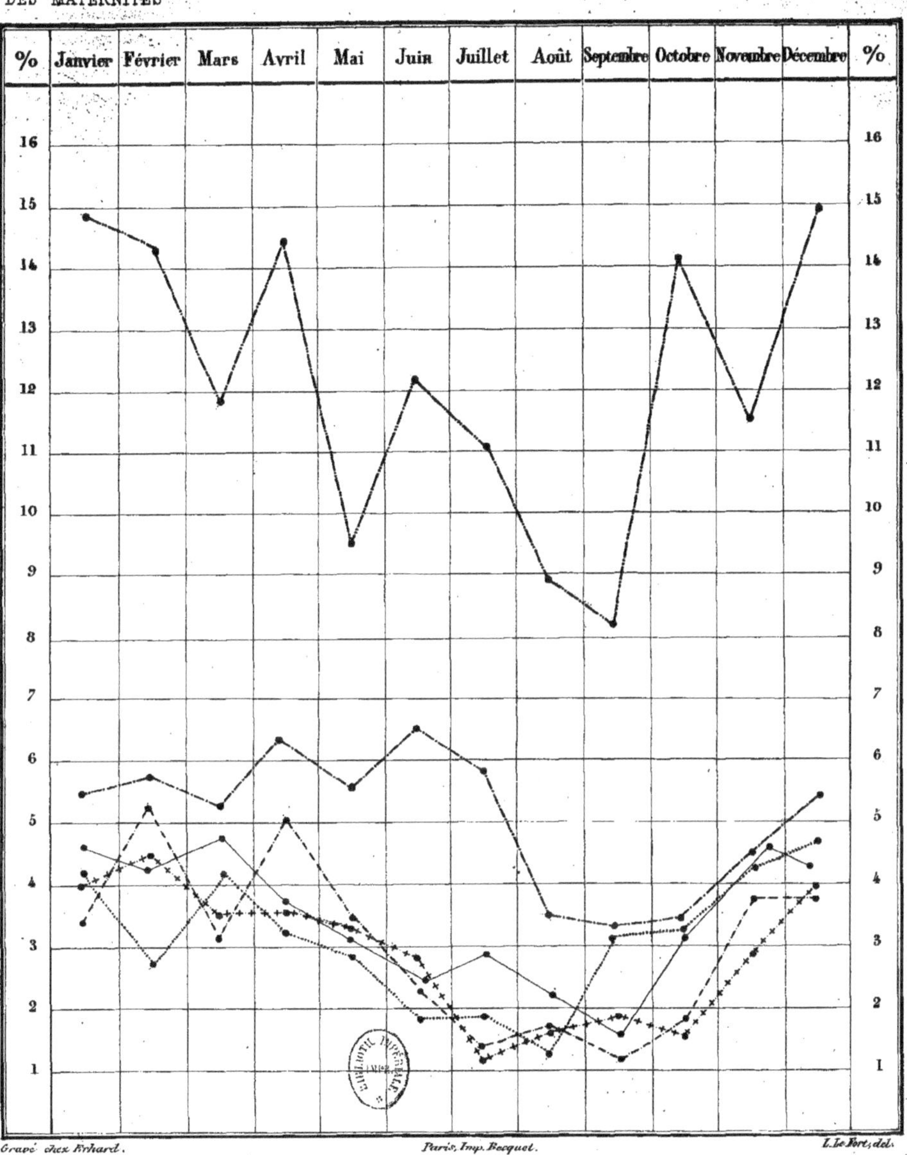

MORTALITÉ MOYENNE SUIVANT LES SAISONS.

_.._.._ Paris	– Maternité	1860 - 1864	______ Vienne – Fᵉ Clinique .... 1850 - 1862
._.._.._ Pétersbourg	– Erziehungshaus	1845 - 1859	.... Vienne – 2ᵉ Clinique .... 1850 - 1862
_ _ _ _ Londres	– Genᵃˡ Lying - in H	1833 - 1860	++++++ Pétersbourg – Hebammen Inst .... 1845 - 1859

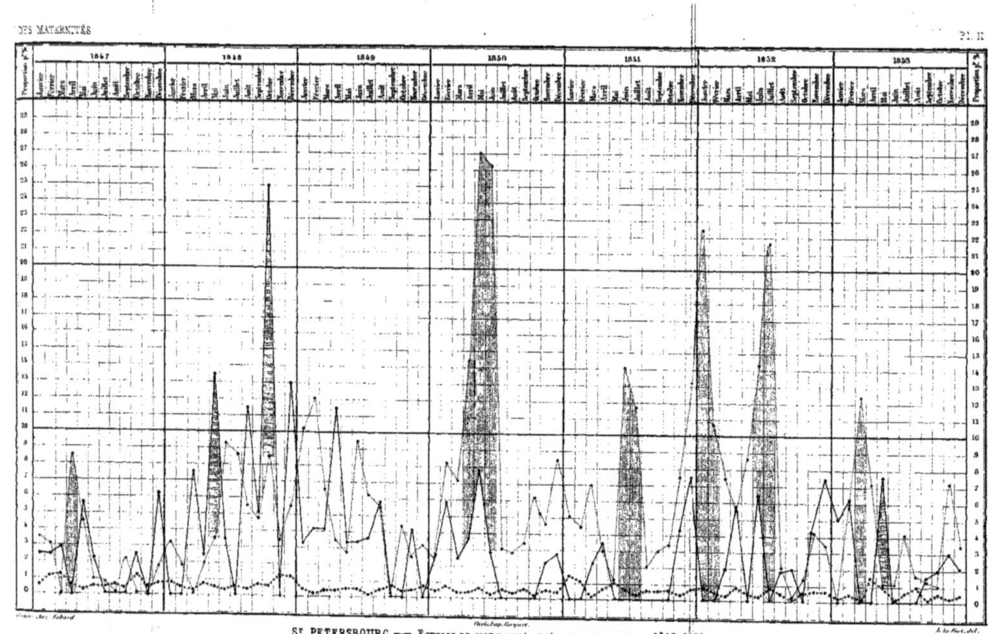

St. PETERSBOURG — Échelle de mortalité après l'accouchement, 1847-1853

—— Hebammen Institut .... Erziehungshaus. .... Ville de St. Pétersbourg.

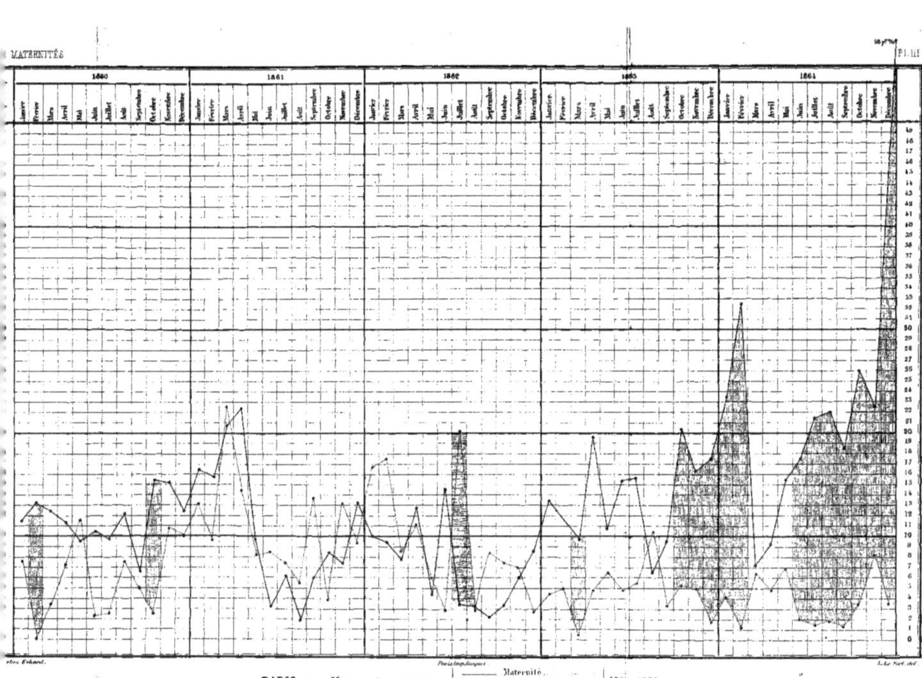
Pl. III
1860
1861
1862
1863
1864
PARIS — MORTALITÉ COMPARÉE — Maternité — Hôpital des Cliniques — 1860-1864

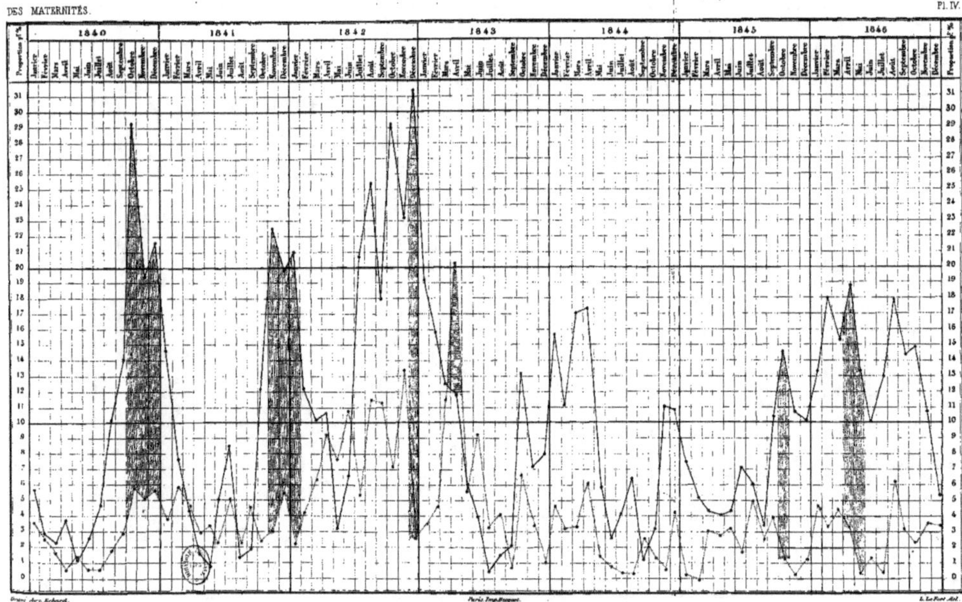

VIENNE —— TRACÉ GRAPHIQUE DE LA MORTALITÉ MOYENNE DES DEUX CLINIQUES D'ACCOUCHEMENT DE L'HÔPITAL GÉNÉRAL.

———— 1ʳᵉ Clinique, (Étudiants) ———— 2ᵉ Clinique, (Élèves Sages-femmes)

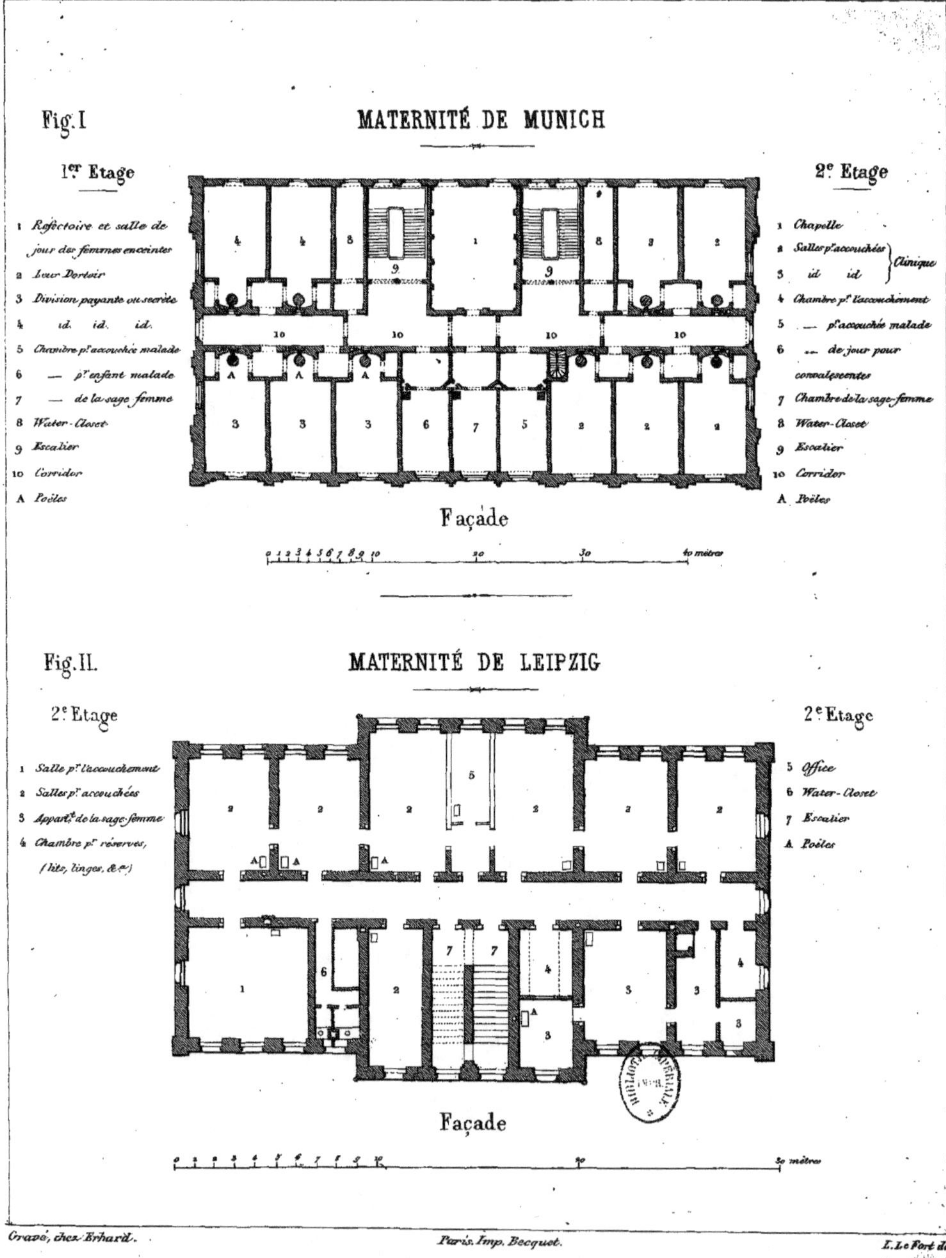

Fig. I
MATERNITÉ DE MUNICH

1er Etage

1 Réfectoire et salle de jour des femmes enceintes
2 Leur Dortoir
3 Division payante ou secrète
4 id. id. id.
5 Chambre pr accouchée malade
6 — pr enfant malade
7 — de la sage femme
8 Water-Closet
9 Escalier
10 Corridor
A Poêles

2e Etage

1 Chapelle
2 Salles pr accouchées } Clinique
3 id id
4 Chambre pr l'accouchement
5 — pr accouchée malade
6 — de jour pour convalescentes
7 Chambre de la sage-femme
8 Water-Closet
9 Escalier
10 Corridor
A Poêles

Façade
0 1 2 3 4 5 6 7 8 9 10   20   30   40 mètres

Fig. II
MATERNITÉ DE LEIPZIG

2e Etage

1 Salle pr l'accouchement
2 Salles pr accouchées
3 Appartt de la sage-femme
4 Chambre pr réserves, (lits, linges, &c)

2e Etage

5 Office
6 Water-Closet
7 Escalier
A Poêles

Façade
0 1 2 3 4 5 6 7 8 9 10   20   30 mètres

PARIS — Maternité de l'Hôpital Cochin

Plan du 1er Étage

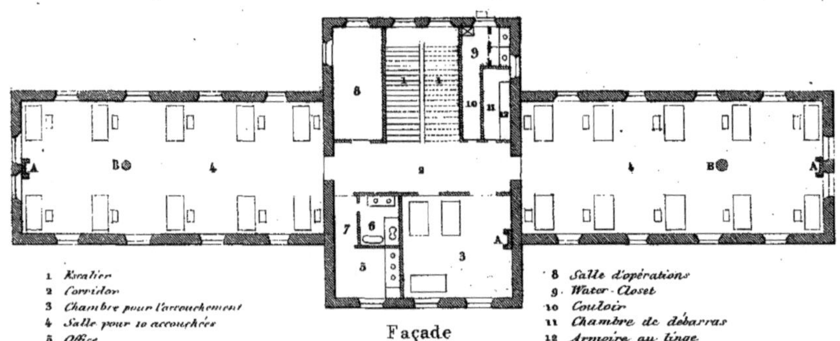

1 Escalier
2 Corridor
3 Chambre pour l'accouchement
4 Salle pour 10 accouchées
5 Office
6 Lavabo - Bain - Douches vaginales
7 Couloir

8 Salle d'opérations
9 Water-Closet
10 Couloir
11 Chambre de débarras
12 Armoire au linge
A Cheminées
B Tuyau du Calorifère

Échelle 0m 003 millim par mètre.

VIENNE — Hôpital Général

Plan d'ensemble.

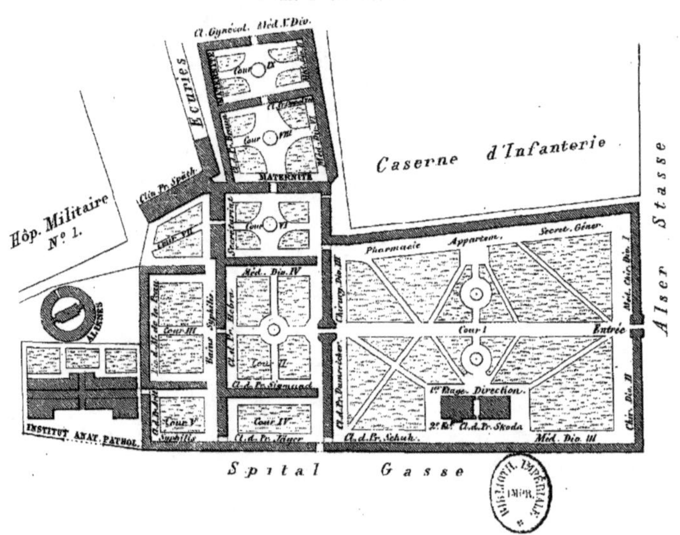

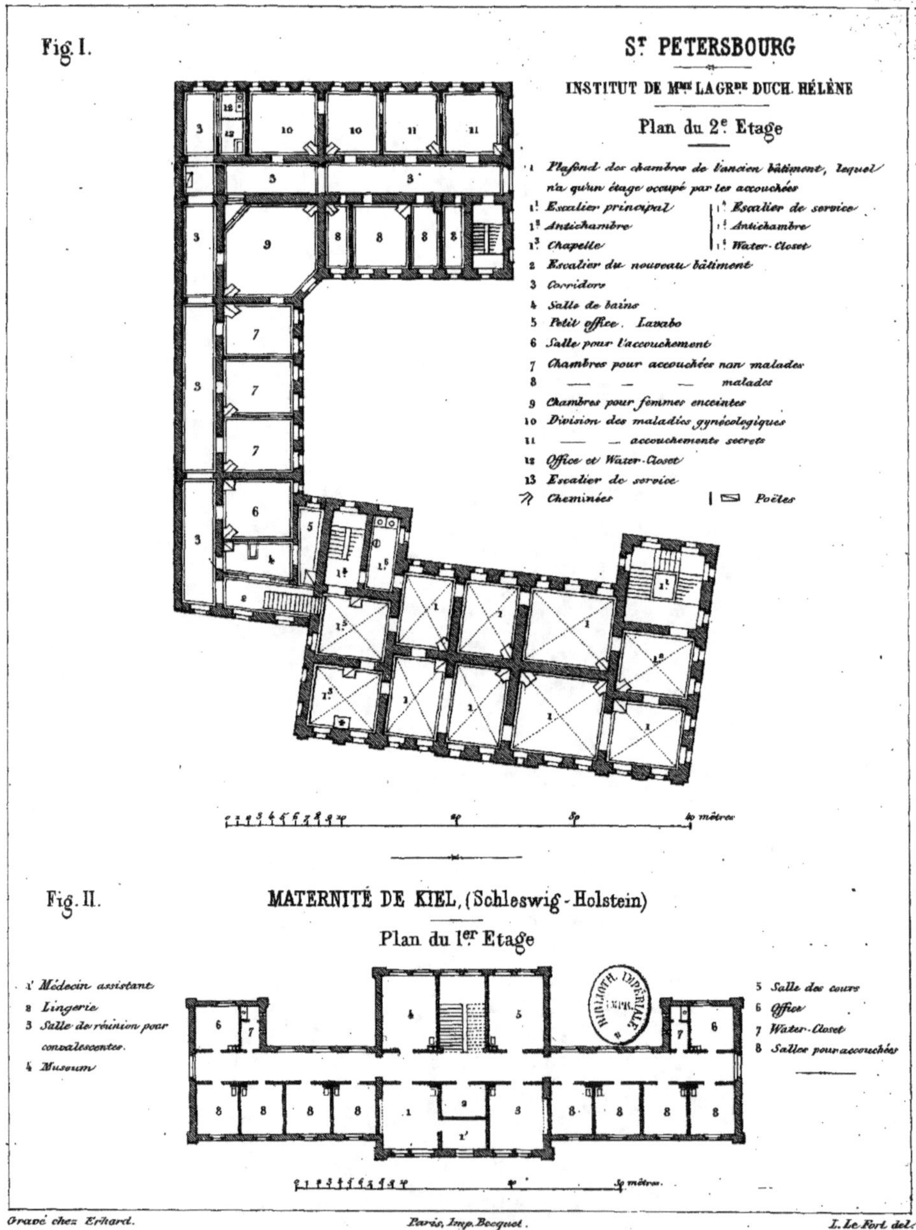
Fig. I.

St. PETERSBOURG

INSTITUT DE Mme LA GRde DUCH. HÉLÈNE

Plan du 2e Etage

1 Plafond des chambres de l'ancien bâtiment, lequel
   n'a qu'un étage occupé par les accouchées
1¹ Escalier principal   1⁴ Escalier de service
1² Antichambre   1⁵ Antichambre
1³ Chapelle   1⁶ Water-Closet
2 Escalier du nouveau bâtiment
3 Corridors
4 Salle de bains
5 Petit office. Lavabo
6 Salle pour l'accouchement
7 Chambres pour accouchées non malades
8 —————————————————————— malades
9 Chambres pour femmes enceintes
10 Division des maladies gynécologiques
11 ———————— accouchements secrets
12 Office et Water-Closet
13 Escalier de service
   Cheminées   Poêles

Fig. II.   MATERNITÉ DE KIEL, (Schleswig-Holstein)

Plan du 1er Etage

1¹ Médecin assistant   5 Salle des cours
2 Lingerie   6 Office
3 Salle de réunion pour   7 Water-Closet
   convalescentes.   8 Salles pour accouchées
4 Museum

Gravé chez Erhard.   Paris, Imp. Becquet.   L. Le Fort del.

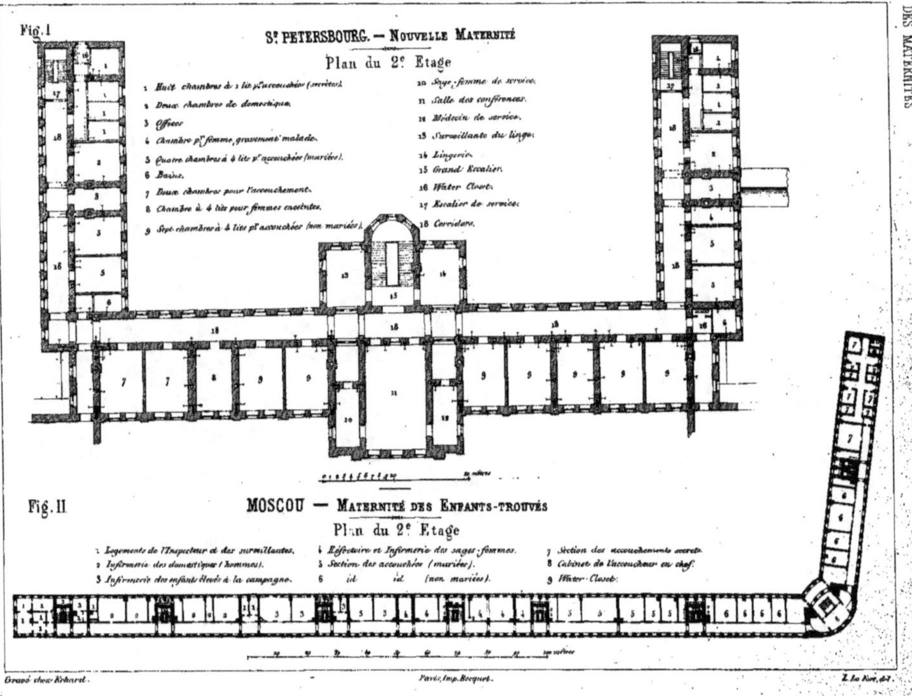

DES MATERNITÉS

Fig. I

St PETERSBOURG. — NOUVELLE MATERNITÉ
Plan du 2e Étage

1 Huit chambres à 2 lits pr accouchées (secrètes).
2 Deux chambres de domestiques.
3 Offices.
4 Chambre pr femme gravement malade.
5 Quatre chambres à 4 lits pr accouchées (mariées).
6 Bains.
7 Deux chambres pour l'accouchement.
8 Chambre à 4 lits pour femmes enceintes.
9 Sept chambres à 4 lits pr accouchées (non mariées).
10 Sage-femme de service.
11 Salle des conférences.
12 Médecin de service.
13 Surveillante du linge.
14 Lingerie.
15 Grand Escalier.
16 Water Closet.
17 Escalier de service.
18 Corridors.

Fig. II

MOSCOU — MATERNITÉ DES ENFANTS-TROUVÉS
Plan du 2e Étage

1 Logements de l'Inspecteur et des surveillantes.
2 Infirmerie des domestiques (hommes).
3 Infirmerie des enfants élevés à la campagne.
4 Réfectoire et Infirmerie des sages-femmes.
5 Section des accouchées (mariées).
6 id   id   (non mariées).
7 Section des accouchements secrets.
8 Cabinet de l'accoucheur en chef.
9 Water-Closet.

Gravé chez Erhard.   Paris, Imp. Becquet.   L. Le Fort, del.

PL. VIII

PROJET DE MATERNITÉ

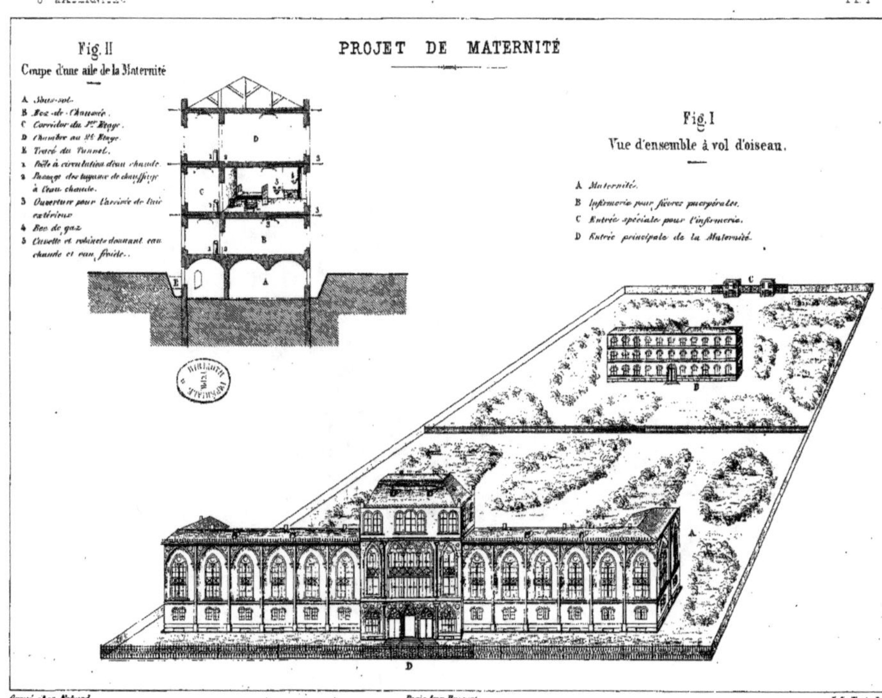

PLANCHE X

Sous-sol.

1. Entrée extérieure.
2. Corridor.
3. Cuisine.
4. Lavoir pour la vaisselle.
5. Réfectoire des infirmières.
6. Salles aux provisions.
7. Buanderie.
8. Salle des repasseuses.
9. — de travail pour le linge.
10. Lingerie.
11. Chambre de désinfection.
12. Soute au charbon.
13. Machine.
14. Lift.
15. Trémie.
16. Entrée extérieure.
17. Corridor.
18. Chambre du tunnel.
19. Water-closet.
20. Escalier de service.

Rez-de-chaussée.

1. Entrée.
2. Corridor.
3. Concierge.
4. Bureau des entrées.
5. Vestiaire et salle de bains.
6. Salle de garde.
7. Logement de l'employé de bureau.
8, 8'. Logement de la 1re surveillante.
9. Dortoir des élèves.
10. Réfectoire des élèves.
11. Pharmacie et tisanerie.
12. Water-closet.
13. Escalier de service.
14, 14',14". Appartement de la sage-femme en chef.
15, 15'. Logement de l'assistant.
16. Trémie.
17. Lift.
18. Escalier principal.
19. Appartement du médecin directeur.

Premier étage.

1. Escalier principal.
2. Corridor central.
3. Portes vitrées.
4, 4'. Corridors latéraux.
5. Salles pour accouchées.
6. Chambre de la surveillante.
7. Réfectoire pour les femmes enceintes.
8. Office et salle de bains.
9. Water-closet.
10. Lavabo.
11. Surveillants.
12. Dortoir des femmes enceintes.
13. Lift.
14. Trémie.

Deuxième étage.

De 1 à 6 comme au premier étage.
7. Salle des cours.
8, 9, 10, Office, lavabo, water-closet.
11. Corridor.
12. Salle des accouchements.
13. Office.
14. Salle de bains.
15. Water-closet.
16. Réserve du linge.
17-18. Lift et trémie.

Troisième étage.

1, 2. Escalier et corridor.
3. Dortoir des infirmières et domestiques.
4. Surveillante.
5. Chambre de réserve.

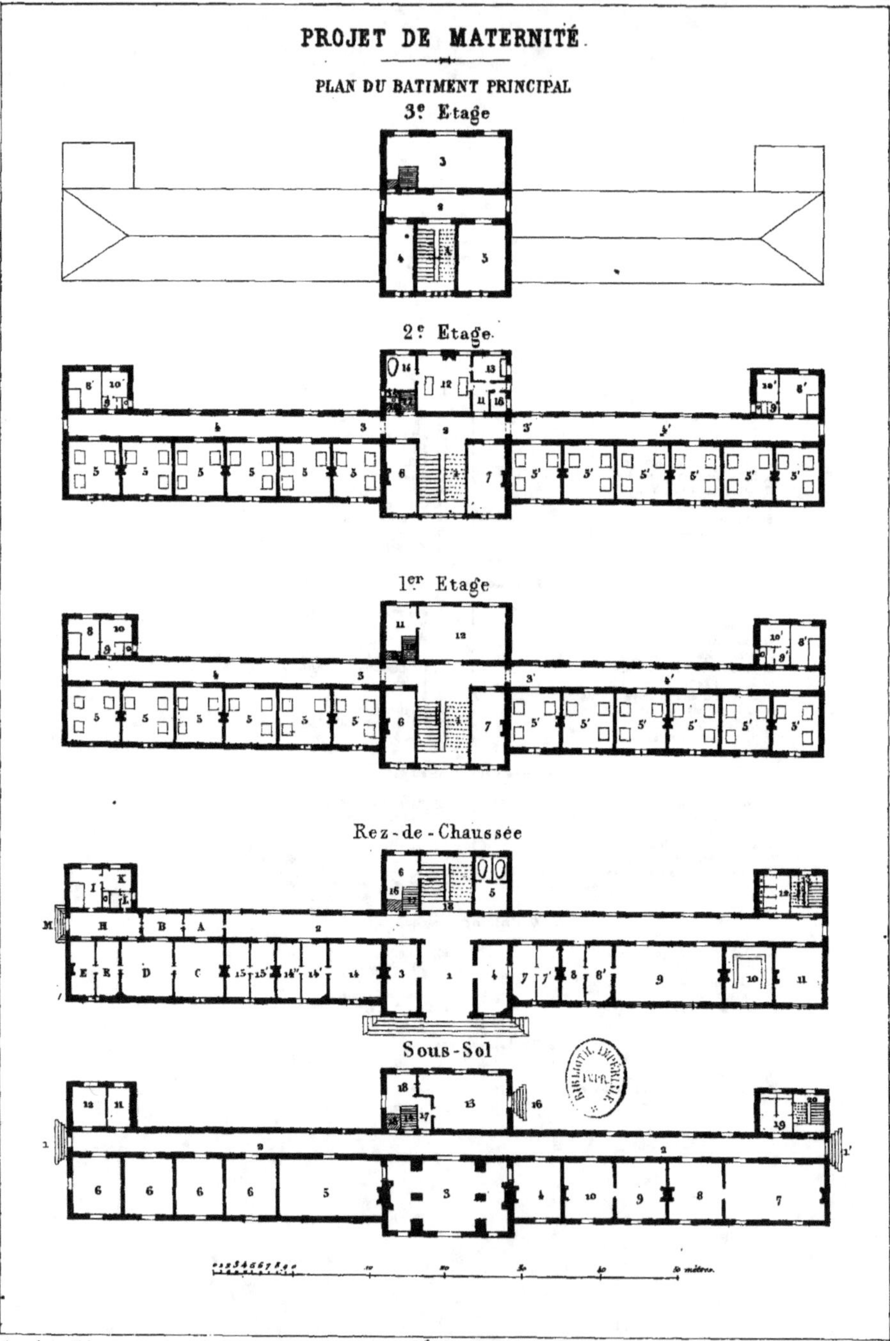
PROJET DE MATERNITÉ.
PLAN DU BATIMENT PRINCIPAL
3ᵉ Etage
2ᵉ Etage
1ᵉʳ Etage
Rez-de-Chaussée
Sous-Sol

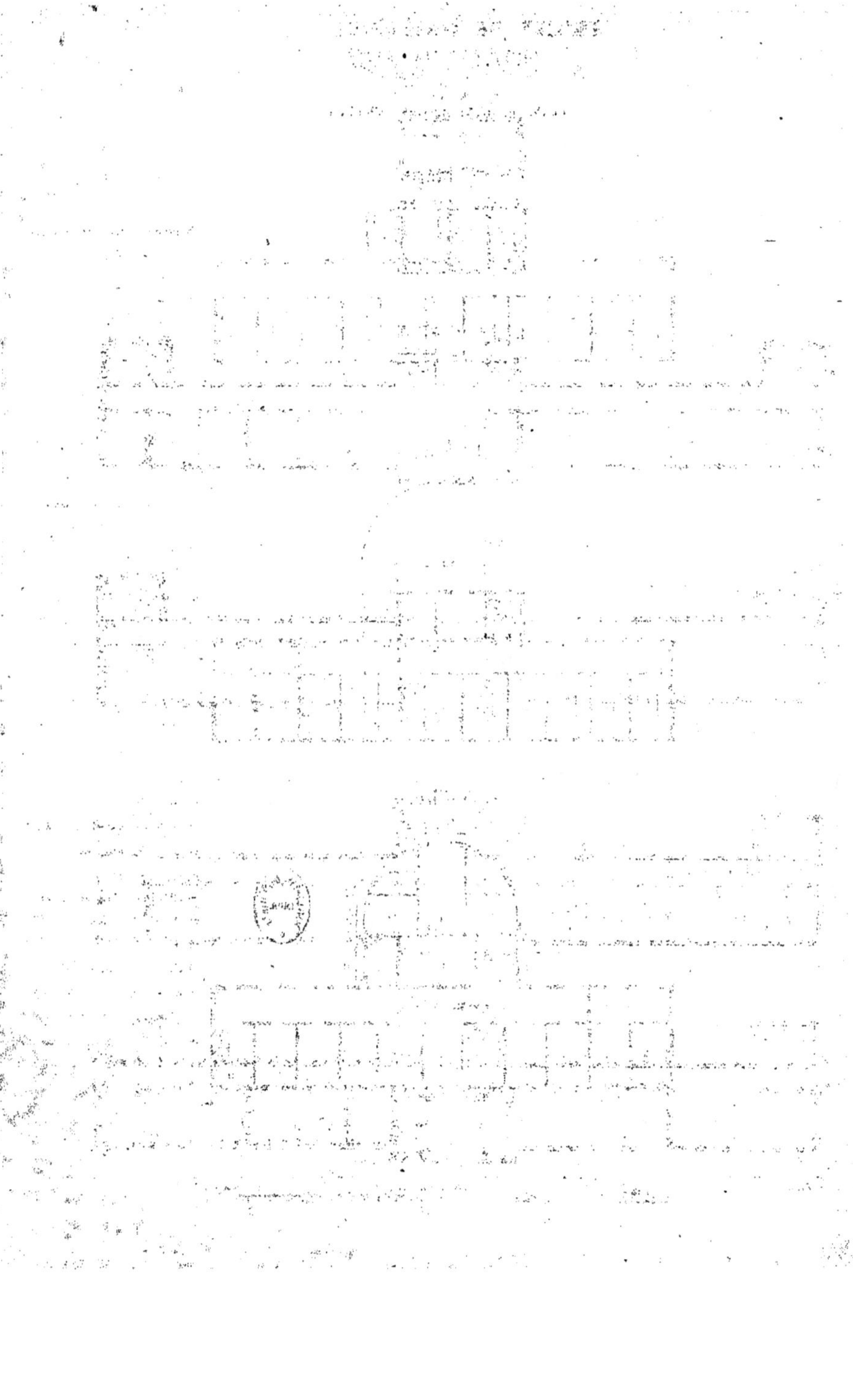

PROJET DE MATERNITÉ

PLAN DE L'INFIRMERIE SPÉCIALE

2ᵉ Etage

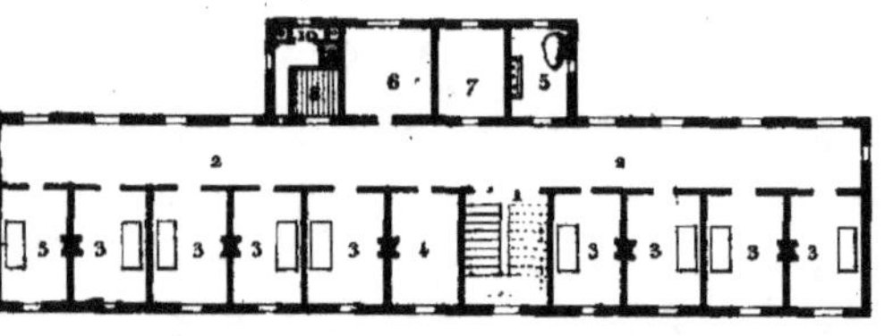

1 Escalier
2 Corridor
3 Chambre pour une malade
4 Salle de jour p.ʳ convalescentes
5 Office et salle de bains

6 Chambre pour Infirmière
7 Chambre de réserve
8 Lift
9 Trémie
10 Water-Closet

1ᵉʳ Etage

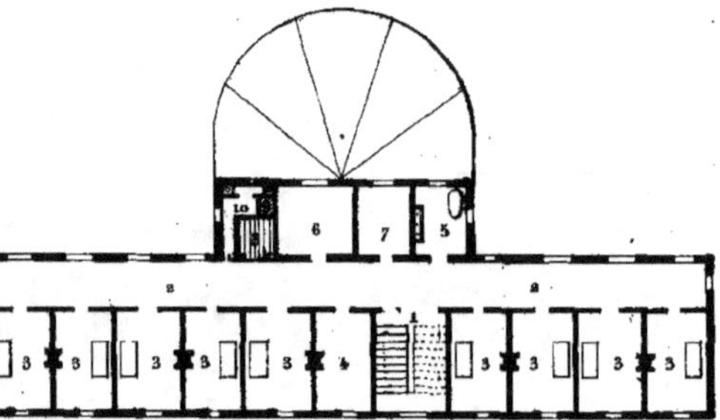

1 Escalier
2 Corridor
3 Chambre pour une malade
4 Salle de jour p.ʳ convalescentes
5 Office et salle de bains

6 Chambre pour Infirmière
7 id   id   id
8 Lift
9 Trémie
10 Water-Closet

Rez-de-Chaussée

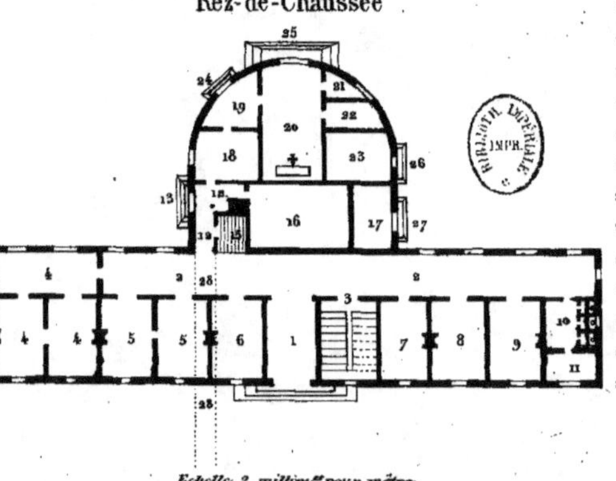

1 Entrée
2 Corridor
3 Escalier
4 Appart.ᵗ du Sous-Directeur
5 — du Médecin Interne
6 Cabinet du Médecin en chef
7 Logement de la Surveillante
8 Lingerie
9 Réfectoire des Infirmières
10 Water-Closet
11 Chambre de réserve
12 Corridor
13 Entrée latérale
14 Trémie

15 Lift
16 Buanderie
17 Machine pour le chauffage
18 Salle des autopsies
19 Dépôt des morts
20 Chapelle des enterrements
21 Dépôt des Cercueils
22 Sacristie
23 Garçon d'Amphithéâtre
24 Entrée extérieure du dépôt
25 —   —   de la chapelle
26 —   —   du garçon d'amph.ᵗ
27 —   —   de la machine
28 Funnel

Echelle 2 millim.ˢ pour mètre.

Gravé chez Erhard.   Paris, Imp. Becquet.   L. Le Fort, del.

www.ingramcontent.com/pod-product-compliance
Lightning Source LLC
LaVergne TN
LVHW050134060726
842524LV00001B/206